急危重症核查清单精解

主编◆李　燕　刘　铮

编　委（按姓氏音序排列）

曹　婧　陈凯林　成丽英　窦　伟　郭建瑞　李伟亮　刘　鸿
刘　晋　任思佳　尚开健　王　静　王　旭　王朝霞　卫军芳
温　亚　张永刚

科学技术文献出版社
SCIENTIFIC AND TECHNICAL DOCUMENTATION PRESS
·北京·

图书在版编目（CIP）数据

急危重症核查清单精解 / 李燕，刘铮主编. —北京：科学技术文献出版社，2022. 11
ISBN 978-7-5189-9677-3

Ⅰ. ①急… Ⅱ. ①李… ②刘… Ⅲ. ①急性病—诊疗 ②险症—诊疗 Ⅳ. ① R459.7

中国版本图书馆 CIP 数据核字（2022）第 188302 号

急危重症核查清单精解

策划编辑：胡　丹　　责任编辑：胡　丹　　责任校对：王瑞瑞　　责任出版：张志平

出 版 者　科学技术文献出版社
地　　址　北京市复兴路15号　　邮编　100038
编 务 部　（010）58882938，58882087（传真）
发 行 部　（010）58882868，58882870（传真）
邮 购 部　（010）58882873
官方网址　www.stdp.com.cn
发 行 者　科学技术文献出版社发行　全国各地新华书店经销
印 刷 者　北京虎彩文化传播有限公司
版　　次　2022 年 11 月第 1 版　2022 年 11 月第 1 次印刷
开　　本　787×1092　1/16
字　　数　318千
印　　张　17.5
书　　号　ISBN 978-7-5189-9677-3
定　　价　98.00元

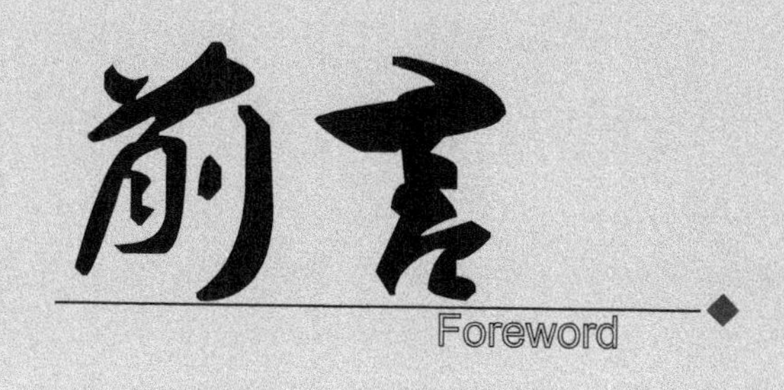

前言

Foreword

据调查，在ICU每位患者平均每24小时要接受178项护理操作，如各种有创操作、吸出肺部积液等，而每项操作都有风险，无论医护进行多么细致的专业分工和培训，一些关键的步骤还是会被忽略，一些错误还是无法避免。研究发现这些问题并非全因没有掌握相关的知识，而是因为没有正确使用知识。2001年约翰·霍普金斯医院重症监护专家尝试启用医院感染清单，让原本经常发生的中心静脉置管感染比例从11%下降到零，15个月后更避免了43起感染和8起死亡事故，为医院节省了200万美元的成本。

近年来，医疗清单的理念正逐步进入临床工作，我们在实践过程中深刻体会到一张小小的清单可避免很多风险，从而给临床工作带来更多收益。因此，山西医科大学第二医院急诊医护团队从医疗、护理常见急危重症、急救技术着手，编写了《急危重症核查清单精解》一书，通过开展医疗清单革命，将每个技术的关键步骤清晰地展现出来。在急救和重症监护等风险高、情况复杂的状态下，使用清单不能保证我们不犯错，但作为一种支撑手段，其能帮助我们提高操作和团队沟通的效率，有助于培养初学者不断制定和完善自己工作领域中的“清单”。

本书共分为12章，从核查要点、清单类型、专业术语等方面精心设计，耗时半年编撰成书。每一个清单都设定清晰检查点，内容简洁、用语精炼准确，贴近临床、操作简单、实用性强，适合急诊、重症专业的各级医师、护士，尤其适合低年资医师、住培医师、进修生、实习生等使用。

由于编写时间紧张，覆盖内容欠全面，每张核查表也不能全面高效涵盖所有临床情况，难免有不当之处，敬请各位读者批评指正，我们会根据您的建议不断加以修正。

感谢参与编写的所有医护人员！

山西省急诊医学科医疗质量控制中心

山西医科大学第二医院

2022 年 9 月 5 日

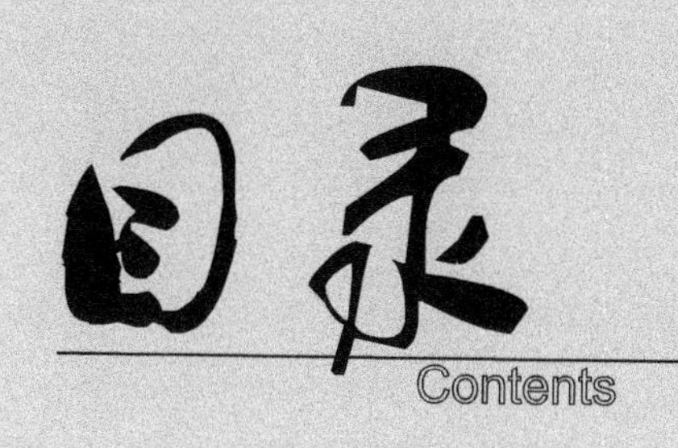

目录

Contents

第一章 预检分诊

第二章 心肺复苏

第三章 气道管理

第四章　血流动力学

第五章　重症超声

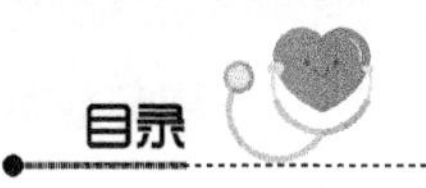

第六章　血液净化技术

第七章　重症营养

第八章　急救操作技术

第九章　重症护理

第十章　急危重症中心

第十一章　院感防控

第十二章 十八项核心制度

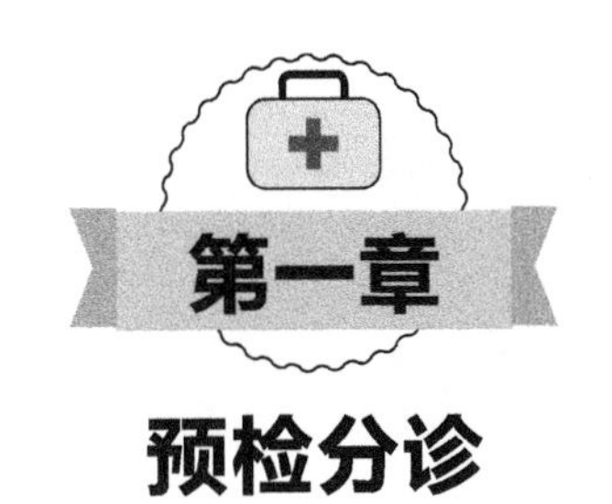

预检分诊

第一节　危重患者转运文书核查清单

住院号 ______ 姓名 _______ 性别 _______ 年龄 ______ 诊断 ______ 实施者 ______

实施措施	核查项目			备注
生命体征	血压（BP）	□是，　mmHg	□否	
	脉搏（P）	□是，　次 / 分	□否	
	呼吸（R）	□是，　次 / 分	□否	
	体温（T）	□是，　℃	□否	
	血氧饱和度	□是	□否	
意识	是否清醒	□是	□否 □瞳孔（　）mm， □对光反射	
细菌感染		□是，请填写： 菌名： 感染部位： 隔离方式：	□否	
过敏史		□有 过敏史：	□无	
吸氧 / 呼吸支持方式		□有 □鼻导管　□面罩　□简易呼吸器 □呼吸机　□其他	□无	
血管通路		□有 □外周静脉 □中心静脉导管（CVC） □外周中心静脉导管（PICC） □输液港 □其他	□无	
静脉输血		□有 血液种类：□浓缩红细胞 □洗涤红细胞 □冷沉淀 □血浆 □血小板 □全血 血型：Rh □ + □ - □ A □ B □ O □ AB 血袋号： 剩余血量：　mL 交叉配血：□不凝集　□凝集	□无	

（续表）

实施措施		核查项目		备注
静脉输液 / 泵入		□有 正在进行的液体： 速度要求：□无特殊 □有，□ mL/h □滴 /min	□无	
管路		□有，　说明：	□无	
皮肤状况		□完好	□异常 部位： 描述：	
外固定物		□有 □牵引架　□支具　□腰围 □血管压迫器　□其他	□无	
携带资料	血型单	□有	□无	
	病历资料	□完整	□不完整	
	药品	□有	□无	
	影像资料	□有，　张	□无	
	住院证	□有	□无	
		转出时间：	转运者签名：	
转入科室：				
生命体征测量	血压（BP）	□是，　mmHg	□否	
	脉搏（P）	□是，　次 / 分	□否	
	呼吸（R）	□是，　次 / 分	□否	
	体温（T）	□是，　℃	□否	
		转入时间：	接收者签名：	

【清单精解】

1. 危重患者转运文书是反映临床科室间护理工作协调能力、护理技术水平和对患者的责任感，同时也反映了医院的整体护理质量和管理水平，也是保护医护人员和患者利益的重要法律文书。
2. 转运文书书写注意事项：仔细观察各个项目，做到不漏填、不误填；填写要求实事求是、客观简洁，使各项交接内容更加准确、完整、细化，对患者病情进行整体评估和规范交接，可以减少不良事件的发生、加强护理安全管理、提高患者满意度。

（山西医科大学第二医院急诊科　温亚）

第二节　突发公共事件（传染病）核查清单

床号 ________ 姓名 ________ 性别 ________ 年龄 ________ 实施者 ________ 日期 ________

<table>
<tr><th>实施措施</th><th colspan="4">核查项目</th><th>备注</th></tr>
<tr><td>接诊患者</td><td colspan="2">首诊医师及科室进行病例分析，核实是否属于突发公共卫生事件</td><td>□是</td><td>□否</td><td></td></tr>
<tr><td rowspan="6">类型</td><td colspan="2">甲类及按甲类管理的传染病</td><td>□是</td><td>□否</td><td></td></tr>
<tr><td colspan="2">新发传染病</td><td>□是</td><td>□否</td><td></td></tr>
<tr><td colspan="2">输入性传染病</td><td>□是</td><td>□否</td><td></td></tr>
<tr><td colspan="2">地方监测性传染病</td><td>□是</td><td>□否</td><td></td></tr>
<tr><td colspan="2">可疑聚集性传染病，群体中毒、不明原因疾病</td><td>□是</td><td>□否</td><td></td></tr>
<tr><td colspan="2">辖区内学校、幼儿园、工厂、企业，社会反馈的传染病</td><td>□是</td><td>□否</td><td></td></tr>
<tr><td rowspan="2">诊断依据</td><td colspan="2">化验及检查</td><td>□血常规
□肝功能
□肾功能＋离子
□凝血功能
□血气分析
□尿常规
□粪便常规
□术前十项
□细菌培养：　□痰液　□粪便　□其他
□影像学检查：□胸部　□腹部　□头部
□毒物检测：　□血　□尿
□呕吐物
□心电图
□其他：</td><td>□否</td><td></td></tr>
<tr><td colspan="2">生命体征检测</td><td>□体温：　□呼吸频率：
□血压：　□心率：
□血氧：</td><td>□否</td><td></td></tr>
<tr><td rowspan="3">是否可明确诊断</td><td colspan="2">排除诊断</td><td>□是，向上级组织汇报</td><td>□否</td><td></td></tr>
<tr><td colspan="2">可以明确诊断</td><td>□是，向上级组织汇报</td><td>□否</td><td></td></tr>
<tr><td colspan="2">不能明确诊断</td><td>□是，向上级组织汇报，请专家会诊明确诊断</td><td>□否</td><td></td></tr>
<tr><td rowspan="7">上报流程</td><td colspan="2">医院任何人员接到突发公共事件上报总值班</td><td>□是</td><td>□否</td><td></td></tr>
<tr><td rowspan="6">总值班上报</td><td>医院主要领导</td><td>□是</td><td>□否</td><td></td></tr>
<tr><td>领导小组</td><td>□是</td><td>□否</td><td></td></tr>
<tr><td>卫生局</td><td>□是</td><td>□否</td><td></td></tr>
<tr><td>食品、药品监督局</td><td>□是</td><td>□否</td><td></td></tr>
<tr><td>疾控中心</td><td>□是</td><td>□否</td><td></td></tr>
<tr><td>公安局</td><td>□是</td><td>□否</td><td></td></tr>
<tr><td rowspan="5">医院各职能部门到达突发事件现场</td><td>公共卫生部门</td><td>网络上报</td><td>□是</td><td>□否</td><td></td></tr>
<tr><td>后勤保障部门</td><td>开通绿色通道</td><td>□是</td><td>□否</td><td></td></tr>
<tr><td>院感部门</td><td>疫情监控</td><td>□是</td><td>□否</td><td></td></tr>
<tr><td rowspan="2">医疗部门</td><td>积极开展救治</td><td>□是</td><td>□否</td><td></td></tr>
<tr><td>总结整理分析</td><td>□是</td><td>□否</td><td></td></tr>
<tr><td colspan="3">转往专科医院继续治疗</td><td>□是</td><td>□否</td><td></td></tr>
<tr><td colspan="3">上级主管部门质量控制</td><td>□是</td><td>□否</td><td></td></tr>
</table>

【清单精解】

1.《中华人民共和国传染病防治法》规定管理的传染病分甲类、乙类、丙类 3 类，共 39 种（表 1-2-1）。

表 1-2-1　传染病分类

分类	疾病		
甲类	鼠疫	霍乱	
乙类	新型冠状病毒肺炎	布鲁菌病	艾滋病
	结核病	百日咳	炭疽
	登革热	新生儿破伤风	流行性乙型脑炎
	血吸虫	钩端螺旋体病	梅毒
	猩红热	流行性脑脊髓膜炎	伤寒和副伤寒
	流行性出血热	麻疹	人感染高致病性禽流感
	严重急性呼吸综合征	狂犬病	病毒性肝炎
	人感染 H7N9 禽流感	淋病	疟疾
	脊髓灰质炎		
丙类	感染性腹泻	丝虫病	麻风病
	包虫病	流行性和地方性斑疹伤寒	急性出血性结膜炎
	流行性腮腺炎	流行性感染（流感）	手足口病
	黑热病	风疹	

2. 甲类传染病是指鼠疫和霍乱。城市应于 2 小时内、农村应于 6 小时内电话报告防疫站。乙类传染病中的严重急性呼吸综合征、人感染高致病性禽流感及甲型 H1N1 流感、新型冠状病毒肺炎按甲类传染病处理。

（山西医科大学第二医院急诊科　刘铮）

第三节 突发公共事件（群伤）核查清单

床号 ________ 姓名 ________ 性别 ________ 年龄 ________ 实施者 ________ 日期 __________

实施措施	核查项目			备注
接诊患者	首诊医师及科室进行病例分析核实是否属于突发公共卫生事件（群伤）	□是	□否	
伤员分拣	□危重伤 □重伤 □ 轻伤 □濒死伤			
受伤类型	多发伤	□是	□否	
	复合伤	□是	□否	
	挤压伤	□是	□否	
初次评估	A：气道	□是	□否	
	B：呼吸	□是	□否	
	C：循环	□是	□否	
	D：神经状态	□是	□否	
	E：暴露	□是	□否	
受伤部位	a b c 画出受伤部位			
创伤评分	创伤指数（TI）	□≤ 9 分 □ 10 ～ 16 分 □≥ 17 分 □≥ 21 分 □≥ 29 分		
	创伤评分法（TS）	□≥ 12 分 □≤ 12 分		
	CRAMS 计分法	□≤ 6 分 □ 7 ～ 8 分 □ 9 ～ 10 分		

（续表）

<table>
<tr><th>实施措施</th><th colspan="3">核查项目</th><th>备注</th></tr>
<tr><td rowspan="2">诊断依据</td><td>生命体征检测</td><td colspan="2">□体温：
□呼吸频率：
□血压：
□心率：
□血氧：</td><td></td></tr>
<tr><td>化验及检查</td><td>□血常规
□肝功能
□肾功能＋离子
□凝血功能
□血气分析
□尿常规
□粪便常规
□术前十项
□血型
□心肺四项
□超声检查：
□胸部
□腹部
□心脏
□ eFAST
□泌尿系统
□影像学检查：
□胸部 CT　□头颅 CT
□腹部 CT　□盆部 CT
□腹部 X 线
□胸部 X 线
□肋骨 X 线
□（　）X 线
□（　）X 线
□（　）X 线
□心电图
□其他：
□诊断性腹部穿刺
□（　）
□（　）</td><td>□否</td><td></td></tr>
<tr><td rowspan="2">治疗</td><td>输血（血液制品）</td><td>□浓缩红细胞：
□血浆：
□血小板：
□冷沉淀：
□全血：
□凝血酶原复合物
□纤维蛋白原</td><td>□否</td><td></td></tr>
<tr><td>补液</td><td colspan="2">□生理盐水：
□ 5% 葡萄糖：
□乳酸林格液：
□ 10% 葡萄糖：
□白蛋白：</td><td></td></tr>
</table>

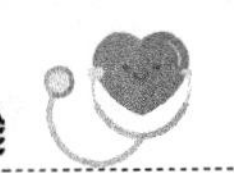

（续表）

实施措施	核查项目				备注
再次评估	A：气道		□是	□否	
	B：呼吸		□是	□否	
	C：循环		□是	□否	
	D：神经状态		□是	□否	
	E：暴露		□是	□否	
	是否需要手术干预		□是	□否	
手术干预的科室	胸科		□是	□否	
	神经外科		□是	□否	
	泌尿科		□是	□否	
	骨科		□是	□否	
	普外科		□是	□否	
	介入科		□是	□否	
	血管科		□是	□否	
	眼科		□是	□否	
	耳鼻喉科		□是	□否	
	口腔科		□是	□否	
	ICU		□是	□否	
医院各职能部门到达突发事件现场	宣传处	新闻宣传沟通	□是	□否	
	医务处	开通绿色通道	□是	□否	
	急诊科	积极开展救治	□是	□否	
		总结整理分析	□是	□否	

注：eFAST 为扩展的创伤超声重点评估法。

【清单精解】

1. 创伤相关知识

（1）多发伤：指在同一机械致伤因素（直接、间接暴力和混合性暴力）作用下机体同时或相继遭受 2 个以上解剖部位或器官的较严重的损伤，至少 1 处损伤危及生命或并发创伤性休克。

（2）复合伤：指 2 种或 2 种以上致伤因素同时或相继作用于人体所造成的损伤，所致机体病理生理紊乱常较多发伤和多部位伤更加严重而复杂，是引起伤亡的重要原因。

（3）挤压伤：广义是指机体任何一个部位受到挤压，使组织结构的连续性受到破坏和功能障碍。

（4）危重伤：创伤严重，伤员有生命危险，需行紧急救命手术或治疗。生命体征表现为呼吸＜ 10 次 / 分或＞ 35 次 / 分，毛细血管充盈时间＞ 2 秒，脉搏≥ 120 次 / 分或＜ 50 次 / 分，意识障碍严重，如窒息、内脏大出血、颅脑伤合并颅内血肿或脑疝形成、张力性气胸等。适用于有生命危险需立即救治的伤员，用红色标记。

（5）重伤：伤员生命体征稳定，需手术治疗，但可以在一定时间内做好术前准备及适当检查，可力争在伤后 12 小时内急救处理者，如胸外伤不伴有呼吸衰竭、胸腹贯通伤而无大出血可能、深部软组织伤未发生休克等。此类伤员需严密观察，防止因处理不及时而转为危重伤员。对伤情并不立即危及生命，但又必须进行手术的伤员，可用黄色标记。

（6）轻伤：伤员意识清楚，无生命危险，现场无须特殊处理，手术可延至伤后 12 小时处理，如感染的软组织伤、闭合性四肢骨折、局限性烧伤等。对所有轻伤者，用绿色标记。

（7）濒死伤：对抢救费时而又困难、救治效果差、生存机会不大的危重伤员，用黑色标记。

2. 创伤评分

（1）创伤指数（trauma index，TI）：是以患者生命体征为基础研究的创伤计分法，包括受伤部位、损伤类型、循环、呼吸和意识 5 个方面的评定（表 1-3-1）。该评分方法根据每个方面的异常程度计以 1 分、3 分、5 分或 6 分，5 项计分相加即为 TI 总分。总分≤ 9 分为轻度或中度损伤；10 ～ 16 分为重度；≥ 17 分为极重度；≥ 21 分则病死率剧增；≥ 29 分则 80% 在 1 周内死亡。研究表明，根据该指数有选择地将分数为 10 分或 10 分以上的重伤员送到创伤中心或大医院是合适的。

表 1-3-1　创伤指数

项目	评分			
	1	3	5	6
部位	皮肤	腰背部皮肤	胸部、骨盆	头、颈、腹部
伤型	裂伤	挫伤	刺伤、撕脱伤	弹片伤、爆炸伤、骨折脱位、瘫痪、瘫痪、血腹
收缩压	外出血	70 ～ 100	50 ～ 70	＜ 50
脉搏	正常	100 ～ 140	＞ 140	无脉或＜ 55
呼吸	胸痛	呼吸困难、费力、浅快或＞ 35 次 / 分	发绀、（血）气胸或反常呼吸	窒息或呼吸停止
意识	嗜睡	木僵或淡漠、答不切题	浅昏迷、逆行健忘	深昏迷、再昏迷

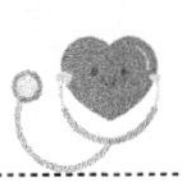

（2）创伤评分法（trauma score，TS）：该计分方法是以格拉斯哥昏迷程度评分为基础，结合心血管和呼吸情况评定的方法，主要为呼吸、呼吸幅度、收缩压、毛细血管充盈、格拉斯哥昏迷程度评分总分 5 项指标（表 1-3-2）。5 项指标计分相加，总分范围为 1 ～ 16 分。总分越少，伤情越重。有研究指出，将总分≤ 12 分的重伤员送到创伤中心或大医院，其准确度可达 98%。

表 1-3-2　创伤评分法

呼吸		呼吸幅度		收缩压		毛细血管充盈压		GCS 评分	
等级（次 / 分）	计分	等级	计分	等级	计分	等级	计分	等级	计分
10 ～ 24	4	正常	1	＞ 90	4	正常	2	14 ～ 15	5
25 ～ 35	3	浅或困难	0	70 ～ 90	3	迟缓	1	11 ～ 13	4
＞ 35	2			50 ～ 69	2	无	0	8 ～ 10	3
＜ 10	1			＜ 50	1			5 ～ 7	2
0	0			5	0			3 ～ 4	1

（3）CRAMS 计分法：CRAMS 是代表 5 个参数的英文首字母，C（circulation）为循环、R（respiration）为呼吸、A（abdomen）为腹部、M（motor）为运动、S（speech）为语言；按照轻、中和重度异常分别计分为 2 分、1 分、0 分，最后 5 项计分相加，即为 CRAMS 总分（表 1-3-3）。总分 9 ～ 10 分为轻度，7 ～ 8 分为重度，≤6 分为极重度。此法简便易行，便于记忆。

表 1-3-3　CRAMS 计分法

项目	计分		
	2	1	0
循环	毛细血管充盈正常或血压＞ 100 mmHg	毛细血管充盈迟缓或血压 85 ～ 100 mmHg	无毛细血管充盈或血压＜ 85 mmHg
呼吸	正常	异常（呼吸困难或呼吸浅）	无
胸腹	无腹部或胸部触痛	有腹部或胸部触痛	腹肌强直、连枷胸或有胸、腹穿透伤
运动	正常	只对疼痛刺激有反应	无反应
言语	正常	言语错乱（语无伦次）	只能发出声音，谁也听不懂

（山西医科大学第二医院急诊科　刘铮）

第四节 院内／院外出诊物品核查清单

床号______ 姓名________ 性别________ 年龄________ 日期______ 实施者_________

实施措施	核查项目				备注
接到出诊通知	通知科主任、护士长，进行人员调配		□是	□否	
文书准备	出诊病历、笔、抢救记录本		□是	□否	
药品准备	出诊箱（内有常用急救药品）		□是	□否	根据急诊科建设指南，要求抢救车内配备药品
物品准备	气道准备	简易呼吸器	□是	□否	抢救药品及物品均要定人管理、定点放置、定期检查、定期补充，保证可随时正常使用，不能出现故障及过期的情况
		气管插管、导丝	□是	□否	
		喉镜	□是	□否	
		便携式吸引器	□是	□否	
		口咽通气道、开口器	□是	□否	
		氧气管（鼻导管、面罩）	□是	□否	
		氧气筒	□是	□否	
	循环准备	心肺复苏仪	□是	□否	
		除颤仪	□是	□否	
		中心静脉置管装置	□是	□否	
		外周静脉输液装置	□是	□否	
		体外起搏装置	□是	□否	
	监护准备	便携式心电监护仪	□是	□否	
		监护电极片及除颤电极	□是	□否	
		听诊器、血压计	□是	□否	
		手电筒、瞳孔笔	□是	□否	
		便携式血糖仪	□是	□否	
	创伤物品准备	无菌敷料（纱布、棉垫、绷带）	□是	□否	
		固定夹板	□是	□否	
		颈托	□是	□否	
		手套	□是	□否	
		胸围	□是	□否	
		腰围	□是	□否	
转运准备	担架车		□是	□否	

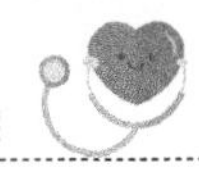

【清单精解】

急诊是抢救急危重症患者重要的诊疗平台，在院内外诊疗过程中常需要对急危重症患者进行现场抢救及转运，现场抢救后成功转运对降低急诊危重症患者病死率有积极意义。急危重症患者具有病情危重、病情变化快、常依赖生命支持手段及转运难度大等特点，鉴于以上特点，对出诊物资清单加以归纳整理以保证现场急救及转运安全，特制定以上出诊及转运物资清单。

（山西医科大学第二医院急诊科　张永刚）

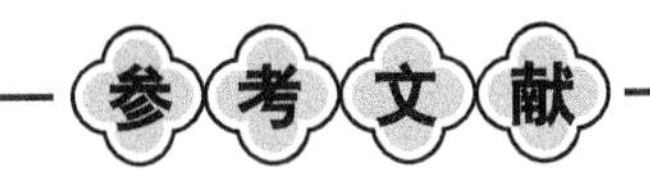

参考文献

1. 李婷，张莹，孙迟．基于移动平台的危重患者院内转运核查单的应用效果观察．齐鲁护理杂志，2020，26（24）：40-43.
2. 朱慧，郭晓娟，戴雪梅．基于 SBAR 的交班模型改良模式在急诊危重患者转运交接中的应用效果．国际护理学杂志，2022，41（2）：197-201.
3. 危重症患者院际转运专家共识组，国家急诊专业质控中心．危重症患者院际转运专家共识．中华急诊医学杂志，2022，31（1）：17-23.
4. 韦敏俭，侯璐蒙，钟娟，等．PDCA 循环管理在 ICU 危重症患者院内转运中的应用效果．蛇志，2021，33（4）：469-472.
5. 中华人民共和国国务院．突发公共卫生事件应急条例：中华人民共和国国务院令第 376 号．（2003-5-7）
6. 卫生部．突发公共卫生事件应急预案．中国食品卫生杂志，2006，18（4）：366-373.
7. 吴丽娜．应急预案在急诊群体性伤害事件中的应用体会．临床心身疾病杂志，2015，21（z2）：344-345.
8. 急诊危重症患者院内转运共识专家组，高健，华小雪，等．急诊危重症患者院内转运共识——标准化分级转运方案．中华急诊医学杂志，2021，26（5）：512-516.
9. 张波，桂莉．急危重症护理学．4 版．北京：人民卫生出版社，2017.

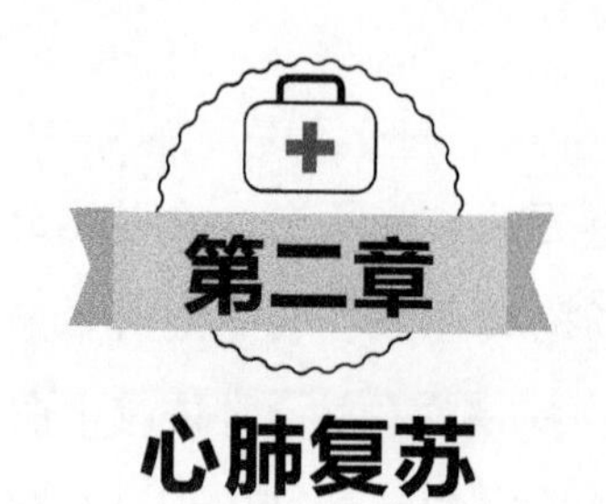

心肺复苏

第五节　电除颤核查清单

床号 ________ 姓名 ________ 性别 ________ 年龄 ________ 日期 ________ 实施者 ________

实施措施	核查项目			备注
评估病情	意识清楚	□是	□否	
	生命体征稳定	□是	□否	
	室颤 / 无脉室速	□是	□否	
用物准备	除颤仪	□是	□否	
	导电糊	□是	□否	
	纱布 2 块	□是	□否	
	急救药物	□是	□否	
操作过程	监护仪示室颤	□是	□否	
	记录时间	□是	□否	
	摆正体位，暴露胸部	□是	□否	
	胸前皮肤完好，无潮湿	□是	□否	
	全身无金属饰物	□是	□否	
	心肺复苏	□是	□否	
	非同步除颤	□是，请选择： □双相 200 J　□单相 300 J	□否	
	除颤电极放置正确，充电	□是	□否	
	周围人远离病床	□是	□否	
	放电	□是	□否	
	除颤成功	□是	□否	
操作完毕后	关闭除颤仪	□是	□否	
	擦拭干净皮肤，扣好衣服	□是	□否	
	持续心电监护	□是	□否	
	除颤仪放置固定地点，充电	□是	□否	
	记录操作过程	□是	□否	

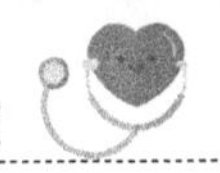

【清单精解】

1. 除颤两电极应避开伤口，置入永久起搏器者需距离起搏器至少 10 cm；
2. 充电电极板避免相互接触，保持皮肤干燥，放电时操作者不能与患者及病床接触；
3. 电除颤位置放置有两种方式，分为前侧位和前后位，前侧位指放于胸骨右缘第 2 肋间和心尖部，前后位指放于胸骨右缘第 2 肋间和左侧肩胛骨下方。

（山西医科大学第二医院急诊科　郭建瑞）

第六节　电复律核查清单

床号 ________ 姓名 ________ 性别 ________ 年龄 ________ 日期 ________ 实施者 ________

实施措施	核查项目			备注
评估病情	意识清楚	□是	□否	
	生命体征稳定	□是	□否	
	房颤 / 房扑 / 室上速波	□是	□否	
书面告知	签署知情同意书	□是	□否	
用物准备	除颤器	□是	□否	
	导电糊	□是	□否	
	纱布 2 块	□是	□否	
	电极板 3～5 个	□是	□否	
	急救药物	□是	□否	
操作过程	核对信息，解释电复律目的	□是	□否	
	胸部评估，多毛者备皮，假牙	□是	□否	
	建立静脉通路，记录心电图	□是	□否	
	检查仪器处于功能状态	□是	□否	
	备齐物品，携至床边	□是	□否	
	接好电源，打开，按钮调至监护状态，选择导联	□是	□否	
	吸氧	□是	□否	
	缓慢静推注安定，直至朦胧	□是	□否	
	暴露胸部，涂抹导电糊	□是	□否	
	调节同步按钮	□是	□否	
	选择电复律能量	□是，请选择 □双相 75～200 J　□单相 50～150 J		
	电极放置正确，充电、放电	□是	□否	
	观察监护，复律是否成功	□是	□否	
操作完毕后	记录心电图			
	关闭除颤仪	□是	□否	
	擦拭干净皮肤，扣好衣服，整理床单位	□是	□否	
	持续心电监护	□是	□否	
	除颤仪放置固定地点，充电	□是	□否	
	记录操作过程	□是	□否	

【清单精解】

1. 心脏电复律是一项应用电能直接或经胸壁作用于心脏，由窦房结重新控制心脏节律，达到治疗某些异位心律失常的方法，首先电复律应选择一个 R 波高耸的导联进行观察；
2. 充电电极板避免相互接触；
3. 放电时操作者不能与患者及病床接触；
4. 复律后观察四肢活动、动脉搏动、皮温，注意血栓脱落评估。

（山西医科大学第二医院急诊科　郭建瑞）

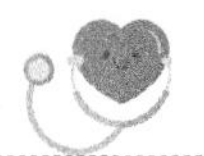

第七节　心肺复苏仪技术操作核查清单

床号 ________ 姓名 ________ 性别 ________ 年龄 ________ 实施者 ________ 日期 ________

用物准备　**心肺复苏机（MSCPR-1A）、输氧管、输氧面罩及四头带、一次性吸氧装置、纱布数块、瞳孔笔、抢救记录单、快速手消毒剂，必要时备一块长木板**

实施措施	核查项目			备注
适应证	呼吸骤停	□是	□否	
	心搏骤停	□是	□否	
禁忌证	骨质疏松	□是	□否	
	胸部骨折	□是	□否	
	恶病质体型	□是	□否	
操作前准备	用物准备齐全	□是	□否	
	仪器性能良好	□是	□否	
	气道保护	□有	□无	
	平卧位（硬板床）	□是	□否，______	
	心电、血压监护	□有	□无	
操作过程	将心肺复苏机气源管道与中心供氧装置连接紧密	□是	□否	
	开机	□是	□否	
	确定心肺复苏机处于“暂停”状态	□是	□否	
	锁紧扳手	□是	□否	
	将心肺复苏机背板垫于患者背部	□是，请选择：	□否	
	主机插入背板对应的孔中	□是	□否	
	松开扳手，调节“升降杆”并锁紧	□是	□否	
	按压部位是否正确	□是	□否	胸骨中下部 1/3 处
	调节参数	□是	□否	
	固定带是否紧密	□是	□否	
	按下“运行键”	□是	□否	
	检查口腔	□是	□否	是否有异物、义齿及分泌物
	开放气道	□是	□否	
	将输氧面罩固定于面部	□是	□否	
	5 个循环后按下“暂停键”	□是	□否	
	复苏后效果观察	□是	□否	
	复苏成功，看表记录时间，不成功继续行心肺复苏	□是	□否	
	复苏成功，改鼻导管吸氧	□是	□否	
	撤去心肺复苏机，去除背板	□是	□否	
	取舒适体位	□是	□否	
	再次观察病情变化	□是	□否	
	对机器终末消毒	□是	□否	
操作后处理	用物处理	□是	□否	
	洗手	□是	□无	
	记录	□是，请选择：	□无	
	并发症	□有，请选择：	□无	

【清单精解】

1. 参数调节

通气比为 30 ： 2、按压频率为 100 ～ 120 次 / 分、按压深度为 5 ～ 6 cm。

2. 心肺复苏（cardiopulmonary resuscitation，CPR）有效的指标

（1）自主呼吸及心跳恢复：可听到心音、触及大动脉搏动，心电图示窦性心律、房性或交界性心律，即使为心房扑动或颤动也是自主心跳恢复的表现。

（2）瞳孔变化：散大的瞳孔回缩变小，对光反射恢复。

（3）按压时可扪及大动脉搏动。收缩压达 60 mmHg 以上。

（4）发绀的面色、口唇、指甲转为红润。

（5）脑功能有开始好转的迹象。

（山西医科大学第二医院急诊科　卫军芳）

第八节 气管插管（盲插／可视喉镜）核查清单

床号______ 姓名______ 性别______ 年龄______ 实施者______ 日期______

实施措施	核查项目			备注
指征	患者自主呼吸突然停止	□是	□无	
	不能满足机体的通气和氧供的需要而需机械通气者	□是	□无	
	不能自主清除上呼吸道分泌物、胃内容物反流或出血随时有误吸者	□是	□无	
	存在上呼吸道损伤、狭窄、阻塞、气管食管瘘等影响正常通气者	□是	□无	
	中枢性或周围性呼吸衰竭	□是	□无	
相对禁忌证	喉头水肿、气道急性炎症、喉头黏膜下血肿、插管创伤引起的严重出血者	□是	□否	
	咽喉部烧灼伤、肿瘤或异物存留者	□是	□否	
	主动脉瘤压迫气管者	□是	□否	
	下呼吸道分泌物潴留难以从插管内清除者	□是	□否	
	颈椎骨折、脱位者	□是	□否	
	有出血性疾病（如血友病、血小板减少性紫癜等）者	□是	□否	
术前准备	签署知情同意书	□是	□否	
	查对姓名，解释操作目的、注意事项	□是	□否	
	喉镜 / 可视喉镜	□是	□否	
	气管导管（检查气囊是否完好并抽空）	□是	□否	
	管芯	□是	□否	
	牙垫	□是	□否	
	听诊器	□是	□否	
	胶布	□是	□否	
	注射器	□是	□否	
	心电、血压、血氧监护	□是	□否	
操作过程	记录患者插管前生命体征	□是	□否	
	适宜体位	□是，请选择： □斜卧位 □平卧位	□否	
	加压去氮给氧	□是	□否	
	口腔、咽喉及气管处于同一纵轴方向	□是	□否	
	暴露声门	□是	□否	
	检查气管导管外口有无气体随呼吸排出，或听诊两侧肺部呼吸音是否一致	□是	□否	
	确认深度：导管尖端至门齿的距离为 18 ～ 22 cm	□是	□否	
	固定：导管前端气囊注入空气 5 mL	□是	□否	
	记录导管深度及时间	□是	□否	
操作结束	清理用物	□是	□否	
	持续血氧、脉搏、血压监测	□是	□否	
	气道湿化	□是	□否	
	定期吸痰	□是	□否	
	口腔清洁	□是	□否	

【清单精解】

困难气道评估

（1）病史：打鼾、睡眠呼吸暂停、气道手术、气道肿瘤、颈部感染、病态肥胖等。

（2）头颈活动度：头后伸小于 80°，考虑困难气道。

（3）甲颏距离：头在伸展位时，测量自甲状软骨切迹至下颚尖端的距离，正常值在 6.5 cm 以上，如果小于 6 cm（三指），气管插管可能会遇到困难。

（4）Mallampati 气道分级：用力张口伸舌至最大限度（不发音），根据所能看到的咽部结构，级别越高越困难：Ⅰ级，可见软腭、咽腭弓、悬雍垂；Ⅱ级，可见软腭、咽腭弓、部分悬雍垂；Ⅲ级，仅见软腭；Ⅳ级，看不见软腭。

（5）Cormack-Lehane 喉头分级：Ⅰ级，可见全声门；Ⅱ级，可见后半部分声门；Ⅲ级，可见会厌（不见声门）；Ⅳ级，声门及会厌均不可见。Ⅳ级属困难插管。

（6）口齿情况：张口度的正常值≥ 3 cm（二指）；若不能够将口张开，上下门齿间距小于 3 cm，无法置入喉镜，属插管困难。

（7）鼻腔、咽喉：扁桃体肿大、咽后壁脓肿等。

（山西医科大学第二医院急诊科　曹婧）

第九节　气管插管（快速诱导）核查清单

床号 ________ 姓名 ________ 性别 ________ 年龄 ________ 实施者 ________ 日期 __________

实施措施	核查项目			备注
适应证	气道梗阻	□是	□无	
	窒息	□是	□无	
	呼吸衰竭（如重症哮喘、慢性阻塞性肺疾病急性加重期）	□是	□无	
	意识状态受损（如颅脑损伤、中风发作、药物过量）（为保护呼吸道）	□是	□无	
	失代偿性休克	□是	□无	
禁忌证	预计出现的插管困难	□是	□否	
	面部解剖学异常（如先天性的、外伤性的、陈旧损伤性的）	□是	□否	
	上呼吸道解剖学异常（如肿瘤、大块的瘢痕形成）	□是	□否	
	未减轻的上呼吸道梗阻	□是	□否	
	尚未治愈的上呼吸道梗阻（如会厌炎、喘鸣、吸入性损伤）	□是	□否	
	对 RSI 药物过敏	□是	□否	
术前准备	签署知情同意书	□是	□否	
	查对姓名，解释操作目的、注意事项	□是	□否	
	高流速供氧、简易呼吸器	□是	□否	
	开放静脉通路	□是	□否	
	吸引器、吸痰管	□是	□否	
	喉镜 / 可视喉镜	□是	□否	
	气管导管（检查气囊是否完好并抽空）	□是	□否	
	管芯	□是	□否	
	牙垫	□是	□否	
	听诊器	□是	□否	
	胶布	□是	□否	
	注射器	□是	□否	
	心电、血压、血氧监护	□是	□否	
	诱导药物	□是	□否	

（续表）

实施措施	核查项目			备注
操作过程	记录患者插管前生命体征	□是	□否	
	适宜体位	□是	□否	
	预吸氧： 高浓度给氧 5 分钟，深呼吸 4 次，并下压环状软骨	□是	□否	
	预处理： 利多卡因 阿片类 阿托品 非去极化类肌松剂	□是	□否	
	诱导麻醉： 麻醉镇静剂：给予一定剂量的快速作用药物来引起意识迅速丧失 肌肉麻痹：首选琥珀酰胆碱，也可选择罗库溴铵 / 维库溴铵 / 潘库溴铵	□是	□否	
	保护和摆体位： 塞立克操作法（按压环状软骨） 口腔、咽喉及气管处于同一纵轴方向	□是	□否	
	确认插管到位：检查气管导管外口有无气体随呼吸排出，或听诊两侧肺部呼吸音是否一致	□是	□否	
	插管后处理： 确认深度：导管尖端至门齿的距离为 18 ～ 22 cm 固定：导管前端气囊注入空气 5 mL	□是	□否	
	RSI 失败后处理： 简易呼吸器辅助通气，按压环状软骨 寻找原因 重新插管 / 气管切开 / 环甲膜穿刺等	□是	□否	
操作结束	清理用物	□是	□否	
	持续血氧、脉搏、血压监测	□是	□否	
	气道湿化	□是	□否	
	定期吸痰	□是	□否	
	口腔清洁	□是	□否	

【清单精解】

快速诱导插管（rapid sequence intubation，RSI）：是在应用一种强诱导剂后，立即用速效神经肌肉阻滞剂使患者处于神志丧失和肌肉麻痹状态，以进行气管插管的方法。预防和维持患者呼吸道的畅通，是危重患者的气道管理上是一个非常重要的技能。

（山西医科大学第二医院急诊科　曹婧）

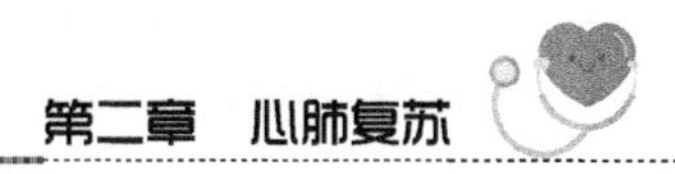

第十节 气管插管（喉罩）核查清单

床号 ________ 姓名 ________ 性别 ________ 年龄 ________ 实施者 ________ 日期 ________

实施措施	核查项目			备注
适应证	对困难气道病例在应用标准罩呼吸囊不能维持有效通气时	□是	□无	
	当插管困难而被迫使用喉罩以后，喉罩可作为气管内插管的向导，即先将一根气管导管导引或纤维光导支气管镜插入喉罩进入气管内，然后再套入气管导管顺势推进气管内	□是	□无	
	通过喉罩可施行纤维光导支气管镜激光烧蚀声带、气管或支气管内小肿瘤手术	□是	□无	
	对颈椎不稳定患者施行气管内插管需移动头部而有较大顾虑时，最适宜使用喉罩通气	□是	□无	
	眼科手术，尤其是闭角型青光眼患者，适合使用喉罩，可较少引起眼压增高，术后较少出现咳呛、呕吐，眼内压波动幅度小	□是	□无	
	腹腔镜检查，因气腹致膈肌抬高而影响呼吸，插入喉罩有利于患者通气	□是	□无	
	心肺复苏时置入喉罩较简单，使用方便，效果可靠	□是	□无	
	适用于不需要肌肉松弛的体表、四肢全麻手术	□是	□无	
	面部烧伤的患者	□是	□无	
禁忌证	饱食，腹内压过高，有呕吐、反流、误吸高度危险的患者	□是	□否	
	有习惯性呕吐反流史患者	□是	□否	
	疝气手术	□是	□否	
	咽喉部存在感染或其他病理改变的患者 必须保持正压通气的手术	□是	□否	
	呼吸道出血的患者	□是	□否	
	通气压力需大于 25 cmH_2O 的慢性呼吸道疾病患者	□是	□否	
	小口、大舌或扁桃腺异常肿大的患者	□是	□否	
术前准备	签署知情同意书	□是	□否	
	查对姓名，解释操作目的、注意事项	□是	□否	
	选择适宜型号的喉罩	□是	□否	
	简易呼吸器	□是	□否	
	牙垫	□是	□否	
	听诊器	□是	□否	
	胶布	□是	□否	
	10 mL 注射器	□是	□否	
	心电、血压、血氧监护	□是	□否	
	负压吸引装置	□是	□否	
	吸痰管	□是	□否	

（续表）

实施措施	核查项目			备注
操作过程	记录患者插管前生命体征	□是	□否	
	清除口鼻异物，取义齿	□是	□否	
	选取适宜大小的喉罩	□是	□否	
	抽空气囊	□是	□否	
	置入喉罩	□是，请选择： □常规法 □逆转法	□否	
	气囊内注气	□是	□否	
	听诊两侧肺部呼吸音是否一致	□是	□否	
	确认位置	□是	□否	
	固定	□是	□否	
	记录导管深度及时间	□是	□否	
操作结束	清理用物	□是	□否	
	持续血氧、脉搏、血压监测	□是	□否	
	气道湿化	□是	□否	
	定期吸痰	□是	□否	
	口腔清洁	□是	□否	

【清单精解】

1. 喉罩置入方法

（1）常规法：头轻度后仰，操作者左手牵引下颌以展宽口腔间隙，右手持喉罩，罩口朝向下颌，沿舌正中线贴咽后壁向下置入，直至不能再推进为止。

（2）逆转法：置入方法与常规法基本相同，只是先将喉罩口朝向硬腭，置入口腔至咽喉底部后，轻巧旋转180°（喉罩口对向喉头）后，再继续往下推，直至不能再推进为止。

2. 现代喉罩（第三代）的优势

（1）通气可靠。

（2）心血管反应小。

（3）可用于急救。

（4）放置成功率高且固定效果好，可降低喉罩移位概率。

（5）主管呈直角弯曲状态，增加引流管与通气管设计，进而对胃胀气起到了有效的预防效果。

（6）增加双气囊设计，提高了密封性。

（山西医科大学第二医院急诊科　曹婧）

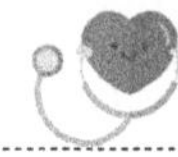

第十一节 简易呼吸器（口咽、鼻咽）核查清单

床号 ______ 姓名 ________ 性别 ______ 年龄 _______ 实施者 ________ 日期 _________

实施措施	核查项目			备注
评估	适应证	□有 □自主呼吸减弱 / 消失 □肺通气不足 □患者转运 □临时替代呼吸机	□无	
	禁忌证	□有 □大咯血 □大量胸腔积液 □肺大疱、气胸 □其他 ______	□无	
	人工气道	□有 □口咽通气道 □鼻咽通气道 □喉罩 □经口 / 鼻气管插管 □气管切开	□无	
操作前准备	结构完整	□是 □面罩 □球体 □储氧袋 □氧气连接管	□否	
	性能良好	□是 □单向阀 □呼气阀 □压力安全阀 □储气阀 □储气安全阀 □进气阀	□否	
	各部件、管道正确连接	□是	□否，已重新连接	
	氧源	□有，已连接氧气管与储氧袋	□无，已取下氧气管与储氧袋	
操作过程	清除气道分泌物及异物	□是	□否，清除	
	气道开放	□是	□否，应充分开放气道	
	舌后坠	□有，请选择： □口咽通气道 □鼻咽通气道	□无	
	高级人工气道	□有，压力安全阀打开	□无，压力安全阀关闭	
	氧流量 10 L/min	□是	□否	
	储氧袋充盈	□是	□否	

（续表）

实施措施	核查项目			备注
操作过程	面罩漏气	□是 □正确实施 CE 手法 □更换合适型号的面罩 □调整充气面罩的充气量	□否	
	通气频率合适	□是 □CPR 无高级人工气道，按压和通气比为 30 ： 2 □CPR 有高级人工气道，通气频率为 10 次 / 分 □仅通气 10 次 / 分	□否	
	有效潮气量	□是	□否	
疗效判定	通气效果评判	□有 □胸廓起伏 □面色及口唇颜色 □单向阀功能正常 □经皮动脉血氧饱和度回升 □$ETCO_2$ 监测	□无 □保持气道开放 □检查简易呼吸器，必要时更换	

【清单精解】

CE 手法为使用简易呼吸器时的固定手法，固定手的拇指、示指形成 C 字以固定面罩，中指、环指、小指形成 E 字以维持气道开放。CPR 为心肺复苏；$ETCO_2$ 为呼气末二氧化碳。

（山西医科大学第二医院急诊科　王旭）

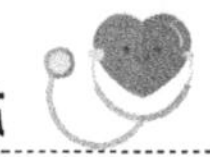

第十二节　骨髓腔输液（IO）核查清单

床号 ________ 姓名 ________ 性别 ________ 年龄 ________ 日期 ________ 实施者 __________

实施措施	核查项目			备注
适应证	血流动力学不稳定（所有年龄段）	□是	□否	
	无法或不能快速建立静脉通路的患者（采血困难者）	□是	□否	
	自然灾害，交通意外伤	□是	□否	
	吸毒者	□是	□否	
禁忌证	骨折（目标骨骨折）	□是	□否	
	成骨不全、严重的骨质疏松	□是	□否	
	穿刺部位皮肤感染	□是	□否	
	过去 24 小时内做过骨髓通路术（目标骨）	□是	□否	
	穿刺点附近做过整形术（假肢或人工关节）	□是	□否	
评估	患者病情	□是	□否	
	操作部位	□是	□否	
	生命体征	□是	□否	
	穿刺用物	□是	□否	
操作时	取正确体位	□是	□否	
	核对患者信息（床头卡、腕带、药液）	□是	□否	
	药液排气成功	□是	□否	
	穿刺部位选择正确	□是	□否	
	消毒范围正确，且严格遵循无菌原则	□是	□否	
	穿刺手法、角度正确	□是	□否	
	穿刺后回抽以确认是否在骨髓腔内	□是	□否	
	生理盐水快速冲洗，观察局部有无渗出、肿胀	□是	□否	
	检查输液装置，正确连接输液器	□是	□否	
	妥善固定，注明时间、穿刺者	□是	□否	
	再次核对患者信息，打钩、签全名	□是	□否	
拔针	核对患者信息	□是	□否	
	拔针手法正确，按压至不出血	□是	□否	
	无菌敷料覆盖穿刺处	□是	□否	
	检查骨穿针的完整性	□是	□否	
	告知患者注意事项	□是	□否	
整理	洗手，处理用物	□是	□否	
记录	打钩、签名、记录时间	□是	□否	

【清单精解】

1. 骨髓腔输液（intraosseous infusion，IO）

IO 是一种在特殊情况下建立的紧急输液方法，是利用长骨骨髓腔中丰富的血管网将药物和液体经骨髓腔输入血液循环的技术。穿刺部位包括胫骨远端、胫骨近端、胸骨、桡骨、锁骨、内踝或外踝、髂嵴、肱骨近端和跟骨，其中胫骨近端为最常用的部位。

2. 目的

出现心搏和呼吸骤停、严重创伤、各种原因导致的休克时，由于周围循环衰竭，外周静脉发生塌陷或关闭，导致穿刺困难而丧失宝贵的抢救时间，骨髓腔输液是唯一一种快速、安全、有效的循环重建方法。

3. 适应证

对心搏和呼吸骤停、休克、创伤、恶性心律失常、严重脱水或其他需紧急抢救而开放血管通路以行补液或药物治疗的儿童或成人患者，如果静脉通路无法快速建立时，应尽早考虑使用骨髓腔通路。

4. 禁忌证

绝对禁忌证：①穿刺部位骨的完整性受到破坏；②穿刺部位存在明确或可疑的感染；③穿刺部位骨的血供或回流受到明显影响。

相对禁忌证：①有成骨不全或骨质疏松等严重骨病的患者；②穿刺部位在 48 小时内于目标骨接受或尝试过建立骨内通路；③穿刺部位解剖结构不清；④穿刺部位烧伤；⑤右向左心脏分流的患者。

（山西医科大学第二医院急诊科　温亚）

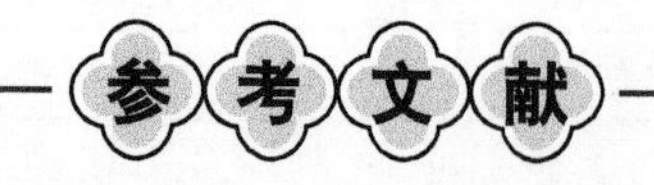

1. 张新颜，于学忠 . 现场心肺复苏中电除颤技术的发展 . 中国全科，2009，12（14）：1349-1351.
2. 李文秀，李永福 . 心脏电复律的治疗应用 . 中外健康文摘，2011，8（23）：120-122.
3. 彭飞，高连娣，席淑华 . 新护士规范化培训：临床护理操作技能与行为规范 . 上海：上海科学技术出版社，2019.

4. 张波，桂莉．急危重症护理学．4版．北京：人民卫生出版社，2017.
5. 李小寒，尚少梅．基础护理学．北京：人民卫生出版社，2017.
6. 郭锦丽，王香莉．专科护理操作流程及考核标准．北京：科学技术文献出版社，2017.
7. 唐轶珣，孔高茵.《危重症气管插管管理指南》解读：气道管理计划A.实用休克杂志（中英文），2019，3（3）：176-178，183.
8. 田建红．喉罩的应用进展．中国医疗器械信息，2021，27（17）：42-43，146.
9. 王静．喉罩在手术室内困难气道中进行处理的临床应用效果研究．中国医疗器械信息，2022，28（6）：52-54.
10. 黄翠青，侯璐蒙，黄春艳，等．医疗机构简易呼吸器使用及管理现状．蛇志，2019，31（4）：557-559.
11. 王颖，王爱红，尤占彪，等．不同手型与不同方式挤压简易呼吸器气囊产生有效气量的比较．中国中西医结合急救杂志，2017，24（3）：287-289.
12. 温亚．提高骨髓腔输液在急诊危重病人抢救中使用率的做法及效果观察．护理研究，2017，31（22）：2790-2792.
13. 温亚，李燕，郭锦丽．一次性骨髓腔输液连接装置的研制与应用．中华急诊医学杂志，2018，27（11）：1289-1290.
14. 梅冬兰，凌受毅，李世峰，等．在抢救心脏骤停患者时采用骨髓腔输液的临床观察．内科急危重症杂志，2020，26（4）：315-317.
15. 詹玥，杨旻斐，姚晓月，等．心搏骤停患者骨髓腔输液通路建立时机的研究．中华急危重症护理杂志，2020，1（4）：293-297.
16. 董兰，张丽霞，席淑华．骨髓腔输液在心搏骤停患者急救中的应用效果．解放军护理杂志，2020，37（3）：83-85.
17. 汪宇鹏，刘艳艳．中国骨髓腔内输液通路临床应用专家共识．中国急救医学，2019，39（7）：620-624.
18. 王飒，封秀琴，张茂，等．骨髓腔输液通路临床应用护理专家共识．中华急危重症护理杂志，2020，1（4）：362-370.

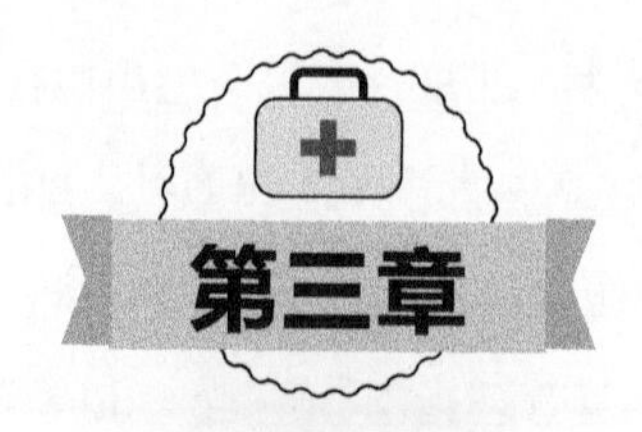

气道管理

第十三节　鼻导管吸氧操作核查清单

床号________ 姓名________ 性别________ 年龄________ 实施者________ 日期________

用物准备　**氧流量表、用氧治疗单、一次性吸氧装置一套、手电筒、棉签、弯盘、盛水的治疗碗、快速手消毒剂**

实施措施	核查项目			备注
评估	患者	□是，请选择： □病情 □年龄 □意识 □生命体征 □呼吸状况 □缺氧程度	□否	
	操作部位	□是 □有无鼻出血、鼻中隔偏曲、鼻息肉、鼻塞、鼻部肿块、鼻部外伤史及手术史	□否	
	配合程度	□是，请选择： □患者情绪反应 □心理需求 □对此项操作的接受度	□否	
操作前准备	用物准备齐全	□是	□否	
	中心供氧良好	□是	□否	
操作过程	核对	□是，请选择： □患者 □治疗单	□否	
	体位	□是 □协助患者取舒适体位	□否	
	清洁鼻腔	□是	□否	
	安装	□是，请选择： □安装氧流量表并检查其功能 □连接鼻导管及湿化装置 □遵医嘱调节氧流量： 一般小儿为 1 ～ 2 L/min 成人为 2 ～ 4 L/min 严重缺氧者为 4 ～ 6 L/min	□否	
	检查鼻导管是否通畅	□是，请选择： 方法 1：将鼻导管口靠近面部或手背，感觉有无气流溢出 方法 2：将鼻导管放入清水中，看是否有气泡溢出	□否	

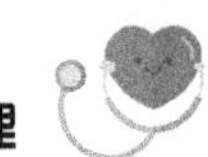

（续表）

实施措施	核查项目			备注
操作过程	吸氧	□是，请选择： □将鼻导管插入患者鼻腔并妥善固定 □做好管路标识 □观察患者反应：在患者吸氧过程中密切观察氧气治疗效果（患者血氧、脉搏、血压、皮肤颜色、温度、精神状态、呼吸方式等有无改善），询问患者感受，发现异常及时报告医师处理，必要时通过测定动脉血气分析来判断疗效 □告知患者注意事项，进行健康指导	□否	
	停止吸氧	□是，请选择： □治疗结束，取下鼻导管 □ 关闭氧流量表 □擦净患者鼻部及鼻腔分泌物 □根据病情取合适体位 □密切观察血氧饱和度及缺氧指征	□否	
	健康宣教	□是，请选择： □指导患者及探视者禁止吸烟 □不得随意改变氧流量 □避免使用易产生静电的材料，如毛毯、合成纤维等	□否	
操作后处理	用物处理	□是，弃去一次性管路	□否	
	洗手	□是	□否	
	记录	□是，请选择： □时间 □签全名 □若为危重患者，在危重护理单上按要求记录	□无	
	并发症	□有，请选择： □无效吸氧 □气道黏膜干燥 □氧中毒 □晶体后纤维组织增生 □二氧化碳潴留 □腹胀 □呃逆 □鼻出血		

【清单精解】

1. 氧气吸入术

是常用的改善呼吸的技术之一。通过给氧增加吸入空气中氧的浓度，以提高动脉血氧分压和动脉血氧饱和度，增加动脉血氧含量，从而预防和纠正各种原因所造成的组织缺氧。

2. 注意事项

（1）适应证。①肺活量减少：因呼吸系统疾患而影响肺活量者，如哮喘、支气管肺炎、气胸等。②心功能不全：使肺部充血而致呼吸困难者，如心力衰竭。③各种中毒引起的呼吸困难者：使氧不能由毛细血管渗入组织而产生缺氧，如巴比妥类药物中毒、麻醉剂中毒或 CO 中毒等。④昏迷患者：如脑血管意外或颅脑损伤。⑤其他：如某些外科手术前后患者、大出血休克患者、分娩产程过长或胎心异常患者等。

（2）禁忌证。无绝对禁忌证。

（3）用氧安全。①严格遵守操作规程，做到防震、防火、防热、防油。②工作人员应熟悉灭火器的位置，掌握使用方法。③避免附近放置不稳定、易燃物品，如油、乙醇等。④确保电器处于正常工作状态，避免电器短路产生火花而引起火灾。

（山西医科大学第二医院急诊科　王朝霞）

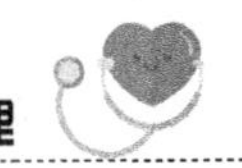

第十四节 面罩吸氧操作核查清单

床号________ 姓名________ 性别________ 年龄________ 实施者________ 日期__________

用物准备 一次性吸氧面罩及湿化装置、氧气流量表、用氧治疗单、快速手消毒剂

实施措施	核查项目			备注
目的	纠正各种原因造成的缺氧状态，提高动脉血氧分压	□是	□否	
	促进组织新陈代谢，维持机体生命活动	□是	□否	
评估	患者	□是，请选择： □病情 □年龄 □意识 □生命体征 □血氧饱和度 □动脉血气结果 □呼吸道状况	□ 否	
	操作部位	□是 □口鼻面部有无损伤	□否	
	配合程度	□是 □患者情绪反应 □心理需求 □对此项操作的接受度	□否	
	环境	□是 室温舒适、环境安静、远离火源	□否	
操作前准备	用物准备齐全	□是	□否	
	中心供氧良好	□是	□否	
操作过程	核对	□是，请选择： □患者 □治疗单	□否	
	体位	□是 □协助患者取舒适体位	□否	
	面部鼻部情况	□是 □检查面部有无损伤，清洁口腔及鼻孔	□否	
	安装	□是，请选择： □安装氧流量表，检查是否漏气 □连接一次性面罩及湿化装置 □遵医嘱调节氧流量为 5 ～ 10 L/min，检查氧气是否通畅	□否	
	吸氧	□是，请选择： □将氧气面罩置于患者口鼻部，固定好松紧带，使面罩松紧合适，避免漏气或过紧 □做好管路标识 □观察患者反应：在患者吸氧过程中密切观察氧气治疗效果（患者血氧、脉搏、血压、皮肤颜色、温度、精神状态、呼吸方式等有无改善），询问患者感受、发现异常及时报告医师处理，必要时通过测定动脉血气分析来判断疗效 □告知患者注意事项，进行健康指导	□否	

（续表）

实施措施	核查项目		备注
操作过程	停止吸氧	□是，请选择： □治疗结束，取下面罩 □关闭氧流量表 □擦净患者脸部 □根据病情取合适体位 □密切观察血氧饱和度及缺氧指征	□否	
	健康宣教	□是，请选择： □指导患者及探视者禁止吸烟 □不得随意改变氧流量 □避免使用易产生静电的材料，如毛毯、合成纤维等	□否	
操作后处理	用物处理	□是，弃去一次性管路	□否	
	洗手	□是	□否	
	记录	□是，请选择： □时间 □签全名 □若为危重患者，在危重护理单上按要求记录	□无	
	并发症	□有，请选择： □无效吸氧 □口鼻部皮肤损伤 □气道黏膜干燥 □氧中毒 □晶体后纤维组织增生 □二氧化碳潴留 □腹胀 □呃逆		

【清单精解】

1. 面罩氧气吸入术

常用的改善呼吸的技术之一。多用于呼吸困难严重的患者，通过给氧增加吸入空气中氧的浓度，以提高动脉血氧分压和动脉血氧饱和度，增加动脉血氧含量，从而预防和纠正各种原因所造成的组织缺氧。

2. 注意事项

（1）适应证。①肺活量减少：因呼吸系统疾患而影响肺活量者，如哮喘、支气管肺炎、气胸等。②心功能不全：使肺部充血而致呼吸困难者，如心力衰竭。③各种中毒引起的呼吸困难者：使氧不能由毛细血管渗入组织而产生缺氧，如巴比妥类药物中毒、麻醉剂中毒或 CO 中毒等。④昏迷患者：如脑血管意外或颅脑损伤。⑤其他：如某些外科手术前后患者、大出血休克患者、分娩产程过长或胎心异常患者等。

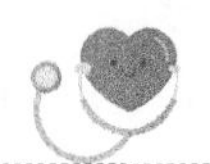

（2）禁忌证。无绝对禁忌证。

（3）用氧安全。①严格遵守操作规程，做到防震、防火、防热、防油。②工作人员应熟悉灭火器的位置，掌握使用方法。③避免附近放置不稳定、易燃物品，如油、乙醇等。④确保电器处于正常工作状态，避免电器短路产生火花而引起火灾。

（山西医科大学第二医院急诊科 王朝霞）

第十五节 储氧面罩吸氧操作核查清单

床号________ 姓名________ 性别________ 年龄________ 实施者________ 日期__________

用物准备 一次性储氧面罩及湿化装置、氧气流量表、用氧治疗单、手电筒、快速手消毒剂

实施措施	核查项目			备注
目的	纠正各种原因造成的缺氧状态，提高动脉血氧分压	□是	□否	
	促进组织新陈代谢，维持机体生命活动	□是	□否	
评估	患者	□是，请选择： □病情 □年龄 □意识 □生命体征 □血氧饱和度 □动脉血气分析结果 □呼吸道状况	□ 否	
	操作部位	□是 □口鼻面部有无损伤	□否	
	配合程度	□是，请选择： □患者情绪反应 □心理需求 □对此项操作的接受度	□否	
	环境	□是 室温、光线充足、远离火源	□否	
操作前准备	用物准备齐全	□是	□否	
	中心供氧良好	□是	□否	
操作过程	核对	□是，请选择： □患者 □治疗单	□否	
	体位	□是 □协助患者取舒适体位	□否	
	面部鼻部情况	□是 □检查面部有无损伤，清洁口腔及鼻孔	□否	
	安装	□是，请选择： □安装氧流量表，检查是否漏气 □连接面罩、储氧袋及湿化装置，检查氧气是否通畅，储氧袋是否漏气 □遵医嘱调节氧流量为 8 ～ 10 L/min	□否	

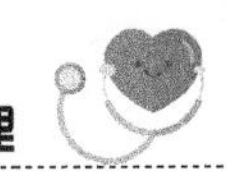

（续表）

实施措施	核查项目			备注
操作过程	吸氧	□是，请选择： □待储氧袋内氧气充满时，将氧气面罩置于患者口鼻部，固定松紧带，不宜过紧而压迫皮肤，或过松导致漏气 □做好管路标识 □观察患者反应：在患者吸氧过程中密切观察氧气治疗效果（患者血氧、脉搏、血压、皮肤颜色、温度、精神状态、呼吸方式等有无改善），询问患者感受、发现异常及时报告医师处理，必要时通过测定动脉血气分析来判断疗效 □告知患者注意事项，进行健康指导	□否	
	停止吸氧	□是，请选择： □治疗结束，取下面罩 □关闭氧流量表 □擦净患者脸部 □根据病情取合适体位 □密切观察血氧饱和度及缺氧指征	□否	
	健康宣教	□是，请选择： □指导患者及探视者禁止吸烟 □不得改变氧流量 □避免使用易产生静电的材料，如毛毯、合成纤维等	□否	
操作后处理	用物处理	□是，弃去一次性管路	□否	
	洗手	□是	□否	
	记录	□是，请选择： □时间 □签全名 □若为危重患者，在危重护理单上按要求记录	□无	
	并发症	□有，请选择： □无效吸氧 □面部皮肤损伤 □气道黏膜干燥 □氧中毒 □晶体后纤维组织增生 □二氧化碳潴留 □腹胀 □呃逆		

【清单精解】

1. 氧气吸入术

是常用的改善呼吸的技术之一。多用于呼吸困难严重的患者，通过给氧增加吸入空气中氧的浓度，以提高动脉血氧分压和动脉血氧饱和度，增加动脉血氧含量，从而预防和纠正各种原因所造成的组织缺氧。

2. 注意事项

（1）适应证。①肺活量减少：因呼吸系统疾患而影响肺活量者，如哮喘、支气管肺炎、气胸等。②心功能不全：使肺部充血而致呼吸困难者，如心力衰竭。③各种中毒引起的呼吸困难者：使氧不能由毛细血管渗入组织而产生缺氧，如巴比妥类药物中毒、麻醉剂中毒或CO中毒等。④昏迷患者：如脑血管意外或颅脑损伤。⑤其他：如某些外科手术前后患者、大出血休克患者、分娩产程过长或胎心异常患者等。

（2）禁忌证。无绝对禁忌证。

（3）用氧安全。①严格遵守操作规程，做到防震、防火、防热、防油。②工作人员应熟悉灭火器的位置，掌握使用方法。③避免附近放置不稳定、易燃物品，如油、乙醇等。④确保电器处于正常工作状态，避免电器短路产生火花而引起火灾。

（山西医科大学第二医院急诊科　王朝霞）

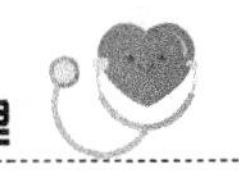

第十六节　文丘里面罩核查清单

床号 ______________　姓名 ______________　性别 ______________　年龄 ______________

实施者 ______________　日期 ______________　目前诊断 ______________________________

实施措施	核查项目			备注
适应证	低氧血症伴高碳酸血症患者	□是	□否	
	慢性阻塞性肺疾病患者	□是	□否	
	慢性肺源性心脏病患者	□是	□否	
物品准备	面罩	□是	□否	
	氧气引入管	□是	□否	
	文丘里装置	□是	□否	
	混合气体输送管（螺纹管）	□是	□否	
操作步骤	操作者洗手、戴口罩，将所用物品携至床边	□是	□否	
	核对患者，向患者解释操作目的，取得患者同意	□是	□否	
	协助患者取安全、舒适卧位	□是	□否	
	检查患者鼻腔是否通畅，用湿棉签清洗两侧鼻孔	□是	□否	
	安装氧气表，并检查是否漏气	□是	□否	
	接文丘里面罩，检查面罩各部分功能是否良好	□是	□否	
	遵医嘱调节氧流量	□是	□否	
	再次核对患者，将吸氧面罩与患者面部紧密贴合并妥善固定	□是	□否	
	缺氧改善情况	□是	□否	
	记录给氧时间、氧流量	□是	□否	
疗效观察	动脉血气分析结果	□是	□否	
	缺氧改善情况	□是	□否	

【清单精解】

吸入氧浓度与射流流速、混合气体流速对应表

吸入氧浓度（FiO_2，%）	射流流速（Jet O_2，L/min）	混合气体流速（L/min）
24	4	105
28	6	68
31	8	63
35	10	56
40	12	50
50	12	33

（山西医科大学第二医院急诊科　李伟亮）

第十七节 高流量氧疗核查清单

床号 ______ 姓名 ______ 性别 ______ 年龄 ______

实施者 ______ 日期 ______ 目前诊断 ______

实施措施	核查项目			备注
适应证	急性Ⅰ型呼吸衰竭患者	□是	□否	
	Ⅱ型呼吸衰竭患者（7.25 < pH < 7.35）	□是	□否	
	机械通气插管超过 24 小时且具有拔管后呼吸衰竭的高危因素患者	□是	□否	
	机械通气拔管后对无创正压通气不耐受患者	□是	□否	
	接受心脏或胸腔手术的高风险和（或）肥胖患者	□是	□否	
	拟行支气管镜检查的急诊患者	□是	□否	
	免疫抑制合并急性Ⅰ型呼吸衰竭患者初始氧疗	□是	□否	
	急性心力衰竭患者初始氧疗	□是	□否	
	轻度一氧化碳中毒患者初始氧疗	□是	□否	
	急诊舒缓治疗患者初始氧疗	□是	□否	
	其他			
操作前准备	签署知情同意书	□是	□否	
	鼻塞固定	□是	□否	
	确认患者是否可以闭口呼吸	□是	□否	
参数调节	对Ⅰ型呼吸衰竭的急诊患者，推荐 HFNC 气体流量初始设置为 40 ~ 60 L/min，初始 FiO_2 为 100%，初始温度设置为 37 ℃，并根据患者呼吸频率、SpO_2 及舒适度等进行动态调节	□是	□否	
	对Ⅱ型呼吸衰竭的急诊患者，推荐 HFNC 气体流量初始设置为 50 ~ 60 L/min，初始 FiO_2 以 SpO_2 为 88% ~ 92% 为目标设定，初始温度设置为 37 ℃，并根据患者呼吸频率、SpO_2、动脉血气分析结果及舒适度等进行动态调节。	□是	□否	
观察指标	1 ~ 2 小时呼吸频率 > 35 次 / 分，SpO_2 ≤ 88%，ROX 指数 < 2.85，胸腹部矛盾运动、持续使用辅助呼吸肌、Ⅰ型呼吸衰竭出现 pH < 7.35 和 $PaCO_2$ > 45 mmHg、Ⅱ型呼吸衰竭出现 pH < 7.25	□是	□否	
	6 小时 ROX 指数 < 3.47	□是	□否	
	12 小时 ROX 指数 < 3.85	□是	□否	
	48 小时呼吸情况仍无改善，仍存在任何一个上述失败预测指标，或 ROX 指数进行性下降，或血流动力学不稳定	□是	□否	
HFNC 撤离	Ⅰ型呼吸衰竭 FiO_2 降低到 0.4 以下	□是	□否	
	Ⅱ型呼吸衰竭 FiO_2 降低到 0.35 以下	□是	□否	
	逐步降低气体流量（每 1 ~ 2 小时降低 5 ~ 10 L/min），当气体流量降低到 15 L/min 时停用 HFNC，改为 COT。	□是	□否	

注：经鼻高流量氧疗（high-flow nasal cannula oxygen therapy，HFNC）、传统氧疗（conventional oxygen therapy，COT）、无创正压通气（non-invasive positive ventilation，NIPV）、有创机械通气（invasive mechanical ventilation，IMV）。

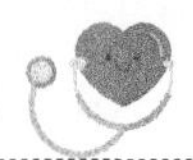

【清单精解】

1. 鼻塞型号：选择小于鼻孔内径 50% 的最大型号鼻塞。
2. 使用后处理：将 HFNC 撤离后应对 HFNC 装置进行终末消毒，独立型机器使用自带的消毒回路进行仪器内部消毒。HFNC 管路、鼻导管及湿化罐为一次性物品，按医疗垃圾管理。

（山西医科大学第二医院急诊科　李伟亮）

第十八节　无创正压通气核查清单

床号 ________ 姓名 ________ 性别 ________ 年龄 ________ 实施者 ________ 日期 __________

实施措施	核查项目			备注
适应证评估	是否清醒	□是	□否	
	是否能自主清除气道分泌物	□是	□否	
	呼吸急促	□是	□否	
	$PaO_2 < 60$ mmHg	□是	□否	
	$PaCO_2 > 45$ mmHg	□是	□否	
	患者类型	□慢性阻塞性肺疾病急性加重 □哮喘 □限制性胸部疾病加重 □间质性肺炎 □心源性肺水肿 □胸部损伤 □有创机械通气的序贯撤机 □围手术期间的应用 □免疫功能不全和免疫抑制的急性呼吸衰竭患者 □急性呼吸窘迫综合征和重症肺炎 □疾病终末期、拒绝插管 、恶性肿瘤及老年患者的应用 □肥胖低通气综合征	□否	
禁忌证	相对禁忌证	□有，请选择： □意识障碍 □无法自主清除气道分泌物 □严重上消化道出血 □血流动力学不稳定 □上气道梗阻 □未经引流的气胸或纵隔气肿 □无法佩戴面罩，如面部创伤或畸形 □患者不配合	□无	对相对禁忌证者需综合考虑患者情况、权衡利弊后再做决定
	绝对禁忌证	□有，请选择： □心搏骤停 □呼吸骤停或微弱	□否	此时需要立即心肺复苏、气管插管等生命支持
呼吸机性能核查	模式选择	□是，请选择： □ CPAP □ BiPAP □ AVAPS	□否	
	备用呼吸频率≥ 40 次 / 分	□是	□否	
	保证中等通气时的人机同步	□是	□否	
	通气管道断开（脱管）报警	□是	□否	
	压力支持> 30 cmH_2O	□是	□否	

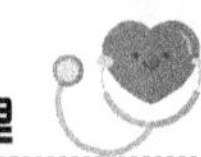

（续表）

实施措施	核查项目			备注
人机连接方式	选择适合的人机连接方式	□是，请选择： □鼻罩 □口鼻罩 □全面罩 □头罩	□否	选择适合的人机连接方式是 NIPPV 成功的重要因素之一，应根据患者的脸型和病情需要而定
患者教育	告知患者治疗的作用和目的	□是	□否	
	连接和拆除的方法	□是	□否	
	治疗过程中会出现的各种感觉	□是	□否	
	可能出现的问题和相应措施	□是	□否	
	指导规律、放松呼吸以便与呼吸机协调	□是	□否	
	鼓励主动排痰并指导排痰的方法	□是	□否	
体位	常用半卧位（30°～40°）	□是	□否	
参数设置	潮气量	□是 ____mL/kg	□否	
	备用呼吸频率	□是 ____ 次/分	□否	
	吸气时间	□是 ____ 秒	□否	
	吸气压力	□是 ____cmH_2O	□否	
	呼气末正压（PEEP）	□是 ____cmH_2O	□否	
	持续气道内正压（CPAP）	□是 _____cmH_2O	□否	
密切监测	临床表现	□是	□否	
	通气参数	□是	□否	
	生理学指标	□是	□否	
初始治疗评估	气促改善	□是	□否	
	辅助呼吸肌运动减轻	□是	□否	
	呼吸频率减慢	□是	□否	
	心率减慢	□是	□否	
	PaO_2 和氧合指数改善	□是	□否	
	$PaCO_2$ 下降，pH 改善	□是	□否	
最终治疗效果评估	气管插管率	□是	□否	
	病死率	□是	□否	

（续表）

实施措施	核查项目			备注
不良反应监测	漏气	□是	□否	面部压力性损伤、幽闭恐惧症
	胃胀气	□是	□否	
	口咽干燥	□是	□否	
	排痰障碍	□是	□否	
	误吸	□是	□否	
	压伤	□是	□否	
	恐惧	□是	□否	

【清单精解】

1. 无创机械通气（non-invasive ventilation，NIV）指不需要建立有创人工气道而进行的辅助机械通气，其中最常见的方式为经口鼻面罩的无创正压通气（noninvasive positive pressure ventilation，NIPPV），包括双相气道正压（bi-level positive airway pressure，biphasic positive airway pressure，BiPAP）和持续气道正压（continuous positive airway pressure，CPAP）等多种气道内正压通气模式。
2. 对于伴有意识障碍的慢性阻塞性肺疾病急性加重期患者，由于缺乏有效的气道自我保护机制，不宜常规应用 NIPPV。但如果临床确认意识障碍是由 CO_2 潴留引起，而 NIPPV 能够有效清除 CO_2，也可在严密监护下谨慎地使用 NIPPV。
3. 监测及报警：应具备较全面的报警功能，一旦出现压力、流量或容量的急剧变化，无创呼吸机可以根据分析结果进行报警，如脱管、大量泄漏等，提醒医护人员及时处理。目前新型呼吸机都能进行波形显示，为临床提供更多信息。
4. 关于通气参数的设定，需要按照患者实际情况决定。NIPPV 的吸气压力从低压开始，在 20 ～ 30 分钟逐渐增加压力，根据患者的感觉调至其能够耐受的最高压力。
5. 应用 NIPPV 期间，密切监测是判断疗效、发现不良反应和问题继而调节合理参数的重要措施，是提高患者耐受性和疗效的重要条件，也是避免因 NIPPV 治疗无效而延误气管插管的重要环节。监测内容可根据实施 NIPPV 的场所、导致呼吸衰竭的疾病、是否合并其他并发症等有所不同。常规监测包括临床表现、通气参数和生理学指标。
6. NIPPV 的缺点：①缺乏对气道的控制；②通气压力有限；③气道通路难以密闭（漏气、胃胀气）；④呼吸道湿化和引流不够充分，口咽干燥，排痰障碍；⑤缺乏完整的监测装置；⑥有误吸的风险；⑦呼吸面罩可导致面部压伤、恐惧（幽闭症）等。

（山西医科大学第二医院急诊科　任思佳）

第十九节　有创呼吸机压力测试核查清单

床号 ________ 姓名 ________ 性别 ________ 年龄 ________ 实施者 ________ 日期 ________

实施措施	核查项目			备注
操作前准备	确认没有将患者与呼吸机相连接	□是	□否	
	呼吸机正在使用交流电	□是	□否	
	电池电量指示灯为绿色	□是	□否	
	空气及氧气气源已连接到呼吸机上	□是	□否	
	模肺已消毒备好	□是	□否	
	呼吸机管道已连接	□是	□否	
	呼吸机准备自检	□是	□否	
操作过程	打开呼吸机电源开关	□是	□否	
	呼吸机自检确认	□是	□否	
	回路压力测试	□是	□否	
	流量传感器检查测试	□是	□否	
	安全阀测定	□是	□否	
	系统泄漏测试	□是	□否	
	呼出阀回送测试	□是	□否	
	呼出阀压力精确性测试	□是	□否	
	呼出阀测试	□是	□否	
	通过	□是	□否	
	报警	□是	□否	
	失败	□是	□否	
操作后处理	通过后，设置呼吸机模式	□是	□否	
	设置呼吸机参数	□是	□否	
	设置报警参数	□是	□否	
	连接患者	□是	□否	
	完成操作记录	□是	□否	

【清单精解】

1. 连接模拟肺进行测试，设置参数时也应连接模拟肺。
2. 压力测试不能通过，可予关机后重新开始自检，若仍未通过，则观察哪一项自检程序未通过，并寻找原因。

（山西医科大学第二医院急诊科　尚开健）

第二十节　自主呼吸试验核查清单

床号________ 姓名________ 性别________ 年龄________ 实施者________ 日期__________

	核查项目				备注
SBT 前需要达到的标准	临床表现	适当的咳嗽能力	□是	□否	
		没有过多的气道分泌物	□是	□否	
		导致患者气管插管的急性期病情已经缓解或明显改善	□是	□否	
		HR < 140 次/分，收缩压 90 ～ 160 mmHg，已停用或仅少量应用血管活性药物	□是	□否	
	客观测定	FiO_2 ≤ 0.4、SaO_2 > 90% 或 PaO_2/FIO_2 ≥ 150 mmHg，PEEP ≤ 8 cmH_2O	□是	□否	
		RR < 35 次/分，MIP 在 –20 ～ –25 cmH_2O 及以下，V_T > 5 mL/kg，VC > 10 mL/kg，f/V_T ≤ 105 次/(min·L)，没有明显呼吸性酸中毒和酸血症	□是	□否	
		在未用或应用镇静剂情况下，有适当的意识水平或神经系统功能稳定	□是	□否	
SBT 实施方式	T 管试验法	吸氧浓度不变（FiO_2 ≤ 0.4）	□是	□否	
		将气管插管或气管切开气囊气体抽出	□是	□否	
		T 管与气管插管或气管切开的导管直接相连	□是	□否	
		加温加湿装置加温加湿吸入气体	□是	□否	
	低水平 CPAP	吸氧浓度不变（FiO_2 ≤ 0.4）	□是	□否	
		通气模式改为 CPAP	□是	□否	
		压力调整为 5 cmH_2O	□是	□否	
	低水平 PSV	吸氧浓度不变（FiO_2 ≤ 0.4）	□是	□否	
		通气模式改为 PSV	□是	□否	
		压力调整为 5 ～ 7 cmH_2O	□是	□否	
短时间 SBT（1 ～ 5 分钟）	VT > 5 mL/kg		□是	□否	
	RR < 35 次/分		□是	□否	

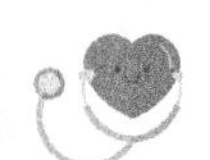

（续表）

	核查项目				备注
SBT 期间监测指标	客观 指标	SaO_2 ⩾ 90% 或 PaO_2 ⩾ 60 mmHg（FiO_2 在 0.40 ～ 0.50 及以下），或 PaO_2/FiO_2 > 150 mmHg	□是，请选择： □ 3 min □ 15 min □ 30 min □ 60 min	□否，请选择： □ 3 min □ 15 min □ 30 min □ 60 min	
		$PaCO_2$ 升高＜ 10 mmHg 或 pH 降低⩽ 0.10	□是，请选择： □ 3 min □ 15 min □ 30 min □ 60 min	□否，请选择： □ 3 min □ 15 min □ 30 min □ 60 min	
		RR ⩽ 35 次 / 分	□是，请选择： □ 3 min □ 15 min □ 30 min □ 60 min	□否，请选择： □ 3 min □ 15 min □ 30 min □ 60 min	
		HR ⩽ 140 次 / 分或较基础值增加⩽ 20%	□是，请选择： □ 3 min □ 15 min □ 30 min □ 60 min	□否，请选择： □ 3 min □ 15 min □ 30 min □ 60 min	
		90 mmHg ⩽收缩压⩽ 160 mmHg 或较基础血压的改变＜ 20%	□是，请选择： □ 3 min □ 15 min □ 30 min □ 60 min	□否，请选择： □ 3 min □ 15 min □ 30 min □ 60 min	
	主观 标准	是否出现呼吸窘迫的体征，如激动不安、烦躁、大汗、焦虑或精神抑制	□是，请选择： □ 3 min □ 15 min □ 30 min □ 60 min	□否，请选择： □ 3 min □ 15 min □ 30 min □ 60 min	
		是否出现呼吸功能增加的体征，如胸腹矛盾运动、辅助呼吸肌过度活动	□是，请选择： □ 3 min □ 15 min □ 30 min □ 60 min	□否，请选择： □ 3 min □ 15 min □ 30 min □ 60 min	
SBT 是否成功		是否拔管	□是	□否	
		拔管后是否应用 NPPV	□是	□否	
		拔管后 48 小时是否重新插管	□是	□否	

注：SBT 为自主呼吸实验；NPPV 为无创正压通气；FiO_2 为吸氧浓度；SaO_2 为氧饱和；CPAP 为持续正压通气；PSV 为压力支持通气。

【清单精解】

1. 自主呼吸试验（spontaneous breathing trial，SBT）

自主呼吸试验是指在人工气道机械通气撤离前，让患者通过T管自主呼吸或在低压力支持水平下呼吸，通过短时间（一般为30 ~ 120分钟）的密切观察，判断其自主呼吸能力的恢复程度，以帮助医务人员决定是否撤机的一种技术。

2. 注意事项

（1）在行SBT前，一般先进行短时间（1 ~ 5分钟）SBT，试验方法与SBT相同，患者如果持续满足Vt > 5 mL/kg、RR < 35次/分，即可进行正式SBT。

（2）若SBT失败，应立即终止试验，给予充分稳定的呼吸支持，保证呼吸肌充分休息并积极寻找失败原因，一旦原因被解除或明显改善并能通过短时间自主呼吸试验，则可继续进行SBT。

（3）SBT只需每日进行1次，每日多次行SBT容易导致呼吸肌疲劳和患者的依从性下降，增加医护人员的工作量，对缩短机械通气时间和提高撤机成功率并无优势。

（山西医科大学第二医院急诊科　陈凯林）

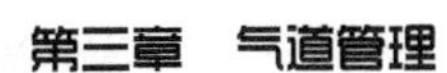
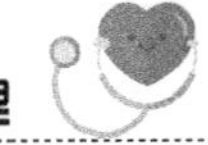

第二十一节　床旁纤维支气管镜核查清单

床号 ____________　姓名 ____________　性别 ____________　年龄 ____________

实施者 ____________　日期 ____________　目前诊断 ____________________

实施措施	核查项目			备注
适应证	明确诊断			
	不明原因的咯血	□是	□否	
	不明原因的咳嗽	□是	□否	
	不明原因的局限性哮鸣音	□是	□否	
	不明原因的声音嘶哑	□是	□否	
	痰中发现可疑癌细胞	□是	□否	
	通过胸部平片和CT检查诊断为肺癌，行术前检查	□是	□否	
	胸部外伤，怀疑气管、支气管裂伤或断裂	□是	□否	
	胸肺或支气管感染性疾病病因学诊断	□是	□否	
	怀疑食管气管瘘	□是	□否	
	机械通气时的气道管理	□是	□否	
	辅助治疗			
	取出气道异物	□是	□否	
	经支气管镜行局部止血	□是	□否	
	清除气管内异常分泌物	□是	□否	
	经支气管镜行肺泡灌洗术	□是	□否	
	对肺癌患者做局部放疗和局部注射化疗药物	□是	□否	
	引导气管插管、气道内支架植入术	□是	□否	
	其他原因	□是，请填写：__________	□否	
术前评估	常规检验			
	血常规	□是	□否	
	凝血系列	□是	□否	
	血型	□是	□否	
	肝肾功能	□是	□否	
	术前免疫	□是	□否	
	心肺四项	□是	□否	
	常规检验	□是	□否	
	血气分析	□是	□否	
	辅助检查	□是	□否	
	心脏超声	□是	□否	
	腹部超声	□是	□否	
	胸部 DR	□是	□否	

（续表）

实施措施	核查项目			备注
术前评估	胸部超声	□是	□否	
	胸部 CT	□是	□否	
	心电图	□是	□否	
	心电监护	□是，请填写： HR____次 / 分 BP____mmHg R____次 / 分 SpO_2 ____%	□否	
物品准备	纤维支气管镜	□是	□否	
	短清洁毛刷各 1 个	□是	□否	
	一次性换药碗 1 个	□是	□否	
	治疗盘 1 个	□是	□否	
	10 mL 注射器 2 个	□是	□否	
	5 mL 注射器 1 个	□是	□否	
	无菌纱布 2 包	□是	□否	
	延长管 1 根	□是	□否	
	牙垫 1 个	□是	□否	
	一次性痰液收集器	□是	□否	
	无菌拆线剪 1 把	□是	□否	
	治疗车 1 辆	□是	□否	
	抢救车	□是	□否	
	负压吸引通畅，压力为 –150 ～ –300 mmHg	□是	□否	
	500 mL 灭菌水 1 瓶	□是	□否	
	500 mL 酒精 1 瓶	□是	□否	
	2% 利多卡因 1 支	□是	□否	
物品准备	肾上腺素 1 支	□是	□否	
	凝血酶 1 支	□是	□否	
	丁卡因胶浆 1 支	□是	□否	
	丙泊酚 1 支	□是	□否	
	咪达唑仑 1 支	□是	□否	
操作过程	是否签署知情同意书？	□是	□否	
	合适氧供	□是	□否	
	合适体位	□是	□否	
	经鼻途径	□是	□否	
	经气管插管途径	□是	□否	
	经气管切开途径	□是	□否	

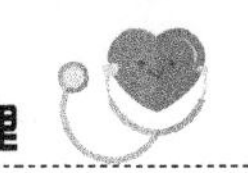

（续表）

实施措施	核查项目			备注
操作过程	抽吸痰液	□是	□否	
	反复冲洗	□是	□否	
	止血	□是	□否	
	吸取异物	□是	□否	
	注入抗生素	□是	□否	
	标本送检	□是	□否	
并发症	出血	□是	□否	
	气道损伤、痉挛	□是	□否	
	感染	□是	□否	
	休克	□是	□否	
	氧合难以维持	□是	□否	
操作结束	密切监测生命体征	□是	□否	
	术后患者氧合是否正常?	□是	□否	
	是否清理用物及器械?	□是	□否	
	是否及时清洗纤维支气管镜?	□是	□否	
	记录操作过程及检查结果	□是	□否	

【清单精解】

1. 操作注意事项

（1）检查前4小时禁食、2小时禁水，消除清醒患者紧张情绪，取得患者配合，若无禁忌，将患者置于平卧位，充分清除其口、鼻腔及气囊上滞留物；。

（2）检查前15分钟调节FiO_2至1.0，若SpO_2仍低于90%，则应暂缓检查。

（3）经气管插管患者，应用材质较硬的牙垫并置于上下门牙之间，保留导管外露长度为6 cm。

（4）检查常用的体位：仰卧位（常用）、坐位、半卧位 、侧卧位。

2. 术后注意事项

（1）术后2小时进饮食，若无禁忌，床头抬高30° 。

（2）标本送检类型：痰液、下呼吸道分泌物、肺泡灌洗液、肺活检。

（3）标本送检项目：涂片＋药敏、培养＋药敏、二代测序、病理。

（山西医科大学第二医院急诊科　李伟亮）

第二十二节　呼气末二氧化碳（$ETCO_2$）核查清单

床号________　姓名________　性别________　年龄________　实施者________　日期__________

实施措施	核查项目			备注
气道定位	人工气道定位（是否在气管内）	□是（连续 4 ～ 6 个以上稳定波形）	□否	该方法不能判断气管插管深度
	鼻胃管定位（是否误入气道）	□是（连续 4 ～ 6 个以上稳定波形）	□否	
	人工气道患者转运监测（是否异位脱出）	□是	□否（连续 4 ～ 6 个以上稳定波形）	
呼吸监测	治疗性低通气监测	是否发现二氧化碳潴留		
		□是	□否	
	高危低通气患者通气监测（深度镇静或麻醉患者）	是否存在呼吸抑制		
		□是	□否	
	气道梗阻判断	□是	□否	
	优化通气条件	是否存在通气过度		
		□是	□否	
		是否存在通气不足		
		□是	□否	
循环监测	判断自主循环恢复	$ETCO_2$ 数值突然上升 10 mmHg 以上		对于非插管患者，不推荐使用 $ETCO_2$ 数值判断预后。
		□是	□否	
	判断复苏预后	插管即刻与插管后 20 分钟监测 $ETCO_2$ 数值均小于 10 mmHg		
		□是，提示预后不良	□否	
	判断容量反应性	$ETCO_2$ 监测联合直腿抬高试验判断容量反应性，$ETCO_2$ 浓度上升＞ 5%		
		□是	□否	
		$ETCO_2$ 监测联合快速补液试验，需输注 500 mL 液体，$ETCO_2$ 浓度上升＞ 5.8%		
		□是	□否	
辅助诊断	肺栓塞筛查	$ETCO_2$ ↓而血中二氧化碳分压数值↑		
		□是，提示肺栓塞	□否	
	代谢性酸中毒（$ETCO_2$ 下降）	□是	□否	
注意事项	是否存在吸入气体对数值的影响	□是，请选择： □吸入高浓度一氧化氮 □监测管路中存在不能监测的气体，比如氦气	□否	
	呼吸因素对数值的影响（使用旁流型 $ETCO_2$ 监测时）	□是，请选择： □呼吸频率过快 □高气道阻力 □吸呼比极度异常	□否	
	管路滤器的影响（是否呼吸管路中在患者与监测装置之间安装了滤器）	□是	□否	
	气道分泌物的影响	□有，请选择： □气道分泌物 □过度湿化	□无	
	感染因素（是否存在检测仪污染）	□是	□否	

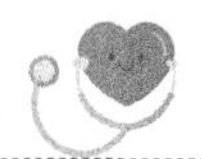

【清单精解】

1. 呼气末二氧化碳（end tidal carbon dioxide，$ETCO_2$）监测装置在 20 世纪 50 年代开始应用于临床，最初主要是麻醉科医师用来确定气管插管部位及术中通气情况。20 世纪 90 年代起，$ETCO_2$ 开始在重症患者中被使用并迅速普及。随着技术的进步、$ETCO_2$ 监测技术越来越简化。监测设备的小型化和便携化促进了 $ETCO_2$ 应用领域的扩展。目前除了原先的通气监测和人工气道定位，$ETCO_2$ 在心肺复苏监测的地位也得到广泛认可。
2. 气道定位：完成气管插管以后，使用连续监测的 $ETCO_2$ 监测仪是判断管路位置的优选方法，优于胸部听诊、X 线摄片。通常观察到连续 4 ～ 6 个以上的稳定波形即可判断气管插管在气道内。但注意该方法不能判断气管插管的深度。对于心肺复苏患者，出现连续稳定的 $ETCO_2$ 波形可确定气管插管在气道内，没有出现波形则不能确定气管插管是在气道内还是在食道内，需要采用其他方法确定管路位置。$ETCO_2$ 监测仪可协助鼻胃管的定位，判断是否误入气道。转运气管插管患者时连续监测 $ETCO_2$，可及时发现气管插管脱出异位，减少转运的风险。
3. 评价通气功能：对治疗性低通气患者，如急性呼吸窘迫综合征患者进行保护性肺通气策略治疗时，小潮气量（6 mL/kg 甚至更低）机械通气增加了 CO_2 潴留的风险。实时监测 $ETCO_2$，可以及时发现 CO_2 潴留，并减少动脉血气检查频次。对存在低通气风险的患者，例如镇痛镇静、门急诊手术的患者，使用 $ETCO_2$ 监测仪发现的通气异常早于氧饱和度下降和可观察到的低通气状态。$ETCO_2$ 监测被认为是最优术后呼吸抑制监测项目。对需要简易呼吸器和呼吸机辅助通气的患者，持续监测 $ETCO_2$ 可及时发现通气过度或通气不足，指导优化通气条件，如通气频率和呼吸机触发条件等。对治疗性高浓度 CO_2 通气患者可以精确调整吸入 CO_2 浓度。
4. 循环功能评价：在心肺复苏的高级生命支持阶段，$ETCO_2$ 数值突然上升 10 mmHg 以上预示自主循环恢复。2015 年 AHA 心肺复苏指南中指出，对于已经行气管插管的心肺复苏患者，经高质量心肺复苏，插管即刻与插管后 20 分钟监测 $ETCO_2$ 数值均小于 10 mmHg，预示患者预后不良。对于非插管患者，不推荐使用 $ETCO_2$ 数值判断预后。容量反应性是急危重症患者病情评估的重要参数。$ETCO_2$ 监测联合直腿抬高试验判断容量反应性，$ETCO_2$ 浓度上升 > 5% 可认为有容量反应性；$ETCO_2$ 监测联合快速补液试验，需输注 500 mL 液体，$ETCO_2$ 浓度上升 > 5.8% 提示有容量反应性。

5. 辅助诊断：$ETCO_2$ 监测筛查肺栓塞主要有以下两种方法。
   （1）比较 $ETCO_2$ 数值与动脉血二氧化碳分压数值，若 $ETCO_2$ 下降而血中二氧化碳分压数值升高，则提示肺栓塞可能。
   （2）使用容量—$ETCO_2$，计算无效腔通气比例，比例上升可考虑肺栓塞可能。判断时需结合 D- 二聚体等其他指标或 WELLS 评分表评估肺栓塞病情。
6. 代谢性酸中毒：代谢性酸中毒患者可出现代偿性呼吸深大，导致 $ETCO_2$ 下降。临床通过监测 $ETCO_2$ 数值可间接判断酸中毒程度，减少了动脉血气检查的频率。目前报道针对糖尿病酮症酸中毒患者进行 $ETCO_2$ 监测可以减少动脉血气的监测。

（山西医科大学第二医院急诊科　任思佳）

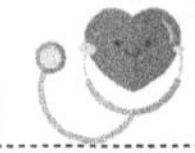

第二十三节　气管切开核查清单

床号 ________ 姓名 ________ 性别 ________ 年龄 ________ 实施者 ________ 日期 ________

实施措施	核查项目			备注
手术指征	喉阻塞	□是，请选择： □喉部炎症　□肿瘤 □外伤　　　□异物 □其他：_______	□否	
	下呼吸道分泌物潴留	□是，请选择： □颅脑外伤　□胸腹外伤 □其他：_______	□否	
	预防性气管切开	□是，请选择： □咽部肿瘤　□脓肿 □口咽部手术 □其他：_______	□否	
	需长时间呼吸机辅助呼吸	□是	□否	
签署同意书	是否签署气管切开同意书	□是	□否	患者及家属拒绝
镇静镇痛	制定方案了吗?	□是	□否	
	应用镇静药物	□是，请选择： □咪达唑仑 □右美托咪定 □异丙酚 □研究药物 □其他：_______	□否	
	上午镇静被中断吗?	□是	□否	
	制定镇痛方案了吗?	□是，请选择： □芬太尼 □舒芬太尼 □其他：_______	□否	
麻醉方法	制定方案了吗?	□是，请选择： □局部麻醉 □全身麻醉 □其他：_______	□否	
气管插管	术前气管插管了吗？	□是	□否	

（续表）

实施措施	核查项目			备注
手术步骤	摆放体位	□是，请选择： □仰卧位 □其他：__________	□否	
	麻醉方式	□是，请选择： □利多卡因 □其他：________	□否	
	切口	□是，请选择： □直切口 □横切口	□否	
	分离气管前组织	□是	□否	
	切开气管	□是	□否	
	插入气管套管	□是，请填写： □深度：_________cm	□否	
	固定缝合	□是	□无	
并发症	术后出血	□是	□否	
	气胸及纵隔气肿	□是	□否	
	皮下气肿	□是	□否	
	拔管困难	□是	□否	
	切口感染	□是	□否	
	套管脱出	□是	□否	
	呼吸骤停	□是	□否	
	气管食管瘘	□是	□否	
	喉气管狭窄	□是	□否	
	拔管困难	□是	□否	
	少见并发症	□是，请填写： __________	□否	
注意事项	保持切口在正中位	□是	□否	
	切开气管时吸尽气管内分泌物	□是	□否	
	每日清洁和消毒内管 1 次， 更换内管并吸痰	□是	□否	
	给气管导管气囊定时放气	□是	□否	
	无菌操作	□是	□否	

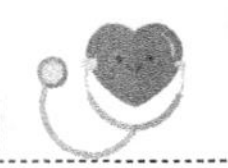

（续表）

实施措施	核查项目			备注
术后护理	随时调节套管系带的松紧	□是	□否	
	密切观察呼吸状况，保持气流畅通	□是	□否	
	定时气管内滴药或雾化	□是	□否	
	生理盐水单层纱布加湿套管口	□是	□否	
	术后每隔 12 ～ 24 小时将气管导管内管取出清洗	□是	□否	
	气管套管内有声响或不畅须随时吸出或及时更换气管套管	□是	□否	
	注意防止套管脱出	□是	□否	

【清单精解】

1. 气管切开手术指征

对在 ICU 长期经口机械通气的患者需行气管切开，一是增加患者舒适度，利于口腔及气道护理；二是避免长期插管可能引起喉、气道狭窄；三是减少镇静药物的使用。气管切开前氧合指数＜ 200 mmHg、APACHE- Ⅱ评分＞ 20 分、血乳酸＞ 5 mmol/L、6 小时血乳酸清除率＜ 10% 的危重患者，在气管切开术后均在很短时间内死亡，切开的意义不大，气管切开术无法逆转这些危重患者的多脏器功能衰竭、组织灌注差、组织利用氧能力差的情况。

2. 气管护理

（1）加强气道湿化：气道湿化是预防肺部感染、呼吸道水分丢失较可靠的措施，同时可防止痰痂堵管，保证气道通畅作用。

（2）加强吸痰处理：注意吸痰时机，吸痰前用生理盐水试吸并冲洗吸痰管，中断负压，自气管切开处的内套管中插入，通常插入 10 ～ 12 cm，然后边退边吸，旋转退出，每次吸痰时间不超过 15 秒。吸痰前后各给予患者 3 分钟纯氧，保证吸痰时的供氧。吸痰动作要轻柔，不可反复上下提插。上呼吸道痰多时，可经口、鼻腔吸痰。

（3）气管套管的护理：气管切口一般于手术后 7 ～ 10 天形成窦道，此后每 2 ～ 4 周可更换、消毒 1 次气管套管。

（4）脱管的预防：气管切开早期应加强观察，气管切开后缚带一定要结死扣，松紧度以通过一指为宜，并且随着颈部变化情况及时调整缚带的松紧度。

3. 并发症

（1）呼吸、心搏骤停常发生在手术过程中，多由缺氧所致，在气管插管下行气管切开可减少发生。

（2）出血与术后早期出血与术中止血不彻底有关。对少量出血，用纱布在套管周围堵塞止血；出血量大时，需要重新打开伤口，结扎出血的血管。

（3）气胸和纵隔气肿由手术中暴露气管时过于向下分离所致。幼儿右侧胸膜顶较左侧高，损伤机会也较多，术中应加以注意。

（4）皮下气肿与气管切口过长或皮肤切口缝合过紧有关。一般能自行吸收。

（5）气管套管脱出气管或脱位后插入前纵隔，均可导致患者窒息死亡。因此要迅速做出判断，重新插管。

（6）腹胀多见于婴幼儿，气管套管大小及位置不合适的刺激导致反射性吞咽，从而引起腹胀。更换套管、胃肠减压后可以解除。

（7）气管食道瘘和喉返神经损伤：在气管插管下切开气管和保持中线分离可以避免这些并发症。气管食道瘘发生较晚，多由套管或气囊压迫坏死所致，往往因吸入性肺炎而致命；而喉返神经损伤，若属牵拉压迫则一般可以恢复。

（8）迟发性出血发生在气管切开后带管时间较长或长时间应用气囊套管的患者，由套管远端及套囊压迫大血管引起坏死糜烂所致。一般处置方法：保持呼吸道通畅，迅速止血，怀疑无名动脉出血，可迅速用手指探入切口内，将无名动脉向前压向胸骨柄后面，试行止血；迅速行气管内插管，将套囊放在出血部位下方，给套囊充气，避免肺被血液淹没，显露无名动脉，修补或结扎该动脉。

（9）拔管困难：一般影响拔管的因素有原发病持续存在、喉气管狭窄、气管黏膜水肿、气管软化症、气管前臂塌陷、长期带管使喉发育障碍。

（山西医科大学第二医院急诊科　窦伟）

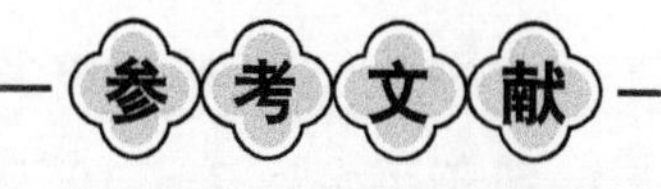

1. 张波，桂莉 . 急危重症护理学 . 4 版 . 北京：人民卫生出版社，2017.

2. 李小寒，尚少梅 . 基础护理学 . 北京：人民卫生出版社，2017.

3. 郭锦丽，王香莉 . 专科护理操作流程及考核标准 . 北京：科学技术文献出版社，2017.

4. 张素，乔红梅，王雯 . 呼吸科护士规范化操作指南 . 北京：中国医药科技出版社，2017.

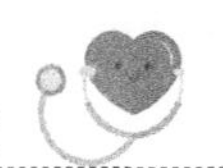

5. 葛慧青，代冰．高流量氧疗实用手册．沈阳：辽宁科学技术出版社，2018.
6. 谈定玉，吕菁君，罗杰英，等．急诊成人经鼻高流量氧疗临床应用专家共识．中国急救医学，2021，41（9）：739-749.
7. 张新超，钱传云，张劲农，等．无创正压通气急诊临床实践专家共识（2018）．临床急诊杂志，2019.
8. 何小军，王勇，郭伟．日本呼吸病学协会无创正压通气指南（第二次修订版）．中华急诊医学杂志，2017，26（7）：735-738.
9. 黄祺祥．德尔格 Evita 4 edition 呼吸机的常见故障维修与日常保养．医疗装备，2020，33（9）：139-140.
10. 杨涛．美国 PB840 呼吸机的自检流程．医疗设备信息，2006，21（10）：79-81，83.
11. 朱蕾．机械通气．4 版．上海：上海科学技术出版社，2019：335-338.
12. 支气管镜在急危重症临床应用的专家共识．中华急诊医学杂志，2016，25（5）：568-572.
13. 北京协和医院．重症医学科诊疗常规．北京：人民卫生出版社，2012.
14. 中日友好医院重症医学科．ICU 工作手册．2 版．北京：中日友好医院，2015.
15. 急诊呼气末二氧化碳监测专家共识组．急诊呼气末二氧化碳监测专家共识．中华急诊医学杂志，2017，26（5）：507-511.
16. 朱丽．气管切开术．中国卫生产业，2011，8（33）：126.
17. 毛永军．危重病人气管切开术若干问题探讨．浙江大学，2011.
18. 王萍．气管切开病人的护理进展．中华护理杂志，2006（6）：556-558.

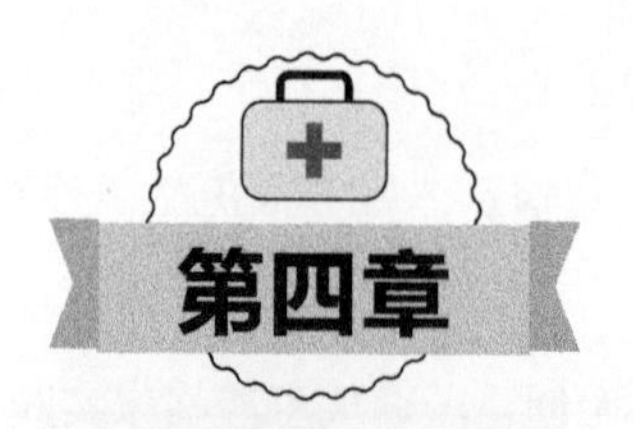

第四章

血流动力学

第二十四节　临时起搏器核查清单

床号 ________ 姓名 ________ 性别 ________ 年龄 ________ 日期 ________ 实施者 ________

实施措施	核查项目			备注
适应证	有症状的窦性心动过缓（窦性心动过缓伴低血压，二度Ⅰ型房室传导阻滞伴低血压，对阿托品无反应）	□是	□否	
	心脏停搏	□是	□否	
	房性或室性心律失常	□是	□否	
	病态窦房结综合征	□是	□否	
	心动过缓所致充血性心力衰竭	□是	□否	
	急性心肌梗死并发心脏传导阻滞	□是	□否	
	非急性心肌梗死相关的心动过缓、二度房室传导阻滞或三度房室传导阻滞伴血流动力学改变或休息时晕厥	□是	□否	
	高频短阵促发起搏治疗阵发性室上速	□是	□否	
禁忌证	出血性疾病	□是	□否	
	严重血小板减少	□是	□否	
	局部有感染	□是	□否	
	不能配合	□是	□否	
术前准备	签署知情同意书	□是	□否	
	查对姓名，解释操作目的、注意事项	□是	□否	
	超声定位	□是	□否	
	利多卡因	□是	□否	
	无菌敷料包（手套、纱布、手术衣、大单）	□是	□否	
	静脉鞘管	□是	□否	
	起搏电极	□是，请选择： □漂浮电极 □非漂浮电极	□否	
	临时起搏器（含延长线）	□是	□否	
	心电图	□是	□否	
	除颤器	□是	□否	
	心电监护仪	□是	□否	
	抢救车	□是	□否	

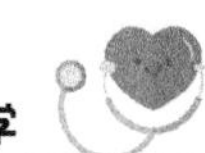

（续表）

实施措施	核查项目				备注
操作过程	最大无菌操作屏障		□是	□否	
	穿刺位置		□是，请选择： □颈内静脉 （□右侧 □左侧） □股静脉 （□右侧 □左侧） □锁骨下静脉 （□右侧 □左侧）	□否	
	严密心电、血压监护		□是	□否	
	消毒、铺洞巾		□是	□否	
	穿刺静脉，确认回血通畅 导引钢丝送入血管腔内，撤除穿刺针		□是	□否	
	经导引钢丝送入扩张管和静脉鞘管，退出扩张管和导引钢丝		□是	□否	
	起搏电极导管经鞘管推送，进入 15 ～ 20 cm 或右心房		□是	□否	
	漂浮电极	气囊充气 1.0 ～ 1.5 mL，电极导管可顺血流导向通过三尖瓣进入右心室	□是	□否	
	非漂浮电极	电极导管通过三尖瓣进入右心室	□是	□否	
心腔内心电图指导电极导管定位	导管到达右房时呈巨大 P 波		□是	□否	
	导管到达右室呈巨大 QRS 波		□是	□否	
	导管接触到心内膜时显示 ST 段呈弓背向上抬高 1.5 ～ 3.0 mV		□是	□否	
	右心室心尖部起搏	类左束支传导阻滞及左前分支阻滞的 QRS-T 波群，心电轴显著左偏 –30° ～ –90°，V5、V6 的 QRS 形态可表现为以 S 波为主的宽阔波	□是	□否	
	右心室流出道起搏	类左束支传导阻滞型，Ⅱ、Ⅲ、aVF 导联的主波向上，心电轴正常或右偏	□是	□否	
起搏器参数设置	起搏频率		□是	□否	
	起搏输出电压是起搏阈值的 2 ～ 3 倍		□是	□否	
	感知灵敏度设在感知阈值的 1/3 ～ 1/2		□是	□否	
操作结束	无菌纱布覆盖、固定		□是	□否	
	清理用物		□是	□否	
	术后监护		□是	□否	
	脉搏、血压监测		□是	□否	
	穿刺部位渗血		□是	□否	
	书写穿刺病程		□是	□否	

【清单精解】

1. 漂浮电极与非漂浮电极：普通电极的植入需要将患者转至导管室并在X线透视下操作，这可能延误抢救，且转运途中存在一定风险。而漂浮电极可以在床边操作，在抢救的及时性上具有优势。
2. 穿刺点选择：可采用锁骨下静脉和颈内静脉入路，但穿刺风险均较高，可能出现血气胸等严重并发症，尤其对于部分体型肥胖的患者，穿刺难度更大，而股静脉相对表浅且粗大，周围无重要脏器，相较于锁骨下静脉和颈内静脉其穿刺风险低、成功率高。

（山西医科大学第二医院急诊科　窦伟）

第二十五节 EICU 有创血压监测清单

床号 ________ 姓名 _______ 性别 ______ 年龄 ________ 实施者 ________ 实施日期 ______

实施项目	检查项目				备注
适应证	体外循环直视手术		□是	□否	
	低温治疗或需控制性降压的手术		□是	□否	
	因严重低血压、休克而需反复测量血压的患者		□是	□否	
	需反复采取动脉血标本做血气分析的患者		□是	□否	
	需要应用血管活性药物的患者		□是	□否	
	心肺复苏术后的患者		□是	□否	
禁忌证	穿刺部位及其附近存在感染		□是	□否	
	凝血功能障碍		□是	□否	
	患血管疾病		□是	□否	
	Allen 试验阳性		□是	□否	
用物准备	动脉套管针		□是	□否	
	动脉测压装置		□是	□否	
	常规无菌消毒盘		□是	□否	
	无菌手套、5 mL 注射器、10 mL 注射器（×2）		□是	□否	
	利多卡因、肝素、生理盐水		□是	□否	
操作步骤	签署知情同意书		□是	□否	
	核实患者信息（姓名、年龄、性别、住院号）		□是	□否	
	备皮、消毒		□是	□否	
	穿刺部位	桡动脉	□是，请评估 Allen 试验	□否	
		肱动脉	□是	□否	
		股动脉	□是	□否	
		足背动脉	□是	□否	
		腋动脉	□是	□否	
	连接压力套装		□是	□否	
	传感器校零		□是	□否	
	固定、调节、测量、记录		□是	□否	

（续表）

实施项目	检查项目				备注
观察有创血压波形	左室收缩期	收缩压上升值	□是	□否	
		收缩峰值压	□是	□否	
		射血分数	□是	□否	
	收缩压下降支		□是	□否	
	重搏波切迹：收缩末期主动脉瓣关闭		□是	□否	
	舒张期排空、舒张末压		□是	□否	
并发症	出血、局部血肿		□是	□否	
	导管滑脱		□是	□否	
	局部感染		□是	□否	
	局部堵塞		□是	□否	
	动脉栓塞、肢体坏死		□是	□否	

【清单精解】

1. 有创血压（invasive blood pressure，IBP）临床意义

①及时准确地反映患者动脉血压的动态变化，协助病情分析。②间接用于判断血容量、心肌收缩力、周围血管阻力及心脏压塞等情况。③应用于心脏病患者手术后及其他重症患者，及时反映病情的发展状况，指导血管活性药物的使用与调节。

2. Allen 试验

检查手部的血液供应，桡动脉与尺动脉之间的吻合情况。首先，术者用双手同时按压桡动脉和尺动脉，然后嘱患者反复用力握拳和张开手指 5 ～ 7 次至手掌变白。松开对尺动脉的压迫，继续保持压迫桡动脉，观察手掌颜色变化。若手掌颜色在 15 秒之内迅速变红或恢复正常，即 Allen 试验阴性，表明尺动脉和桡动脉间存在良好的侧支循环；相反，若 15 秒手掌颜色仍为苍白，即 Allen 试验阳性，这表明手掌侧支循环不良。禁做介入、动静脉内瘘等手术。

3. 操作步骤

（1）穿刺置管：术者左手中指摸及桡动脉搏动，示指在其远端轻轻牵拉，穿刺点在搏动最明显的远端约 0.5 cm 处。套管针与皮肤呈 30° 穿刺，成功后将套管针放低，与皮肤呈 10° ，再将其向前推进 2 mm，用手固定针芯，将外套管送入桡动脉内并推至所需深度，拔出针芯，置管成功。

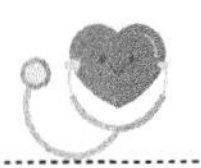

（2）连接压力套装：将肝素盐水装入压力袋中，压力袋充气至 300 mmHg。应用无菌技术将压力传导组与肝素盐水连接。压力传导组排气，应用无菌技术连接动脉导管。安装压力模块，将压力模块与压力传导组相连。

（3）传感器校零：按压快速冲洗阀，肝素盐水冲洗动脉导管，保持导管通畅。

（4）固定：固定压力换能器，平患者右心房水平（即平患者的腋中线水平），并随患者体位变化而改变。

（5）调节：调节压力模块，调节测压装置三通，关闭患者端，改为与大气相通，选择模块传感器校零，监护仪上 ABP 检测波形为直线，数值为 0。

（6）测量：若测量 ABP 的数值，要关闭与大气相通端三通，接通患者端三通，监护仪出现数值与波形，读取数值。

（7）设定：设定报警线，安置患者，整理床单位，核对医嘱并处理用物。

（8）记录：洗手，记录。

（山西医科大学第二医院急诊科　成丽英）

第二十六节　中心静脉压测量核查清单

床号＿＿＿＿　姓名＿＿＿＿　性别＿＿＿＿　年龄＿＿＿＿　实施者＿＿＿＿　日期＿＿＿＿＿

实施措施	核查项目			备注
操作前准备	核对患者信息	□是	□否	
	了解患者病情，明确适应证，排除禁忌证	□是	□否	
	告知患者操作中的配合及注意事项	□是	□否	
	深静脉置管	□是，请选择： □颈内静脉 □锁骨下静脉	□否	
	物品准备	□是，请选择： □一次性换能器 □连接中心静脉导管的管道 □三通接头 □一个连接阀	□否	
	静脉端冲管盐水准备	□是，请选择： □ 0.9%NS 500 mL □加压袋压力：300 mmHg	□否	
操作过程	摆体位	□是，请选择： □仰卧位	□否	
	换能器位置放置好	□是，请选择： □取腋中线和第 4 肋间交叉部位	□否	
	用加压袋将液体充满换能器的管路	□是	□否	
	三通通向大气，校零	□是	□否	
	校零成功后，再将三通通向深静脉导管	□是	□否	
	保持管路通畅，测量 CVP，通过监护仪读取最终结果	□是	□否	
	恢复床单元，继续治疗	□是	□否	
操作后处理	安置患者体位，交代注意事项	□是	□否	
	正确分类处理污物，物品复原	□是	□否	
	完成操作记录	□是	□否	

【清单精解】

1. 中心静脉压（central venous pressure，CVP）

是上、下腔静脉进入右心房处的压力，可通过置入中心静脉导管直接测量。包括电子测量法及水柱法测定，本表主要讲述电子测量法。

2. 注意事项

（1）主要适应证：①休克（主要是失血性和感染性休克）；②心功能不全或心衰；③需要大量输血和输液。

（2）对有严重凝血功能障碍的患者是相对禁忌证，对血气胸患者应避免行颈内或锁骨下静脉穿刺。

（3）使用前需用加压袋将液体充满换能器的管路，以确保管路通畅并排出空气，以保持导管尖端通畅并防止远端腔内出现血凝块。

（4）冲管的液体应保持在超过袋子的 1/4，以防止出现如读数不准确、管路堵塞、空气进入及 CVC 尖端血凝块形成等问题。

（5）管路连接成功后，医务人员应确保三通接头与患者的参考水平轴（第 4 肋间的腋中线）保持一致，这是测量 CVP 的“零点”。

（6）CVP 升高的程度取决于肺的顺应性和血容量，最好在呼吸周期的同一时期进行测量和比较，一般在呼气末期。

（7）应用 PEEP 时，正压会传递到右心房，引起静脉回流的减少和 CVP 升高，建议测 CVP 时，在病情允许的情况下短暂关闭 PEEP。

（8）只要进行了可能影响读数的操作，如机械通气、液体输注、体位改变等，都应该再次调零来确保数值的准确。

（山西医科大学第二医院急诊科　陈凯林）

第二十七节　脉搏轮廓心排血量（PICCO）核查清单

床号＿＿＿＿ 姓名＿＿＿＿ 性别＿＿＿＿ 年龄＿＿＿＿ 实施者＿＿＿＿ 日期＿＿＿＿＿

实施措施	核查项目			备注
操作前准备	核对患者信息	□是	□否	
	了解患者病情，明确适应证，排除禁忌证	□是	□否	
	签署知情同意书	□是	□否	
	物品准备	□是，请选择： □ PICCO 电缆 □压力传感器（2 套） □中心静脉置管包及手术相关用物 □加压袋（2 套） □ 0.9%NS 500 mL（2 袋） □肝素 1 支 □多功能监护仪	□否	
操作过程	深静脉置管	□是，请选择： □颈内静脉 □锁骨下静脉 □股静脉	□否	
	动脉置管	□是，请选择： □股动脉 □肱动脉 □腋动脉	□否	
	动脉端冲管盐水配置	□是，请选择： □ 0.9%NS 500 mL+ 肝素 6250 IU □压力：300 mmHg	□否	
	静脉端冲管盐水配置	□是，请选择： □ 0.9%NS 500 mL □压力：300 mmHg	□否	
	PICCO 静脉端电缆连接温度电缆、压力电缆（CVP）	□是	□否	
	PICCO 动脉端电缆连接温度电缆、压力电缆（ART）	□是	□否	
	监测仪上设置患者信息	□是	□否	
	CVP、ART 校零	□是	□否	
操作后处理	点击监测仪器的“开始”键，向静脉端注射冰盐水	□是，请选择： □< 8 ℃ □每次 15 mL □至少注射 3 次	□否	
	观察最终结果	□是	□否	
	正确分类处理污物，物品复原	□是	□否	
	完成操作记录	□是	□否	

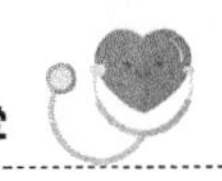

【清单精解】

1. 脉搏轮廓心排血量（PICCO）监测技术

PICCO 监测技术是将经肺热稀释技术与动脉搏动曲线分析技术相结合，采用热稀释法测量单次心输出量，并通过分析动脉压力波型曲线下面积与心输出量存在的相关关系，获取个体化的每搏量（SV）、心输出量（CO）和每搏量变异（SVV），以达到多数据联合应用监测血流动力学变化的目的。在指导休克复苏、液体管理等方面体现出重要价值。

2. 注意事项

（1）适应证：血流动力学不稳定状态、休克、脓毒血症、肺损伤、多器官功能衰竭等。

（2）禁用于有穿刺部位感染、严重全身出血性疾病的患者。

（3）动脉端：持续冲洗测压管道，三通方向正确，维持压力在 300 mmHg，保证液体袋内液体充足，选用容量 250 mL 或 500 mL 的液体袋，注射速度为 3 ～ 4 mL/h，24 小时更换。

（4）未检测到中心静脉注射：检查注射传感器连接，确保注射口活塞正确定位，如有需要，进行更换传感器外壳或电缆。

（5）校准时机：患者病情变化、测压导管 / 压力换能器更换时，以及患者体位发生变化或进行侵入性操作后，监测结果与预期值差别较大。

（6）下列情况将影响 PICCO 监测参数的准确性：①存在心脏内从左向右反流、严重瓣膜反流的患者，反流使得冷生理盐水传输时间延长，从而获得平坦、延长的热稀释曲线，影响测量结果。②存在主动脉瘤、主动脉狭窄、巨大肺栓塞或肺叶切除术后的患者。③接受主动脉内球囊反搏治疗的患者，其经动脉脉搏轮廓分析技术获得的参数失效。

（7）股动脉导管和股静脉导管不宜置于身体同侧，置管时间长短与血栓形成呈正相关，应及早拔除，严密观察穿刺肢体的血运：肢体有无肿胀，肢端色泽、温度、感觉、动脉搏动有无异常。

（山西医科大学第二医院急诊科　陈凯林）

第二十八节　主动脉内球囊反搏（IABP）核查清单

床号 ________ 姓名 ________ 性别 ________ 年龄 ________ 日期 ________ 实施者 ________

实施措施	核查项目			备注
适应证	急性心肌梗死合并心源性休克或严重心衰	□是	□否	
	心肌梗死机械并发症，包括乳头肌断裂、二尖瓣关闭不全、室间隔穿孔	□是	□否	
	与血流动力学损害相关的难治性室性心律失常	□是	□否	
	难治性不稳定型心绞痛	□是	□否	
	心肌梗死面积有扩大危险者	□是	□否	
	急性心肌梗死合并心源性休克溶栓治疗	□是	□否	
	预防性支持（高危的血管成形术患者）：左主干、多支病变 PCI	□是	□否	
	其他：室间隔缺损；室壁瘤；休克前状态；感染性休克；心脏移植前的过渡措施；严重收缩性心功能不全的辅助治疗	□是	□否	
禁忌证	主动脉病变或创伤，如主动脉瘤、主动脉夹层动脉瘤、主动脉外伤等	□是	□否	
	严重主动脉瓣关闭不全	□是	□否	
	心源性或非心源性终末期患者	□是	□否	
	不可逆性脑损伤患者	□是	□否	
	严重的动脉粥样硬化病变（主动脉及周围血管）	□是	□否	
	严重的出血倾向和出血性疾病	□是	□否	
	心室颤动、心脏停搏	□是	□否	
术前准备	签署知情同意书	□是	□否	
	查对姓名，解释操作目的、注意事项	□是	□否	
	超声定位	□是	□否	
	利多卡因	□是	□否	
	无菌敷料包（手套、纱布、手术衣、大单）	□是	□否	
	主动脉内球囊反搏机器及型号	□是	□否	
	主动脉导管	□是，请选择： □ 40 CC 身高≤ 163 cm □ 50 CC 身高＞ 163 cm	□否	
	IABP 泵材料包	□是	□否	
	压力检测装置（专用换能器、生理盐水、加压袋）	□是	□否	
	打开 IABP 机器，检测氦气（＞ 200 psi）	□是	□否	
	连接心电图导联，**选择波形清晰、有最高 R 波的导联**	□是	□否	
	安装动脉压力测定装置，测定前校零	□是	□否	
	抗凝药物	□是，请选择： □肝素 用法和剂量___ □低分子肝素 用法和剂量___ □低分子右旋糖酐___mL/h 泵入	□否	
	抢救车	□是	□否	

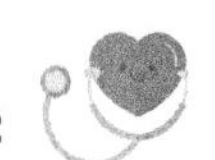

（续表）

实施措施	核查项目				备注
操作过程	最大无菌操作屏障		□是	□否	
	术前镇静镇痛		□是	□否	
	严密心电、血压监护		□是	□否	
	体位准备		□是	□否	
	选择置入方式		□是，请选择： □ Seldinger 法 □切开法	□否	
	消毒、铺洞巾		□是	□否	
	再次确认手术部位后行局部麻醉		□是	□否	
	穿刺股动脉，导引钢丝送入血管腔内，撤除穿刺针		□是	□否	
	用导引钢丝扩张血管，置入导管鞘		□是	□否	
	球囊导管接单向阀，尽量抽尽气囊内气体		□是	□否	
	导管固定		□是，导管外露长度_ cm	□否	
	连接压力监测装置与 IAB 导管中心腔		□是	□否	
	导管位置确认	X 线胸片检查	□是	□否	
		导管位置调整	□是，调整后外露长度_cm	□否	
治疗参数	触发模式选择		□是，请选择： □压力触发 □心电触发 □__ 触发	□否	
	球囊放气		□是，请选择： □动脉压力波形放气 □ R 波放气	□否	
	辅助比例选择		□是，请选择： □ 1 ∶ 1 □ 2 ∶ 1 □ 3 ∶ 1 □固定频率	□否	
	长按充气键 2 秒启动反搏充气泵		□是	□否	
	监测主动脉压及压力波形		□是	□否	
	调整反搏时相及反搏强度		□是	□否	
操作结束	无菌纱布覆盖、固定		□是	□否	
	清理用物		□是	□否	
	术后监护，监测脉搏、血压		□是	□否	
	穿刺部位渗血		□是	□否	
	书写穿刺病程，粘贴导管条形码		□是	□否	

【清单精解】

1. Seldinger 法：基本原理是用带针芯的穿刺针经皮刺入血管后，拔除针芯并插入导引钢丝至一定深度，然后拔除穿刺针管。
2. 反搏有效指标：主动脉收缩压力波形降低而舒张压力波形明显上升；正性肌力药、活性药、多巴酚丁胺用量逐渐减少；血流动力学逐渐趋向稳定，心排量上升；尿量增加，肾灌注好；末梢循环改善，心率、心律恢复正常。
3. 球囊的正确位置：左锁骨下动脉开口以下至肾动脉开口以上的降主动脉处。

（山西医科大学第二医院急诊科　窦伟）

第二十九节　无创超声心输出量监测仪（USCOM）核查清单

床号________ 姓名________ 性别________ 年龄________ 实施者________ 日期__________

实施措施	核查项目			备注
适应证评估	患者是否符合USCOM 适应证	□是，请选择： □心衰 □休克 □指导补液 □肺栓塞 □新生儿	□否	
操作步骤	确定操作部位	□是，请选择： □主动脉位置： 胸骨上窝 / 锁骨上窝 □肺动脉位置： 胸骨左侧第 2 ～ 5 肋骨间隙	□否	
	确定体位	□是，请选择： □平卧位 □半卧位	□否	
	心率是否齐	□是	□否	
	确认探头位置	□是，请选择： □下压 □左右调整 □上下调整	□否	
	确认波形质量	□良好，请填写： □三角形外形，线条平滑，近似等腰三角形 □具有尖锐的顶点，填充饱满 □可听见清晰的声音反馈	□波形质量差，请选择： □多次测量取平均值 □调整探头位置	
	结果保存	□是	□否	

【清单精解】

无创超声心输出量监测仪（ultrasonic cardiac output monitor，USCOM）作为无创监测心功能和血流动力学的临床科室床旁设备，采用连续多普勒超声波技术，通过测量主动脉 / 肺动脉的射血速度积分再乘以其瓣膜截面面积，计算出每搏量、心输出量等指标。

操作对象：（严重）感染、感染性休克；创伤后低血容量性休克；机械通气、呼吸困难有自主呼吸需补液者；严重多发伤；心律失常、心肌梗死、心衰、心搏骤停；全肺切除术后、肺栓塞；高血糖高渗综合征等。

（山西医科大学第二医院急诊科　任思佳）

第三十节　体外膜肺氧合技术（ECMO）核查清单

床号 ______________　姓名 ____________　性别 ____________　年龄 ____________

实施者 ____________　日期 ____________　目前诊断：________________________

实施措施	核查项目			备注
适应证	冠心病，严重缺血或坏死使心肌收缩及舒张障碍	□是	□否	
	不明原因的心源性休克	□是	□否	
	心脏手术术后严重低心排，常规治疗无效	□是	□否	
	暴发性心肌炎，继发严重心衰及心律失常，药物治疗无效	□是	□否	
	心肌病，ECMO 对此类患者仅限于重症难治性心衰，以扩张型心肌病和特异型心肌病的效果较佳	□是	□否	
	药物难治性肺动脉高压	□是	□否	
	肺栓塞	□是	□否	
	术前等待心脏移植的患者	□是	□否	
	排异反应致供体心脏功能不全	□是	□否	
	移植后供体心脏右心功能不全	□是	□否	
	供体心脏小，受体体重大，血流动力学难以维持	□是	□否	
目的	保障全身有效的血液灌注	□是	□否	
	作为病变心脏的有效辅助方法，为心脏的进一步诊治恢复赢得宝贵时间	□是	□否	
	充当心脏移植的“桥梁”，等待移植供体	□是	□否	
	用于器官捐献者等待移植受体	□是	□否	
医患沟通	是否签署知情同意书？	□是	□否	
术前评估	常规检验血常规（凝血系列、肝肾功能、电解质 、术前免疫、心肺四项、血型、血气分析）	□是	□否	
	临床检查（心脏超声、腹部超声、胸部超声、胸部 CT、心电图）	□是	□否	
物品准备	动静脉插管	□是	□否	
	穿刺套盒	□是	□否	
	远端灌注	□是	□否	
	手术器械	□是	□否	
	消毒用品	□是	□否	
	手术衣	□是	□否	
	铺巾	□是	□否	
	无菌手套	□是	□否	
	纱布	□是	□否	
	生理盐水	□是	□否	
	缝线	□是	□否	
	电刀	□是	□否	
	吸引灯	□是	□否	

（续表）

实施措施	核查项目			备注
运行过程	动静脉插管与动静脉管道连接完成后，台上、台下分别检查核对管道	□是	□无	
	确保无误后，先打开静脉管道钳	□是	□无	
	启动 ECMO 泵至转数在 1500 r/min 以上	□是	□无	
	再打开动脉管道钳（以防止血液逆流）	□是	□无	
	逐渐降低正性肌力药物用量至维持量水平	□是	□无	
	维持中心静脉压低于 8 mmHg，左房压低于 10 mmHg 较为理想	□是	□无	
	保证呼吸通畅，避免肺泡萎陷，减少肺泡渗出，避免氧中毒	□是	□无	
	掌握好氧供和氧耗的平衡。静脉饱和度尽量＞ 60%	□是	□无	
	全身肝素化，使激活凝血时间维持在 150 ～ 200 秒，活化部分凝血活酶时间为 50 ～ 70 秒	□是	□无	
	成人 ECMO 平均动脉压不宜太高，维持在 50 ～ 60 mmHg 即可，儿可以低至 40 mmHg 左右。静脉血氧饱和度应为＞ 60%、脉搏氧饱和度＞ 95%。乳酸＜ 2 mmol/L 或逐渐下降提示组织灌注良好	□是	□无	
	保持体温在 35 ～ 36 ℃。温度太高，机体氧耗增加；温度太低，易发生凝血机制和血流动力学的紊乱	□是	□无	
	保护肾脏功能，使用药物促进肾脏排水。也可用肾脏替代治疗排除过多水分	□是	□无	
	监测静脉管路判定静脉引流，负压不宜过高（＜ 30 mmHg），否则容易产生溶血	□是	□无	
	膜肺出现血浆渗漏、气体交换不良时，应更换膜肺	□是	□无	
脱机指标	ECMO 循环支持流量为患者心输出量的 20%，在小剂量血管活性药物的条件下，如多巴胺＜ 5 μg/（kg·min）、多巴酚丁胺＜ 5 μg/（kg·min）、肾上腺素＜ 0.02 μg/（kg·min），血流动力学稳定，成人平均动脉压＞ 60 mmHg，小儿平均动脉压＞ 50 mmHg，脉压＞ 20 mmHg，中心静脉压＜ 10 mm Hg	□是	□否	
	左室压＜ 12 mmHg，左室射血分数＞ 40%，心电图无恶性心律失常，静脉血氧饱和度＞ 60%，乳酸＜ 2 mmol/L	□是	□无	
终止指标	不可逆的脑损伤	□是	□无	
	其他重要器官功能严重衰竭	□是	□无	
	顽固性出血	□是	□无	
	心脏功能无任何恢复迹象且无更佳的治疗方案	□是	□无	
	不可控感染	□是	□无	

【清单精解】

模式选择：心脏支持（VA），ECPR（VA），呼吸支持 [血流动力学稳定（VV）、血流动力学不稳定（VV–）、出现心衰时（VA）]。

（山西医科大学第二医院急诊科　李伟亮）

第三十一节 中心静脉置管核查清单

床号 ____________ 姓名 ____________ 性别 ____________ 年龄 ____________

实施者 ____________ 日期 ____________ 目前诊断：____________________

实施措施	核查项目			备注
适应证	外周静脉穿刺困难的患者	□是	□否	
	需要长期大量输液的患者	□是	□否	
	需要大量、快速扩容通道的患者	□是	□否	
	胃肠外营养治疗	□是	□否	
	需要输入化疗药物、高渗药物、刺激性药物的患者	□是	□否	
	需要血液透析、血浆置换的患者	□是	□否	
	放置临时起搏电极的患者	□是	□否	
	对危重患者的抢救或经历大手术后需要行中心静脉压监测的患者	□是	□否	
禁忌证	静脉损伤或静脉通路不畅	□是	□否	
	严重的出血或凝血功能障碍	□是	□否	
	穿刺部位感染、破溃	□是	□否	
	麻醉剂或肝素过敏的患者	□是	□否	
	严重的上腔静脉、下腔静脉压迫综合征	□是	□否	
	不合作者	□是	□否	
术前准备	签署知情同意书	□是	□否	
	查对姓名，解释操作目的、注意事项	□是	□否	
	超声定位	□是	□否	
	中心静脉导管穿刺包、敷料	□是	□否	
	量杯、试管、污物桶	□是	□否	
	无菌纱布、无菌手套	□是	□否	
	利多卡因、肝素、碘伏、生理盐水	□是	□否	
	心电监护仪	□是	□否	
	抢救车	□是	□否	

（续表）

<table>
<tr><th>实施措施</th><th colspan="4">核查项目</th><th>备注</th></tr>
<tr><td rowspan="21">操作过程</td><td colspan="2">最大无菌操作屏障</td><td>□是</td><td>□否</td><td rowspan="21"></td></tr>
<tr><td colspan="2">适宜体位</td><td>1. 颈内静脉或锁骨下静脉
□去枕仰卧位，肩膀下垫薄枕，头后仰 15°，并偏向对侧
2. 股静脉
□仰卧位，膝关节微屈，臀部稍垫高，髋关节伸直并稍外展和外旋</td><td>□否</td></tr>
<tr><td colspan="2">查对姓名，解释操作目的、注意事项</td><td>□是</td><td>□否</td></tr>
<tr><td colspan="2">严密心电、血压监护</td><td>□是</td><td>□否</td></tr>
<tr><td colspan="2">穿刺位置</td><td>□是，请选择：
□锁骨上 3 cm 与正中线旁开 3 cm 的交叉点
□锁骨中内 1/3 交界点下方 1 cm
□髂前上棘与耻骨结节连线的中内 1/3 交界点下方 2 ～ 3 cm 处
□超声引导下</td><td>□否</td></tr>
<tr><td colspan="2">消毒、戴无菌手套、覆盖消毒洞巾</td><td>□是</td><td>□否</td></tr>
<tr><td colspan="2">利多卡因麻醉</td><td>□是</td><td>□否</td></tr>
<tr><td colspan="2">沿穿刺点向心斜行穿刺进针</td><td>□是</td><td>□否</td></tr>
<tr><td colspan="2">边进针边回抽血液</td><td>□是</td><td>□否</td></tr>
<tr><td colspan="2">固定穿刺针</td><td>□是</td><td>□否</td></tr>
<tr><td colspan="2">插入导丝</td><td>□是</td><td>□否</td></tr>
<tr><td colspan="2">固定导丝，退出穿刺针</td><td>□是</td><td>□否</td></tr>
<tr><td colspan="2">尖刀片扩皮</td><td>□是</td><td>□否</td></tr>
<tr><td colspan="2">使用扩皮器扩张皮下</td><td>□是</td><td>□否</td></tr>
<tr><td colspan="2">导管沿导丝插入血管内</td><td>□是</td><td>□否</td></tr>
<tr><td colspan="2">夹闭导管，退出导丝</td><td>□是</td><td>□否</td></tr>
<tr><td colspan="2">回抽导管内血液，并用 5 mL 盐水脉冲式冲洗，后推入 1 ～ 2 mL 肝素盐水，盖上肝素帽</td><td>□是</td><td>□否</td></tr>
<tr><td colspan="2">皮肤缝线固定导管</td><td>□是</td><td>□否</td></tr>
<tr><td colspan="2">再次消毒穿刺点，覆盖贴膜</td><td>□是</td><td>□否</td></tr>
<tr><td rowspan="3">术中监测，若患者不适则停止操作</td><td>头晕、气促、面色苍白</td><td>□是</td><td>□否</td></tr>
<tr><td>心跳加快</td><td>□是</td><td>□否</td></tr>
<tr><td></td><td>血压下降</td><td>□是</td><td>□否</td><td></td></tr>
</table>

（续表）

实施措施	核查项目			备注
术后	清理用物	□是	□否	
	术后监护	□是	□否	
	心电、脉搏、血压监测	□是	□否	
	书写穿刺病程	□是	□否	

【清单精解】

以下列举中心静脉穿刺操作过程中可能出现问题的原因及处理。

（1）损伤动脉：穿刺过深，误入动脉，立即拔出，行局部加压止血 5 ～ 10 分钟。

（2）导丝置入不畅：导丝前端触及血管壁，退出少许，旋转导丝进入。

（3）导管堵塞：穿刺时间过长，患者年龄较大，血液黏度高，穿刺前可将导管注满肝素盐水后再穿刺。

（4）心律失常：导管尖端位置过深，退出导管少许。

（5）液体输入不畅：因为导管只有一末端孔，若末端孔顶到血管壁，回血抽不出且液体滴入不畅，此时将导管外抽 1 ～ 2 cm；若仍不畅，将导管外端转几圈，避开静脉壁。

（6）感染：与无菌技术和不及时换药有关。严格无菌技术，给予抗生素治疗，及时换药。

（7）导管断裂：血管内导管断裂与导管质量有关；血管外导管断裂与导管折痕或水止卡压痕处断裂有关。血管内导管断裂，形成导管栓塞，需手术处理；血管外导管断裂，需重新更换导管。

（山西医科大学第二医院急诊科　李伟亮）

第三十二节　腹内压监测核查清单

床号 ________ 姓名 ________ 性别 ________ 年龄 ________ 实施者 ________ 日期 ________

实施措施	核查项目			备注
评估	核对医嘱	□有	□无	
	明确危险因素	□有，请选择： □腹腔内容量增加 □腹腔内容物积聚 □腹壁顺应性下降 □毛细血管渗漏和液体复苏 □其他 ________	□无	
	测压工具	□有，请选择： □气囊测压表 □传统测压尺读数 □压力传感器 □其他	□无	
	测量方法	□直接测量法	□间接测量法 □经膀胱测压 □经胃测压 □经直肠测压 □经下腔静脉测压	
操作前准备	平仰卧位	□是	□否，请选择： □床头抬高 30° □床头抬高 45° □其他 ______	
	机械通气	□有，请选择： □无创正压通气 □经气管插管有创通气 □经气管切开有创通气	□无	
	肠内营养	□有 □经口进食 □鼻 – 胃管 □鼻 – 空肠管 □空肠造瘘管 □其他 ______	□无	
	留置尿管	□有	□无	
	胃肠减压 / 促动力药	□有	□无	
	肌松剂治疗	□有	□无	
	镇静和止痛	□有	□无	

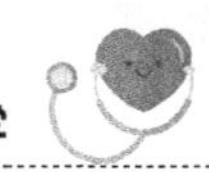

（续表）

实施措施	核查项目			备注
测量实施	管路通畅	□是	□否	
	传感器在腋中线水平	□是	□否	
	仪器校准归零	□是	□否	
	留置尿管者排空膀胱	□是	□否或不涉及	
	留置引流管者关闭引流管端	□是	□否或不涉及	
	注入 25 mL 生理盐水	□是	□否	
	关闭注射器与测压导管联通处	□是	□否	
	联通传感器测与压导管	□是	□否	
	呼气末测量	□是	□否	
	测量结果	□有 IAH □Ⅰ级：12 ～ 15 mmHg □Ⅱ级：16 ～ 20 mmHg □Ⅲ级：21 ～ 25 mmHg □Ⅳ级：＞ 25 mmHg	□无 IAH	
	三通与测压管关闭	□是	□否	
	管路妥善安置	□是	□否	
预防感染	洗手并戴无菌手套	□是	□无	
	连接口充分消毒	□是	□无	
	定时更换测量装置	□是	□无	
	尿道口 / 会阴护理	□是	□无	
	监测体温变化	□是	□无	

【清单精解】

腹腔是由肋弓、脊柱、骨盆、腹壁、膈肌等构成的腔隙；腹内压是腹腔密闭腔隙内稳定状态的压力，主要由腹腔内脏器的静水压产生。健康成年人腹内压范围为 0 ～ 5 mmHg（1 mmHg = 0.133 kPa）。

腹内高压（intra-abdominal hypertension，IAH）：①诊断标准为腹内压持续增高＞ 12 mmHg。②严重程度分为 4 级。Ⅰ级腹内压为 12 ～ 15 mmHg；Ⅱ级腹内压为 16 ～ 20 mmHg；Ⅲ级腹内压为 21 ～ 25 mmHg；Ⅳ级腹内压为＞ 25 mmHg。

（山西医科大学第二医院急诊科　王旭）

第三十三节 血管内温度管理自检核查清单

床号________ 姓名________ 性别________ 年龄________ 实施者________ 日期__________

实施措施	核查项目			备注
适应证	心搏骤停复苏后自主循环恢复	□是	□否	
	自主循环恢复后 1 小时，GCS 评分＜ 8 分	□是	□否	
	核心温度＞ 36 ℃	□是	□否	
	无论有无外界支持因素（如血管活性药物或主动脉内球囊反搏等），血流动力学稳定	□是	□否	
禁忌证	明确拒绝复苏的意愿、疾病终末期状态或基础状态差（如长期透析、日常生活不能自理）	□是	□否	
	复苏后的意识障碍与呼吸、心搏骤停无关（如中毒、创伤、脑血管病导致的意识障碍等）	□是	□否	
	出血倾向：活动性出血、国际标准化比值＞ 1.7、活化部分凝血活酶时间＞ 1.5 倍参考值、血小板＜ 50×10^9/L	□是	□否	
	在使用 1 种或 1 种以上大剂量血管活性药物的情况下，平均动脉压＜ 60 mmHg 且持续超过 30 分钟	□是	□否	
	持续低氧血症，SpO_2 ＜ 85% 且持续时间超过 15 分钟	□是	□否	
	难以控制的心律失常	□是	□否	
	妊娠	□是	□否	
操作前准备	核对患者信息了吗？	□是	□否	
	签署知情同意书了吗？	□是	□否	
	告知患者操作中的配合及注意事项了吗？	□是	□否	
	物品准备了吗？	□是，请选择： □带有温度反馈调节功能的降温设备 □关闭呼吸机加温湿化装置或下调加温温度，或使用湿热交换器 □带有温度传感器的测温导尿管（1 套） □动脉导管 □压力传感器（1 套） □桡动脉导管（1 套） □脑电双频指数监测（1 套） □静脉缝合包（手术相关用物） □加压袋（1 套） □ 0.9%NS 500 mL（1 袋） □肝素 1 支 □利多卡因 1 支 □多功能监护仪 □ TTM 记录本	□否	

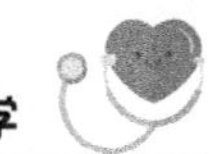

（续表）

实施措施	核查项目			备注
操作过程	测温导尿管和设备连接	□是	□否	
	在监测仪上设置患者信息了吗？	□是	□否	
	将血管内降温设备安置在床旁合适位置并固定，检查冷却液量，开机并完成自检	□是	□否	
	冲管盐水配置好了没？	□是，请选择： □ 0.9%NS 500 mL+ 肝素 6250 IU □压力：300 mmHg	□否	
	进行深静脉置管了吗？	□是，请选择： □颈内静脉 □锁骨下静脉 □股静脉	□否	
	低温诱导：在降温设备上设置目标温度后，选择“最大速率”，开始降温	□是	□否	
	低温维持：核心温度达到目标温度后进入低温维持阶段，此阶段应维持至少 24 小时以上	□是	□否	
	复温：维持期结束后进入复温期，复温速率不应超过 0.5 ℃ /h	□是	□否	
	正常体温维持：降温设备的目标温度设定为 36 ℃，速率调整为“最大速率”	□是	□否	
	连续监测 BIS、脑电图	□是	□否	
	TTM 的撤离：正常体温维持阶段结束后，关闭降温设备并观察 24 小时，确认患者无反跳性高热后，可以撤离 TTM	□是	□否	
	床旁超声探查血管内降温导管周围有无血栓形成	□是	□否	
	确认无血栓后拔除降温导管	□是	□否	
操作后处理	安置患者体位，交代注意事项了吗？	□是	□否	
	正确分类处理污物，物品复原了吗？	□是	□否	
	完成操作记录了吗？	□是	□否	

【清单精解】

1. 对尿量正常的患者，经尿道置入带有温度传感器的测温导尿管，连接监测设备实时监测膀胱温度；对无尿或少尿的患者，置入动脉导管监测血温。

2. 低温诱导是指将患者体温降至目标温度的过程，在该过程中温度管理的策略就是“快”，即以最快速度将患者体温降至目标温度。

3. 低温维持：核心温度达到目标温度后进入低温维持阶段，此阶段应维持至少 24 小时以上，本阶段体温管理策略是“稳”，即维持核心温度稳定，减少体温波动，尽可能避免一切可能导致体温波动的行为，如保持环境温度稳定、避免经静脉或胃肠道输注加温的液体等。

4. 复温：维持期结束后进入复温期，该阶段温度管理策略是“慢”，即缓慢复温至生理体温（通常选择 36 ℃），复温速率不应超过 0.5 ℃ /h，过快复温可加重神经系统损伤，通常选择 0.1 ～ 0.2 ℃ /h。

5. 由于低温和镇静镇痛药物的使用会干扰神经系统检查，因此主要采用电生理学方法和生化标志物进行监测，如连续监测 BIS、脑电图（监测肌阵挛状态）、体感诱发电位。每 24 小时复查血 NSE，以监测动态变化。恢复正常体温至少 72 小时以后，开始进行系统化的神经功能评估。

6. 血管内降温导管的留置时间通常不超过 5 天，如果需要更长时间的体温管理，则需要更换新的导管。

（山西医科大学第二医院急诊科　尚开健）

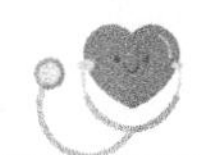

第三十四节 膀胱测温自检核查清单

床号 ________ 姓名 ________ 性别 ________ 年龄 ________ 实施者 ________ 日期 __________

<table>
<tr><th>实施措施</th><th colspan="3">核查项目</th><th>备注</th></tr>
<tr><td rowspan="6">操作前准备</td><td>核对患者信息了吗？</td><td>□是</td><td>□否</td><td></td></tr>
<tr><td>签署知情同意书了吗？</td><td>□是</td><td>□否</td><td></td></tr>
<tr><td>每日尿量大于 400 mL</td><td>□是</td><td>□否</td><td></td></tr>
<tr><td>环境安静、整洁、明亮、温湿度适宜，关闭门窗、备屏风</td><td>□是</td><td>□否</td><td></td></tr>
<tr><td>告知患者操作中的配合及注意事项了吗？</td><td>□是</td><td>□否</td><td></td></tr>
<tr><td>物品准备了吗？</td><td>□是，请选择：
□带有温度传感器的测温导尿管（1 套）
□转换接头连接线（1 套）
□导尿包（1 套）
□润滑油（1 套）
□ 0.9%NS 100 mL（1 袋）
□ 2% 利多卡因注射液（1 支）
□多功能监护仪</td><td>□否</td><td></td></tr>
<tr><td rowspan="12">操作过程</td><td>转换接头连接线和设备连接</td><td>□是</td><td>□否</td><td></td></tr>
<tr><td>在监测仪上设置患者信息了吗？</td><td>□是</td><td>□否</td><td></td></tr>
<tr><td>润滑：用润滑剂润滑尿道</td><td>□是</td><td>□否</td><td></td></tr>
<tr><td>麻醉：将麻醉药物（2% 利多卡因）注入尿道</td><td>□是</td><td>□否</td><td></td></tr>
<tr><td>测试球囊</td><td>□是</td><td>□否</td><td></td></tr>
<tr><td>严格无菌操作，防止医源性感染</td><td>□是</td><td>□否</td><td></td></tr>
<tr><td>插入：插入导尿管，尿液流出时再插入 3 ~ 6 cm，使球囊完全进入膀胱</td><td>□是</td><td>□否</td><td></td></tr>
<tr><td>注水：握住阀门套，将注射器用力插入阀门，注入不大于标称额定量的无菌水</td><td>□是</td><td>□否</td><td></td></tr>
<tr><td>导管向外轻轻牵引，使膨胀了的球囊卡住膀胱</td><td>□是</td><td>□否</td><td></td></tr>
<tr><td>测温：将测温线体外端接口连接到监护仪对应的接口处，监护仪显示实时探测到的膀胱内尿液温度</td><td>□是</td><td>□否</td><td></td></tr>
<tr><td>取出：将空注射器插入阀门内，抽吸球囊内的无菌水，缓慢拔出导尿管</td><td>□是</td><td>□否</td><td></td></tr>
<tr><td>留置：留置时间视临床需要而定</td><td>□是</td><td>□否</td><td></td></tr>
<tr><td rowspan="3">操作后处理</td><td>安置患者体位，交代注意事项了吗？</td><td>□是</td><td>□否</td><td></td></tr>
<tr><td>正确分类处理污物，物品复原了吗？</td><td>□是</td><td>□否</td><td></td></tr>
<tr><td>完成操作记录了吗？</td><td>□是</td><td>□否</td><td></td></tr>
</table>

【清单精解】

1. 一次性使用无菌测温硅胶导尿管由导尿管与测温线两大组件组成。
2. 对尿量正常的患者，经尿道置入带有温度传感器的测温导尿管，连接监测设备实时监测膀胱温度。
3. 将麻醉药物（2% 利多卡因）注入尿道（男性保留 5 ～ 10 分钟、对女性可用棉签麻醉或将麻醉剂和润滑剂直接涂在导尿管上）进行麻醉。
4. 对膀胱过度充盈者，排尿宜缓慢、多次，以免骤然减压引起出血或晕厥。
5. 取出导管时，用不带针头的空注射器插入阀门内，抽吸球囊内的无菌水，当注射器中水的容量与注入时的容量接近时即可缓慢拔出导尿管，也可将管身剪断，以便快速排液后取出导管。

（山西医科大学第二医院急诊科　尚开健）

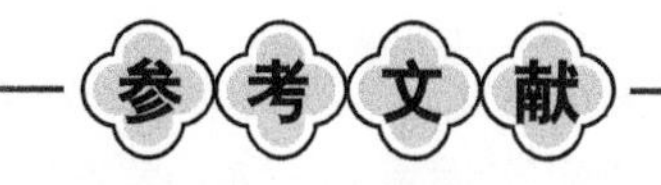

1. 张政芳，高锦霞，刘晶晶，等 . 经导管主动脉瓣植入术中临时起搏的护理配合 . 甘肃医药，2020，39（7）：663-664.
2. 陈新敬，郭延松，吴志勇，等 . 预置心脏临时起搏器在急诊冠脉介入治疗中的应用分析 . 中华急诊医学杂志，2019，28（12）：1546-1548.
3. 赵劲波，魏文，杨胜祥，等 . 床旁漂浮电极心脏临时起搏器植入术的临床应用 . 临床内科杂志，2019，36（8）：563-564.
4. 牟桂琴，龙春花，牟华明 . 缓慢型心律失常患者行临时心脏起搏器安置术的护理及并发症观察 . 国际护理学杂志，2017，36（24）：3441-3443.
5. 康焰 . 临床重症医学教程 . 北京：人民卫生出版社，2015.
6. 中国医师协会急诊医师分会，中国医师协会急诊医师分会循环与血流动力学学组，中华医学会急诊医学分会，等 . 中心静脉压急诊临床应用中国专家共识（2020）. 中国急救医学，2020，40（5）：369-376.
7. 中国老年医学学会烧创伤分会 . 脉搏轮廓心排血量监测技术在严重烧伤治疗中应用的全国专家共识（2018 版）. 感染、炎症、修复，2018，19（4）：210-215.
8. 中国心脏重症主动脉内球囊反搏治疗专家委员会 . 主动脉内球囊反搏心脏外科围手术期应用共识 . 中华医学杂志，2017，97（28）：2168-2175.

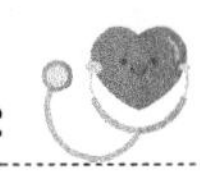

9. 国家心血管病中心，中国医学科学院护理理论与实践研究中心，中华护理学会重症专业委员会，等. 冠状动脉旁路移植术后置入主动脉内球囊反搏护理专家共识. 中华护理杂志，2017，52(12)：1432-1439.

10. 中华医学会心血管病学分会心血管急重症学组，中华心血管病杂志编辑委员会. 心原性休克诊断和治疗中国专家共识（2018）. 中华心血管病杂志，2019（4）：265-277.

11. 龙村. 体外膜肺氧合循环支持专家共识. 中国体外循环杂志，2014，12（2）：65-67.

12. 田荣成，刘抗，张泽生，等. 体外膜肺氧合技术（ECMO）在临床急危重症医学的应用进展. 赣南医学院学报，2019，39（12）：1207-1212.

13. 中国腹腔重症协作组. 重症患者腹内高压监测与管理专家共识（2020 版）. 中华消化外科杂志，2020，19（10）：1030-1037.

14. 黄赣英，傅蓉，谢菊艳，等. 气囊测压表测压法在重症患者膀胱压监测中的应用. 中华危重症医学杂志（电子版），2019，12（1）：53-55.

15. 白琳，史颜梅，周雅婷，等. 腹内压测量的研究进展. 护理学杂志，2016，31（11）：109-112.

16. 郑康，杜兰芳，李姝，等. 北京大学第三医院心脏骤停后目标温度管理实施规范. 中国急救医学，2021，41（7）：588-592.

17. 杜兰芳，马青变.《2020 年中国心脏骤停后脑保护专家共识》解读二：目标温度管理. 中华脑血管病杂志（电子版），2021，15（5）：293-296.

18. 孙颖浩. 吴阶平泌尿外科学. 北京：人民卫生出版社，2019.

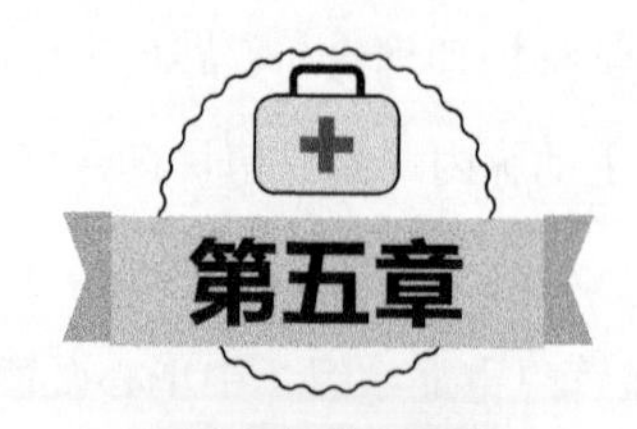

第五章

重症超声

第三十五节　eFAST 质量核查清单

床号 ________ 姓名 ________ 性别 ________ 年龄 ________ 实施者 ________ 日期 __________

实施措施	核查项目			备注
右上腹	右侧胸腔	□是，请选择： □无回声区 ○有 ○无	□否	
	右结肠上区	□是，请选择： □无回声区 ○有 ○无	□否	
	肝肾隐窝	□是，请选择： □无回声区 ○有 ○无	□否	
	右肾下级（右结肠旁沟）	□是，请选择： □无回声区 ○有 ○无	□否	
左上腹	左侧胸腔	□是，请选择： □无回声区 ○有 ○无	□否	
	左结肠上区	□是，请选择： □无回声区 ○有 ○无	□否	
	脾肾间隙	□是，请选择： □无回声区 ○有 ○无	□否	
	左肾下级（左结肠旁沟）	□是，请选择： □无回声区 ○有 ○无	□否	
骨盆区域	直肠膀胱陷凹（男性）	□是，请选择： □无回声区 ○有 ○无	□否	
	直肠子宫陷凹（女性）	□是，请选择： □无回声区 ○有 ○无	□否	
剑突下区域	心包腔内	□是，请选择： □无回声区 ○有 ○无	□否	
	心腔	□是，请选择： □右心腔塌陷 □心脏摆动 □正常	□否	

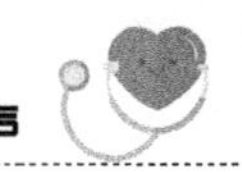

（续表）

实施措施	核查项目			备注
胸部	右侧胸膜 （腋前线第 6 ～ 9 肋间）	□是，请选择： □胸膜滑动征消失 ○有 ○无 □肺点 ○有 ○无 □条形码征 ○有 ○无 □ B 线 ○有 ○无 □胸骨连续性中断 ○有 ○无 □无回声区 ○有 ○无	□否	
	左侧胸膜 （腋前线第 6 ～ 9 肋间）	□是，请选择： □胸膜滑动征消失 ○有 ○无 □肺点 ○有 ○无 □条形码征 ○有 ○无 □ B 线 ○有 ○无 □胸骨连续性中断 ○有 ○无 □无回声区 ○有 ○无	□否	
	右上胸部（锁骨中线第 2 ～ 3 肋间）	□是，请选择： □胸膜滑动征消失 ○有 ○无 □肺点 ○有 ○无 □条形码征 ○有 ○无 □ B 线 ○有 ○无 □胸骨连续性中断 ○有 ○无 □无回声区 ○有 ○无	□否	
	左上胸部（锁骨中线第 2 ～ 3 肋间）	□是，请选择： □胸膜滑动征消失 ○有 ○无 □肺点 ○有 ○无 □条形码征 ○有 ○无 □ B 线 ○有 ○无 □胸骨连续性中断 ○有 ○无 □无回声区 ○有 ○无	□否	

【清单精解】

1. eFAST 检查

FAST 技术，目前已成为急重症医师快速床旁评估急性胸腹部闭合性损伤患者病情最重要的工具。传统 FAST 检查主要利用超声快速判断腹腔有无游离积液，扩展的 FAST 检查（eFAST）内容扩展到包括胸腔、心包检测。

2. 创伤常见疾病的超声影像特点

（1）胸腹腔出血：可表现为胸腔、心包、肝周切面、脾肾间隙、耻骨上 / 盆腔切面存在无回声区，提示胸腹腔出血可能。

（2）心脏压塞：可表现为心外膜和心包壁层间无回声区，舒张期的右心室或右心房有塌陷。其他的征象还包括心脏摆动，心脏逆时针转位运动类似于舞蹈样动作。心脏左侧受压也可出现左房或左室壁塌陷。另外扩张的下腔静脉进一步高度提示心脏压塞。

（3）气胸：可表现为肺滑动征消失，M 型超声下可见条形码征。肺点为局灶性气胸的特异度征象，其敏感度为 79%，特异度可达 100%。

（山西医科大学第二医院急诊科　刘鸿）

第三十六节　肺部超声质量核查清单

床号________ 姓名________ 性别________ 年龄________ 实施者________ 日期__________

实施措施	核查项目			备注
右肺	上蓝点	□是，请选择： □胸膜线 ○正常○连续性中断○增粗、模糊 □胸膜滑动征 ○有 ○无 □肺点 ○有 ○无 □M超 ○沙滩征 ○条形码征 □B线 ○有 ○无 □支气管充气征 ○有 ○无 □碎片征 ○有 ○无 □无回声区 ○有 ○无	□否	
	下蓝点	□是，请选择： □胸膜线 ○正常○连续性中断○增粗、模糊 □胸膜滑动征 ○有 ○无 □肺点 ○有 ○无 □M超 ○沙滩征 ○条形码征 □B线 ○有 ○无 □支气管充气征 ○有 ○无 □碎片征 ○有 ○无 □无回声区 ○有 ○无	□否	
	膈肌点	□是，请选择： □胸膜线 ○正常○连续性中断○增粗、模糊 □胸膜滑动征 ○有 ○无 □肺点 ○有 ○无 □M超 ○沙滩征 ○条形码征 □B线 ○有 ○无 □支气管充气征 ○有 ○无 □碎片征 ○有 ○无 □无回声区 ○有 ○无	□否	
	PLAPS点	□是，请选择： □胸膜线 ○正常○连续性中断○增粗、模糊 □胸膜滑动征 ○有 ○无 □肺点 ○有 ○无 □M超 ○沙滩征 ○条形码征 □B线 ○有 ○无 □支气管充气征 ○有 ○无 □碎片征 ○有 ○无 □无回声区 ○有 ○无	□否	
	后蓝点	□是，请选择： □胸膜线 ○正常○连续性中断○增粗、模糊 □胸膜滑动征 ○有 ○无 □肺点 ○有 ○无 □M超 ○沙滩征 ○条形码征 □B线 ○有 ○无 □支气管充气征 ○有 ○无 □碎片征 ○有 ○无 □无回声区 ○有 ○无	□否	

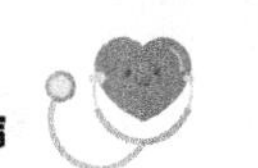

（续表）

实施措施	核查项目			备注
左肺	上蓝点	□是，请选择： □胸膜线 ○正常○连续性中断○增粗、模糊 □胸膜滑动征 ○有 ○无 □肺点 ○有 ○无 □M 超 ○沙滩征 ○条形码征 □B 线 ○有 ○无 □支气管充气征 ○有 ○无 □碎片征 ○有 ○无 □无回声区 ○有 ○无	□否	
	下蓝点	□是，请选择： □胸膜线 ○正常○连续性中断○增粗、模糊 □胸膜滑动征 ○有 ○无 □肺点 ○有 ○无 □M 超 ○沙滩征 ○条形码征 □B 线 ○有 ○无 □支气管充气征 ○有 ○无 □碎片征 ○有 ○无 □无回声区 ○有 ○无	□否	
	膈肌点	□是，请选择： □胸膜线 ○正常○连续性中断○增粗、模糊 □胸膜滑动征 ○有 ○无 □肺点 ○有 ○无 □M 超 ○沙滩征 ○条形码征 □B 线 ○有 ○无 □支气管充气征 ○有 ○无 □碎片征 ○有 ○无 □无回声区 ○有 ○无	□否	
	PLAPS 点	□是，请选择： □胸膜线 ○正常○连续性中断○增粗、模糊 □胸膜滑动征 ○有 ○无 □肺点 ○有 ○无 □M 超 ○沙滩征 ○条形码征 □B 线 ○有 ○无 □支气管充气征 ○有 ○无 □碎片征 ○有 ○无 □无回声区 ○有 ○无	□否	
	后蓝点	□是，请选择： □胸膜线 ○正常○连续性中断○增粗、模糊 □胸膜滑动征 ○有 ○无 □肺点 ○有 ○无 □M 超 ○沙滩征 ○条形码征 □B 线 ○有 ○无 □支气管充气征 ○有 ○无 □碎片征 ○有 ○无 □无回声区 ○有 ○无	□否	

【清单精解】

1. 胸膜线：将探头置于目标肋间隙，于胸壁软组织下可见一条随呼吸滑动的高回声线，即为胸膜线。其后可见与之平行、等距、回声强度不断衰减的多条线，为A线。
2. 胸膜滑动征：胸膜线随呼吸往复运动的图像称为“肺滑动”。
3. 沙滩征：M 型超声表现为肋骨下方 0.5 cm 随呼吸向探头方向往复运动的高回声线，是肺正常动态征象。
4. 条形码征：胸膜滑动征消失，M型超声下因肺滑动消失而导致“沙滩征”被“条形码征”取代，多见于气胸患者。单纯胸膜滑动征消失还可见于呼吸暂停、肺不张、右主支气管插管或胸膜粘连患者。
5. 肺点：“沙滩征”与“条形码征”的交点，提示气胸。
6. B 线：彗尾征，是一类边界清晰、与肺滑动同步移动的垂直伪影。特征：起源于胸膜线，垂直于胸膜线发出的高回声、界限清晰、类似激光样波束，可消除 A 线，延伸至屏幕远端且无衰减，与肺滑动同步移动。大量布满整个肺野的 B 线，往往表示肺血管外肺水的增多。
7. 支气管充气征：在不均匀的组织样实变超声图像区域内，常可以发现支气管样的线状高回声征象，表明在实变或不张的肺组织支气管或肺泡内存在残留空气。
8. 碎片征：大片肺实变时，实变肺组织呈现类似肝实质样软组织回声。小片肺实变表现为不规则的碎片状强回声，即“碎片征”。
9. 无回声区：脏、壁层胸膜分离，其间出现无回声区。超声能检测到的最少液体量为 20 mL，敏感度高于胸部X线检查。
10. 上、下蓝点：将双手平放于前胸壁，两手拇指重叠，上方手的小指紧靠锁骨下缘，指尖在胸骨正中，下方手的小指大约在肺的下前缘（对应膈肌线），双手所覆盖的区域相当于单侧肺区；上方手第 3、第 4 掌指关节处为上蓝点，下方手掌中心为下蓝点。
11. 膈肌点与 PLAPS 点：下方手的小指边缘指示膈肌线，膈肌线与腋中线的交点为膈肌点，下蓝点水平向后延长线与腋后线的交点为 PLAPS 点。PLAPS 点可用于即刻检查少量或大量胸腔积液（及重症患者 90% 的肺实变）。
12. 后蓝点：肩胛下线和脊柱旁线围成的区域。

（山西医科大学第二医院急诊科　刘鸿）

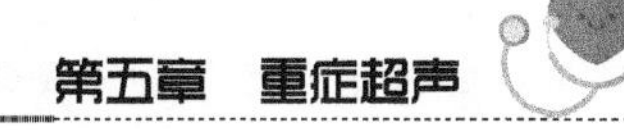

第三十七节　eFATE 超声评估流程质量核查清单

床号 ________ 姓名 ________ 性别 ________ 年龄 ________ 实施者 ________ 日期 ________

<table>
<tr><th>实施措施</th><th colspan="3">核查项目</th><th>备注</th></tr>
<tr><td rowspan="2">剑突下</td><td>剑突下四腔心切面</td><td>□是，请选择：
□明显病变
○心包积液　○心包压塞
○ D 字征　○瓣膜毁损
○其他
□室壁厚度
○左室　○右室
□腔室内径
○左室　○右室
□收缩功能
○左室　○右室</td><td>□否</td><td></td></tr>
<tr><td>剑突下 IVC 切面</td><td>□是，请选择：
□呼气末 IVC 直径
□吸气末 IVC 直径
□ IVC 变异度</td><td>□否</td><td></td></tr>
<tr><td rowspan="2">胸骨旁</td><td>胸骨旁左室长轴切面</td><td>□是，请选择：
□明显病变
○心包积液　○心包压塞
○ D 字征　○瓣膜毁损
○其他
□室壁厚度
○左室　○右室
□腔室内径
○左室　○右室
□收缩功能
○左室　○右室</td><td>□否</td><td></td></tr>
<tr><td>胸骨旁短轴切面</td><td>□是，请选择：
□明显病变
○心包积液　○心包压塞
○ D 字征　○瓣膜毁损
○其他
□室壁厚度
○左室　○右室
□腔室内径
○左室　○右室
□收缩功能
○左室　○右室</td><td>□否</td><td></td></tr>
<tr><td>心尖</td><td>心尖四腔心切面</td><td>□是，请选择：
□明显病变
○心包积液　○心包压塞
○ D 字征　○瓣膜毁损
○其他
□室壁厚度
○左室　○右室
□腔室内径
○左室　○右室
□收缩功能
○左室　○右室</td><td>□否</td><td></td></tr>
</table>

【清单精解】

1. eFATE：扩展的创伤超声重点评估法。
2. D 字征：常规胸骨旁短轴可见左心室呈正圆形，右心室呈新月形。而有些时候可见右室增大、左室受压，左室短轴呈 D 字征。如果 D 字征出现在收缩期（或收缩期更显著），提示右心室后负荷（也叫压力负荷，即肺动脉压力）增高，即肺动脉高压；如果 D 字征出现在舒张期（或舒张期更显著），提示右心室前负荷（也叫容量负荷，即回心血量）增高，即循环回心血量超过了心泵代偿能力。
3. IVC 变异度：下腔静脉变异度，在剑突下腔静脉长轴切面，于肝静脉汇入下腔静脉处（右房与下腔静脉结合点下方约 2 cm 处）测定 IVC 内径，计算 IVC 吸气（变异度）塌陷率 =（IVC_{max} − IVC_{min}）/IVC_{max}（IVC_{max} 是下腔静脉直径最大值，IVC_{min} 是下腔静脉直径最小值）。自主呼吸时，IVC ≤ 21 mm，吸气时塌陷 ≥ 50%，认为 CVP ＜ 5 mmHg，常见于低血容量性或分布性休克患者；若 IVC ＞ 21 mm，吸气时 IVC 塌陷率＜ 50%，则 CVP 水平为 10 ～ 20 mmHg，常见于心源性或梗阻性休克患者，IVC 内径与其吸气塌陷率不符合上述情况者，CVP 水平为 5 ～ 10 mmHg。

（山西医科大学第二医院急诊科　刘鸿）

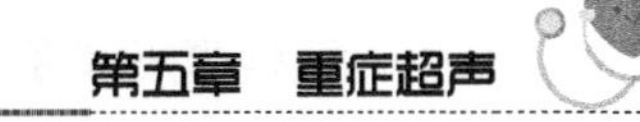

第三十八节 超声引导深静脉置管核查清单

床号 ________ 姓名 ________ 性别 ________ 年龄 ________ 实施者 ________ 日期 __________

实施措施	核查项目			备注
适应证	外周静脉穿刺困难	□是	□无	
	长期输液	□是	□无	
	大量、快速扩容通道	□是	□无	
	肠外营养治疗	□是	□无	
	药物治疗（高渗、刺激性、化疗药物）	□是	□无	
	血液净化治疗	□是	□无	
	中心静脉压监测	□是	□无	
禁忌证	出血性疾病	□是	□否	
	严重血小板减少	□是	□否	
	局部有感染	□是	□否	
	不能配合	□是	□否	
术前准备	签署知情同意书	□是	□否	
	查对姓名，解释操作目的、注意事项	□是	□否	
	超声定位	□是	□否	
	穿刺部位	□是，请选择： □锁骨下静脉 □颈内静脉 □股静脉 □其他	□否	
	量杯、试管、污物桶	□是	□否	
	无菌纱布、无菌手套	□是	□否	
	心电监护仪	□是	□否	
	利多卡因、封管液、冲管生理盐水	□是	□否	
	抢救车	□是	□否	
操作过程	最大无菌操作屏障	□是	□否	
	适宜体位	□是，请选择： □斜卧位 □平卧位 □坐位	□否	
	使用镇静剂	□是	□否	

（续表）

实施措施	核查项目				备注
	严密心电、血压监护		□是	□否	
	穿刺位置		□是，请选择： □锁骨下静脉 □左 □右 □颈内静脉 □左 □右 □股静脉 □左 □右 □其他（ ）	□否	
	消毒、铺洞巾		□是	□否	
	超声定位，确认穿刺部位解剖、定位静脉		□是，请选择： □按压探头 □可压扁者为静脉 □不可压扁者为动脉 □多普勒图谱 □静脉信号连续、低速 □动脉脉冲式信号	□否	
	拔出穿刺导丝		□是	□否	
	记录置管深度及时间		□是	□否	
	防止空气进入深静脉		□是	□否	
	封管		□是，请选择： □肝素 □盐水 □其他：	□否	
	术中监测，若患者不适则停止操作	冷汗、头晕、气短	□是	□否	
		血压下降	□是	□否	
		心跳加快	□是	□否	
	无菌纱布覆盖、固定		□是	□否	
操作结束	清理用物		□是	□否	
	术后监护		□是	□否	
	脉搏、血压监测		□是	□否	
	穿刺部位渗血		□是	□否	
	每日冲洗导管 2 次		□是	□否	
	书写穿刺病程		□是	□否	

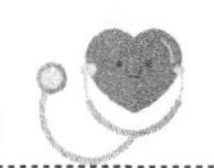

【清单精解】

深静脉置管时可能出现的急性并发症及处理。

1. 空气栓塞

穿刺时少量空气进入血管不会造成损害，但当进入空气量大（一般＞100 mL）且比较迅速时，可导致猝死，表现为胸部异常感、咳嗽、胸痛、呼吸困难、发绀等。

处理：立即让患者取左侧卧位且头低脚高；给予高流量吸氧；严密监护，对症处理。

2. 穿刺误入动脉

处理：立即退出穿刺针，手指按压穿刺部位至少 5 ～ 10 分钟，然后检查出血情况。

3. 出血、血肿

处理：立即停止操作，对小血肿一般不需要处理，可自行吸收；对较大血肿 24 小时内给予冷敷，24 小时后给予热敷；血肿较大出现压迫症状时，可行给药止血、冷敷、制动等治疗，并给予严密监控。

4. 心包压塞

在置管过程中患者突然出现发绀、面颈部静脉怒张、恶心、胸骨后和上腹部疼痛、烦躁、呼吸困难等症状，继而血压下降、脉压变小、心动过速、心音低远等提示出现心包压塞。

处理：立即停止操作，给药并协助患者取半卧位、前倾，吸氧、限制入量，严密监护，必要时行心包穿刺治疗。

5. 气胸

表现为突然出现的气紧、胸闷、呼吸困难，听诊呼吸音弱或消失，胸部叩诊鼓音。

处理：立即停止操作，吸氧，取半卧位休息，必要时行胸腔穿刺闭式引流术。

6. 心律失常

颈内静脉或锁骨下静脉穿刺时，通常由导丝或导管刺激大血管壁或心房壁所致。

处理：放入导丝时注意深度，一般右侧不超过 15 cm，左侧不超过 17 cm，发生心律失常时立即将导丝或导管向外退出少许，观察心电监护，待恢复后再继续操作。

（山西医科大学第二医院急诊科　曹婧）

第三十九节　超声引导下中心静脉通路建立流程质量核查清单

床号________ 姓名________ 性别________ 年龄________ 实施者________ 日期__________

实施措施	核查项目			备注
	确定静脉及其相关解剖结构	□是，请选择： □血管形状　○不规则 ○圆形 □血管壁　○薄　○厚 □搏动性　○无　○有 □容易被压扁　○是　○否 □静脉瓣　○有　○无 □内膜线　○无　○有 □是否随呼吸变化○是　○否 □血流频谱○连续、低速○脉冲式	□否	
	确定静脉是否通畅	□是	□否	
	超声引导下静脉穿刺	□是，请选择： ○平面内法　○平面外法	□否	
	超声确定穿刺针是否在静脉内	□是	□否	
	超声确定导丝是否在静脉内	□是	□否	
	超声确定导管是否在静脉内	□是	□否	

【清单精解】

平面内法：超声探头长轴、血管长轴、穿刺针均位于同一平面内的超声引导穿刺方法。此种方法最大的优点是在整个穿刺过程中穿刺针的全长及行进途径均始终显示在超声影像中，非常直观，全程可见，并发症少；其缺点主要是在穿刺过程中容易丢失目标血管而误穿伴行的其他血管。

平面外法：超声探头长轴与血管长轴及穿刺针垂直的穿刺方法。此种方法穿刺针容易从血管壁正中穿入血管，减少血管侧壁损伤的可能；在穿刺过程中能始终监测伴行血管的情况，避免误穿。其缺点是在穿刺过程中仅能看见穿刺针的针尖（超声影像上表现为一后方伴有明显混响伪影的高回声亮点），无法看见穿刺针全程；针尖位置不易被识别，容易造成穿刺过深，穿透血管甚至损伤深层组织器官。

（山西医科大学第二医院急诊科　刘鸿）

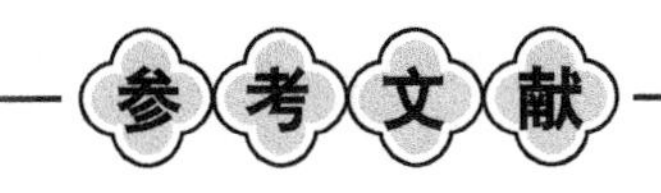

参考文献

1. 王小亭，刘大为，于凯江，等．中国重症超声专家共识．临床荟萃，2017，32（5）：369-383.
2. 床旁超声在急危重症临床应用专家共识组．床旁超声在急危重症临床应用的专家共识．中华急诊医学杂志，2016，25（1）：10-21.
3. 刘大为，王小亭．重症超声．北京：人民卫生出版社，2017：84-97.
4. 中华医学会烧伤外科学分会．严重烧伤患者深静脉置管操作和管理的全国专家共识（2020 版）．中华烧伤杂志，2021，37（2）：101-112.
5. 马多．深静脉置管患者导管相关性感染的危险因素分析．中国临床医师杂志，2019，47（3）：307-310.

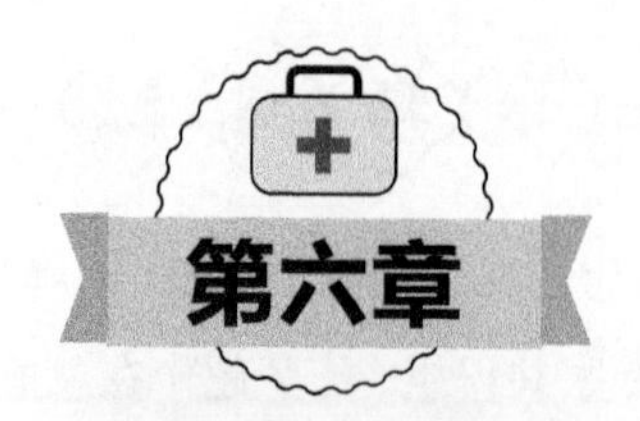

血液净化技术

第四十节　血液灌流核查清单

床号________ 姓名________ 性别________ 年龄________ 实施者________ 日期__________

实施措施	核查项目			备注
准备	适应证是否合适	□是	□否	
	是否已签署知情同意书	□是	□否	
	下血液灌流术的医嘱	□是	□否	
灌流器的选择	β_2 微球蛋白	□是，□ KHA200	□否	
	肾性脑病	□是，□ HA130	□否	
	中毒	□是，□ HA230	□否	
	免疫调节	□是，□ HA280	□否	
	脓毒症	□是，□ HA330	□否	
	肝衰竭	□是，□ BS330	□否	
	脓毒症	□是，□ HA380	□否	
	肝衰竭	□是，□ HA330- Ⅱ	□否	
	结缔组织疾病	□是，□ DNA230	□否	
	灌流器的数量	□ 1 个，□ 2 个		
预冲液	生理盐水	□ 6 ～ 8 袋 □肝素 100 mg	□否	
	葡萄糖	□ 6 ～ 8 袋 □肝素 100 mg	□否	
物品准备	□加温器 □ 2 mL 注射器 ×2 □ 20 mL 注射器 ×3 □ 50 mL 注射器 ×2 □输血器 ×2 □微量泵管 ×1 □输液泵管（按需） □胶布 1 卷 □纱布 1 包 □三通 ×4		□否	

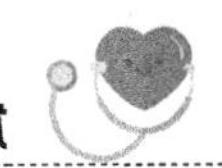

（续表）

实施措施	核查项目			备注
抗凝方式的选择	不使用抗凝	□肝素生理盐水预充	□否	
	全身抗凝	□是，请选择： □肝素 □低分子肝素 □阿加曲班	□否	
	局部抗凝	□是，请选择： （请观察血气中游离钙是否正常） □枸橼酸钠	□否	
操作前评估	患者评估	□平均动脉压＞65 mmHg □告知患者取得配合 □留取血标本	□否	
	管路位置	□股静脉置管 □颈内静脉置管 □锁骨下静脉置管 □动静脉瘘	□否	
	管路准备	□是 □抽出并弃去双腔血滤管内的封管液（2 mL/ 腔） □引血端 6 秒内可抽出 20 mL 血液 □回血端可见回血，推注顺利	□否	
操作过程	预冲检测通过，静置 30 分钟	□是	□否	
	连接患者	□是	□否	
	引血端连接冲洗液（三通）/ 抗凝剂通路后连接患者	□是	□否	
	回血端接收集液袋直至生理盐水 / 血液将预充液排尽后，回血端连接患者	□是	□否	
术中监测	监测压力值	□是， □滤器压≤ 250 mmHg	□无	
	管路无漏血、漏气、血凝块（滤器暗红色）	□是	□否	
	在三通下垫纱布，用宽胶布高举平台法双重固定管路	□是	□否	
	每 5 ～ 10 分钟增加血流速 20 ～ 30 mL/min（血压可接受）直至到达目标血流速	□是	□否	
	复温，打开加温器调至所需温度（血流速＜ 100 mL/min，温度设置＜ 37 ℃）	□是	□否	
	具备血液灌流资质的护士双人核对血液灌流医嘱单，执行护士签名	□是	□否	
	记录血液灌流运行状态及参数	□是	□否	

（续表）

实施措施	核查项目			备注
并发症	出血倾向	□是	□否	
	血栓栓塞	□是	□否	
	低血压	□是	□否	
	感染	□是	□否	
	计划外拔管	□是	□否	
操作后处理	遵医嘱结束治疗或更换配套	□是	□否	
	回血	□是	□否	
	对血滤管用 NS 20 mL 脉冲式冲管	□是	□否	
	结束治疗封管：NS 10 mL+ 肝素钠 2 mL，各腔推注导管容积量封管	□是	□否	
	导管继续留用（用无菌纱布包裹，注明封管时间__月__日__时__分，封管者签名）	□是	□否	
	导管长时间不用，每 72 小时封管一次	□是	□否	
	无须留用（协助医师拔除血滤管并按压止血，必要时沙袋压迫）	□是	□否	
	卸载配套并处理医疗废物	□是	□否	
	用消毒湿巾擦拭仪器并归位	□是	□否	
	记录相关护理文件	□是	□否	
	确认血液灌流相关长期医嘱已停止	□是	□否	

【清单精解】

1. 血液灌流器——HA380

推荐用于危重症及炎症反应性疾病（脓毒症、重症急性胰腺炎、全身炎症反应综合征、代偿性抗炎症反应综合征、多器官功能障碍综合征、多发性创伤、挤压综合征等）。

临床功效：清除血液中的内毒素和炎症介质（TNF-a、IL-6 等），使患者重建内环境稳态，缩短患者住院时间，提高救治成功率。

2. 血液灌流器——HA330

推荐用于危重症等炎症反应性疾病（脓毒症、重症急性胰腺炎、全身炎症反应综合征、代偿性抗炎症反应综合征、多器官功能障碍综合征、多发性创伤、挤压综合征等）。

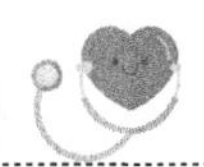

临床功效清除血液中的内毒素和炎症介质（TNF-a、IL-6 等），使患者重建内环境稳态，缩短患者住院时间，提高救治成功率。

3. 血液灌流器——HA230

推荐用于各种药物、毒物中毒。

临床功效：一次性使用血液灌流器，对有机磷农药、灭鼠药、除草剂、工业毒、生物毒等均有较好的清除能力。

4. 血液灌流器——HA330- Ⅱ

推荐用于各种原因引起的急性肝损伤、重型肝炎、肝衰竭及并发症等。

临床功效：可广谱吸附中、大分子肝衰竭毒素，特别是对分子结构中含有疏水基团或苯环等环状结构的毒素（炎症介质、氨、酚类、硫醇等）具有很高的吸附能力。

5. 血液灌流器——BS330

推荐用于重型肝炎、肝性脑病、肝衰竭、伴有黄疸的多脏器功能衰竭 / 严重脓毒症休克等。

临床功效：清除肝衰竭毒素，暂时替代肝脏的解毒功能，为受损肝细胞的再生和功能恢复创造有利的内环境。

6. 血液灌流器——HA130

推荐用于维持性血液透析相关并发症，如肾性骨病、顽固性皮肤瘙痒、周围神经病变、心血管疾病、顽固性高血压、肾性脑病、营养不良等。

临床功效：清除尿毒症毒素中的中、大分子毒素或与蛋白结合类毒素，如 β_2- 微球蛋白（β_2-MG）、肿瘤坏死因子 -α（TNF-α）、白介素 -6（IL-6）等。

（山西医科大学第二医院急诊科　刘铮）

第四十一节　血浆置换核查清单

床号________ 姓名________ 性别________ 年龄________ 实施者________ 日期__________

实施措施	核查项目			备注
准备	适应证是否合适	□是	□否	
	知情同意书已签字	□是	□否	
	下医嘱	□是	□否	
置换液的种类	晶体液	□是	□否	
	新鲜血浆	□是	□否	
	人血白蛋白溶液	□是	□否	
	其他	□是	□否	
物品准备	□加温器 □ 2 mL 注射器 ×2 □ 20 mL 注射器 ×3 □ 50 mL 注射器 ×2 □输血器 ×2 □血浆分离机 □血浆分离器 □血浆成分分离器 □专用管路并核对其型号 □血制品或置换液 □穿刺针 □无菌治疗巾 ×1 □碘伏 1 瓶 □棉签 1 包 □胶布 1 卷 □纱布 1 包 □止血带 ×1 □无菌手套 ×1 □三通 ×4	□是	□否	
预冲液	生理盐水	□ 6 ～ 8 袋 □肝素 100 mg	□否	
	葡萄糖	□ 6 ～ 8 袋 □肝素 100 mg	□否	
抗凝方式	使用抗凝	□是，请选择： □肝素 □低分子肝素 □阿加曲班	□否	
	不使用抗凝	□是 肝素生理盐水预冲	□否	
操作前评估	患者评估	□查对患者床号、姓名 □告知患者取得配合 □留取血标本 □评估患者神志、合作程度、血管通路状况 □测量生命体征并记录	□否	
	管路位置	□股静脉置管 □颈内静脉置管 □锁骨下静脉置管 □动静脉瘘	□否	
	管路准备	□引血端 6 秒内可抽出 20 mL 血液 □回血端可见回血，推注顺利	□否	

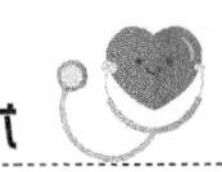

（续表）

实施措施	核查项目			备注
操作过程	预冲检测通过，静置30分钟	□是	□否	
	连接患者	□是	□否	
	引血端连接冲洗液（三通）/抗凝剂通路后连接患者	□是	□否	
	回血端接收集液袋直至生理盐水/血液将预充液排尽后回血端连接患者	□是	□否	
	打开开关，完成机器自检	□是	□无	
	按照机器要求进行管路连接，自动预冲管路及血浆分离器	□是	□否	
	根据病情设置血浆置换参数；设置各种报警参数，如血浆置换目标量、各个泵的流速	□是	□否	
	置换液加温	□是	□否	
	连接体外循环	□是	□否	
	查对	□是，请选择： □自我查对 □双人查对	□否	
	血浆置换治疗开始，先全血自循环5～10分钟，观察正常后再进入血浆分离程序。观察2～5分钟，无反应后再以正常速度运行	□是	□否	
	密切观察患者生命体征，包括每30分钟测血压、心率、呼吸、脉搏，询问患者感觉	□是	□否	
	密切观察机器运行情况，包括全血流速、血浆流速、动脉压、静脉压、跨膜压变化等	□是	□否	
	置换达到目标量后回血下机	□是	□否	
	观察患者的生命体征，记录病情变化及血浆置换治疗参数和结果	□是	□否	
并发症	过敏和变态反应	□是	□否	
	低血压	□是	□否	
	溶血	□是	□否	
	感染	□是	□否	
	凝血异常	□是	□否	
	离子紊乱	□是	□否	
	酸碱失衡	□是	□否	
	营养物质丢失	□是	□否	
	脑水肿	□是	□否	

（续表）

实施措施	核查项目			备注
操作后处理	准备生理盐水、无菌纱布、碘伏和棉签等消毒物品、无菌手套、无菌肝素帽、注射器、封管液、胶布、消毒巾（擦拭机器用）	□是	□否	
	按下结束治疗键，停血泵，关闭管路	□是	□否	
	颈部静脉置管的患者头偏向对侧，戴口罩；辅助人员重新消毒导管皮肤入口周围皮肤、导管、导管夹子、导管和管路接头	□是	□否	
	戴无菌手套分离管路动脉端与留置导管动脉端，操作者协助注射封管液，辅助人员盖肝素帽	□是	□否	
	将管路动脉端与生理盐水连接，将血流速减至 100 mL/min 以下，按照机器程序回收血液	□是	□否	
	回血完毕，停止血泵，关闭管路及留置导管静脉夹	□是	□否	
	辅助人员分离管路静脉端与留置导管静脉端，操作者协助注射封管液，辅助人员盖肝素帽，包扎固定	□是	□否	
	卸下滤器、管路及各液体袋。关闭电源，对机器外部消毒	□是	□否	
	记录相关护理文件	□是	□否	
	确认相关长期医嘱已停止	□是	□否	

【清单精解】

血液置换能够迅速清除血液中的致病因子，包括自身抗体、免疫球蛋白、免疫复合物、炎症介质、尿毒症毒素、毒物、过量的低密度脂蛋白等，另外也可以补充正常的血浆及置换液，从而恢复细胞免疫功能，改善网状内皮细胞的吞噬功能，使病情得到控制。

单重血浆置换是通过血浆分离器分离成细胞成分和血浆，弃去异常血浆，再将细胞成分和弃去血浆等量的置换液重新输回患者体内从而起到清除致病因子的作用。

双重血浆置换是在单重血浆置换的基础上对分离出的血浆进行二次分离，去除其中的大分子致病因子后将含白蛋白等分子量较小的血浆蛋白重输回体内。相对于单重血浆置换，双重血浆置换的治疗针对性更强，能够选择性地清除血浆中的致病因子，减少白蛋白的丢失，同时经二次分离的血浆能够回输至患者体内，减少了外源性血浆的使用，从而降低血液感染、过敏等风险，更为安全。

（山西医科大学第二医院急诊科　刘铮）

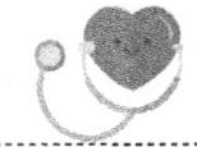

第四十二节　连续性肾脏替代治疗核查清单

床号＿＿＿＿　姓名＿＿＿＿　性别＿＿＿＿　年龄＿＿＿＿　实施者＿＿＿＿　日期＿＿＿＿＿

实施措施	核查项目			备注
准备	适应证	□是	□否	
	知情同意书已签字	□是	□否	
	下医嘱	□是	□否	
模式选择	SCUF	□是	□否	
	CVVH	□是	□否	
	CVVHD	□是	□否	
	CVVHDF	□是	□否	
治疗时间	□ 4 h □ 6 h □ 8 h □ 12 h □ 24 h □ 36 h □ 72 h □＞ 72 h			
预冲液	生理盐水	□ 6 ～ 8 袋 □肝素 100 mg	□否	
	葡萄糖	□ 6 ～ 8 袋 □肝素 100 mg	□否	
物品准备	□加温器 □ 2 mL 注射器 ×2 □ 20 mL 注射器 ×3 □ 50 mL 注射器 ×2 □输血器 ×2 □体外循环管路 □血液滤过器 □置换液 □透析液 □抗凝剂 □ 10% 氯化钙或 10% 葡萄糖酸钙溶液 □ 10% 氯化钾 □穿刺针 □无菌治疗巾 ×1 □碘伏 1 瓶 □棉签 1 包 □胶布 1 卷 □纱布 1 包 □止血带 ×1 □无菌手套 ×1 □三通 ×4		□否	
抗凝方式选择	不使用抗凝	□肝素生理盐水预冲	□否	
	全身抗凝	□是，请选择： □肝素 □低分子肝素 □阿加曲班	□否	
	局部抗凝	□是，请选择： □枸橼酸钠 □其他	□否	

（续表）

实施措施	核查项目			备注
操作前评估	患者评估	□是，请选择： □平均动脉压＞65 mmHg □告知患者取得配合 □留取血标本	□否	
	管路位置	□是，请选择： □股静脉置管 □颈内静脉置管 □锁骨下静脉置管 □动静脉瘘	□否	
	管路准备	□抽出并弃去双腔血滤管内封管液（2 mL/ 腔） □引血端 6 秒内可抽出 20 mL 血液 □回血端可见回血，推注顺利	□否	
操作前准备	操作者着工作服或隔离服，洗手、戴帽子、戴口罩	□是	□否	如未通过自检，应通知技术人员对 CRRT 机进行检修
	开机，完成自检	□是	□否	
	查看血液滤过器有效日期、型号	□是	□否	
	按照显示屏提示步骤，安装血液滤过器及体外循环管路，安放置换液袋，连接置换液、生理盐水预冲液及废液袋，打开各管路夹	□是	□否	
	完成机器自动预冲及自检	□是	□否	
	机器自检通过后，检查显示是否正常，发现问题及时对其进行调整。关闭动脉夹和静脉夹	□是	□否	
	连接抗凝用药	□是	□否	
	4% 枸橼酸钠溶液、10% 氯化钙	□是	□否	
	10% 葡萄糖酸钙溶液	□是	□否	
操作过程（操作规范 CVVHDF 模式，局部枸橼酸钠抗凝为例）	预冲检测通过，静置 30 分钟	□是	□否	
	连接患者	□是	□否	
	引血端连接冲洗液（三通）/ 抗凝剂通路后连接患者	□是	□否	
	回血端接收集液袋直至生理盐水 / 血液将预冲液排尽后回血端连接患者	□是	□否	
	按照医嘱设置血流量、置换液流速、透析液流速、超滤液流速，以及 4% 枸橼酸钠溶液、10% 氯化钙或 10% 葡萄糖酸钙溶液输注速度等参数，此时血流量设置在 100 mL/min 以下为宜	□是	□否	
	连接体外循环	□是	□否	
	准备治疗包、碘伏消毒棉签和医用垃圾袋	□是	□否	
	患者头偏向对侧，操作者打开静脉导管外层敷料和内层敷料，观察导管皮肤入口处有无红肿和渗出	□是	□否	
	先消毒导管皮肤入口周围皮肤，再分别消毒导管和导管夹子	□是	□否	
	辅助人员戴无菌手套固定导管	□是	□否	
	打开治疗包，戴无菌手套，将治疗包内无菌治疗巾垫于静脉导管下，将导管放于无菌治疗巾上	□是	□否	

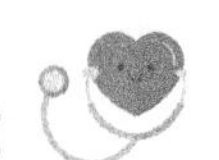

（续表）

实施措施	核查项目			备注
操作过程（操作规范CVVHDF模式，局部枸橼酸钠抗凝为例）	先检查导管夹子是否处于夹闭状态，再取下导管肝素帽	□是	□否	
	辅助人员分别消毒导管接头	□是	□否	
	用注射器回抽导管内封管液，再推注在纱布上以检查是否有血凝块，回抽量为动静脉管各 2 mL 左右。如果导管回抽血液不畅时，认真查找原因，严禁使用注射器用力推注导管腔	□是	□否	
	连接体外循环，打开 4% 枸橼酸钠溶液、10% 氯化钙或 10% 葡萄糖酸钙溶液的液体泵开关，以及管路动脉夹及静脉夹，按治疗键	□是	□否	
	用止血钳固定好管路，治疗巾遮盖好留置导管连接处。将医疗污物放于医疗垃圾桶中	□是	□否	
	逐步调整血流量等参数至目标治疗量，查看机器各监测系统是否处于监测状态，整理用物	□是	□否	
治疗过程中的监护	机器开始治疗后，立即测量血压、脉搏，询问患者的自我感觉，详细记录治疗单	□是	□否	
	按照体外循环管路走向的顺序，依次检查体外循环管路系统各连接处和管路开口处，未使用的管路开口应处于加帽密封和夹闭管夹的双保险状态	□是	□否	
	根据医嘱查对机器治疗参数	□是	□否	
	双人查对及自我查对后，与另一名护士同时再次查对上述内容，并在治疗记录单上签字	□是	□否	
	专人床旁监测，观察各项生命体征监测参数、管路凝血情况，以及机器是否处于正常状态；每小时记录 1 次治疗参数及治疗量，核实是否与医嘱一致	□是	□否	
	根据机器提示，及时更换置换液、倒空废液袋。必要时更换管路及透析器	□是	□否	
	发生报警时，迅速根据机器提示进行操作，解除报警。如报警无法解除且血泵停止运转，则立即停止治疗，手动回血，并速请维修人员到场处理	□是	□否	
	并发症	□是，请选择： □出血 □渗血 □血肿 □动脉瘤及假性动脉瘤 □血栓形成 □导管相关感染 □低温 □失衡综合征 □电解质酸碱平衡紊乱 □低血压 □营养不良 □药物清除相关并发症 □其他	□无	
	追加抗凝药物	□是 □超过 4 小时，应该追加抗凝药物	□否	

（续表）

实施措施	核查项目			备注
治疗结束	准备生理盐水、无菌纱布、碘伏和棉签等消毒物品、无菌手套等物品	□是	□否	
	关闭4%枸橼酸钠溶液、10%氯化钙或10%葡萄糖酸钙溶液的液体泵开关	□是	□否	
	按结束治疗键，停血泵，关闭管路及留置导管动脉夹	□是	□否	
	辅助人员戴无菌手套分离管路动脉端与留置导管动脉端	□是	□否	
	将管路动脉端与生理盐水连接，将血流速减至100 mL/min以下，开启血泵回血	□是	□否	
	回血完毕，停止血泵，关闭管路及留置导管静脉夹	□是	□否	
	辅助人员戴无菌手套分离管路静脉端与留置导管静脉端	□是	□否	
	按照无菌操作原则，消毒留置导管管口，生理盐水冲洗留置导管管腔，按照医嘱注入封管液，包扎固定	□是	□否	
	根据机器提示步骤，卸下透析器、管路及各液体袋。关闭电源，擦净机器，推至保管室内待用	□是	□否	
	记录相关护理文件	□是	□否	
	确认相关长期医嘱已停止	□是	□否	

【清单精解】

常用CRRT模式。

1. SCUF

缓慢连续超滤，主要是以超滤（对流）的方式清除多余水分。目前临床主要用于严重全身性水肿、难治性心力衰竭，特别是心脏直视手术、创伤或大手术复苏后伴有细胞外液容量过负荷者。不适用于溶质失衡引起的内环境紊乱。

2. CVVH

连续静—静脉血液滤过也称连续血液滤过（CVVH），是利用对流原理清除血液中溶质及多余水分的血液净化模式。CVVH通过超滤清除血浆中大量的水，而水中所包含的中、小分子溶质随之被一同清除，因为丢失了大量的水和电解质成分，需要通过置换液进行补充。主要用于清除血液中的中、小分子溶质。

3. CVVHD

连续静—静脉血液透析也称连续血液透析（CVVHD），是利用弥散原理清除血液中溶质的血液净化模式。分子运动的物理特性决定了物质的分子量越小，其弥散能力越强。这种方式对于小分子物质，如尿素氮（BUN）、肌酐（Cr）等的清除效果要优于中分子物质。也能通过超滤的方式清除血液中多余的水分。

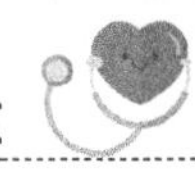

4. CVVHDF

连续静—静脉血液透析滤过也称连续血液透析滤过，这种 CBPT 模式将血液滤过和血液透析有机地融合到一起。CVVHDF 既利用了对流的原理，也利用了弥散的原理。CVVHDF 主要用于清除血液中的中、小分子溶质。

（山西医科大学第二医院急诊科　刘铮）

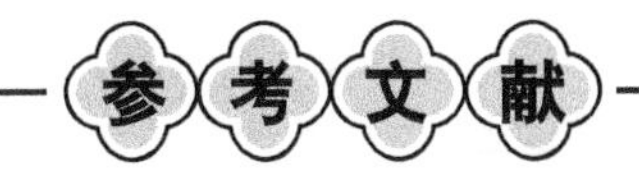

1. 陈香美 . 血液净化标准操作规程 . 北京：人民军医出版社，2010：112-121.
2. 陈香美 . 血液净化标准操作规程（2021 版）. 北京：人民卫生出版社，2021.
3. SCHWARTZ J，PADMANABHAN A，AQUI N，et al. Guidelines on the use of therapeutic apheresis in clinical practice-evidence-based approach from the Writing Committee of the American Society for Apheresis：the seventh special issue. J Clin Apher，2016，31（3）：149-162.
4. MÜHLHAUSEN J，KITZE B，HUPPKE P，et al. Apheresis in treatment of acute inflammatory demyelinating disorders. Atheroscler Suppl，2015，18：251-256.
5. NERI M，VILLA G，GARZOTTO F，et al. Nomenclature for renal replacement therapy in acute kidney injury：basic principles. Crit Care，2016，20（1）：318.
6. 傅芳婷 . 血浆置换理论与实践 . 北京：人民军医出版社，2011：6-10.
7. 陈晓辉 . 血液净化在 ICU 的应用 . 北京：科学技术文献出版社，2012：169-184.
8. 孙仁华，黄东胜 . 重症血液净化学 . 杭州：浙江大学出版社，2015：192-207.

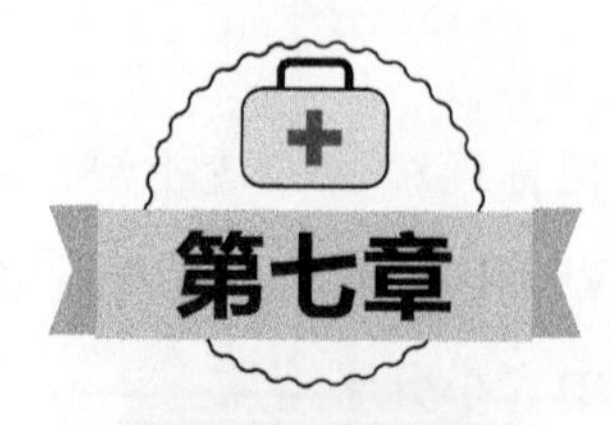

第七章

重症营养

第四十三节　鼻胃管操作核查清单

床号＿＿＿＿　姓名＿＿＿＿　性别＿＿＿＿　年龄＿＿＿＿　实施者＿＿＿＿　日期＿＿＿＿

用物准备　治疗单、一次性胃管包、石蜡油、纱布、50 mL 注射器、弯盘、听诊器、胶布、胃管标识、手电筒、盛水治疗碗、快速手消毒剂

实施措施	核查项目			备注
适应证	鼻饲饮食，营养供给	□是	□否	
	胃肠减压，减轻胃潴留	□是	□否	
	留取胃内容物标本	□是	□否	
	术前准备，减少胃肠胀气	□是	□否	
评估	患者	□是，请选择： □病情 □年龄 □意识 □生命体征 □营养状况 □凝血化验结果 □有无误吸风险	□ 否	
	操作部位	□是 □有无鼻中隔偏曲、鼻息肉、鼻塞、鼻部肿瘤、鼻部外伤史及手术史	□否	
	配合程度	□是，请选择： □患者情绪反应 □心理需求 □对此项操作接受度	□否	
操作前准备	用物准备齐全	□是 □用物齐全，在有效期内	□否	

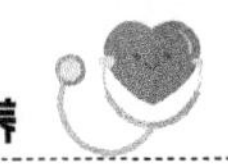

（续表）

实施措施	核查项目			备注
操作过程	核对	□是，请选择： □患者 □治疗单	□否	
	体位	□是 □协助患者取舒适体位	□否	
	鼻部状况	□是 □给予鼻腔清洁	□否	
	测量长度	□是，请选择： □鼻尖至耳垂，耳垂至剑突 □额头至剑突距离	□否	
	胃管置入	□是，请选择： □清醒患者 插入鼻腔 15 cm，嘱患者做吞咽动作 □昏迷患者 插入鼻腔 15 cm，抬高患者头部，将其下颌抵住胸骨柄，再行插入	□否	
	判断是否置入	□是，请选择： □用 50 mL 注射器抽吸胃液，有胃液流出，证明在胃内 □将胃管末端置入盛水的治疗碗内，无气泡逸出，证明在胃内 □听诊器检测法：用 50 mL 注射器向胃内置入一定量空气，若听到气过水声，证明在胃内	□否 □检查胃管是否盘在口中(必要时用手电筒) □若患者出现咳嗽、气紧、发绀、呼吸困难，表示误入气管，应拔出胃管，休息片刻后重新置入	
	胃管固定	□是，请选择： □妥善固定，做好胃管标识：注明留置时间、深度 □协助患者取舒适卧位	□否	
	健康宣教	□是，请选择： □活动时避免胃管脱出、打折、受压、扭曲 □注意鼻部皮肤，避免受压，定时更换固定位置 □清洁鼻部皮肤及鼻腔分泌物，给予润滑保护 □长期留置者需清洁口腔	□否	

（续表）

实施措施	核查项目			备注
操作后处理	用物处理	□是，弃去一次性管路	□否	
	洗手	□是	□否	
	记录	□是，请选择： □时间 □签全名 □若为危重患者，在危重护理单上按要求记录	□无	
	并发症	□有，请选择： □引流不畅 □插管困难 □上消化道出血 □声音嘶哑 □呼吸困难 □吸入性肺炎 □管路脱出 □管路堵塞 □鼻部皮肤损伤	□无	

【清单精解】

1. 鼻胃管置入术

鼻胃管置入术是将导管经鼻腔插入胃内，可从管内灌注流质食物、水分和药物，以维持患者营养和治疗需要的方法，也可通过连接负压吸引装置，利用负压吸引原理，将积聚于胃肠道内的气体及液体吸出，以降低胃肠道内压力和膨胀程度，改善胃肠壁血液循环，有利于炎症的吸收、促进伤口愈合和胃肠功能恢复的一种治疗方法。

2. 注意事项

（1）适应证：①不能经口进食者，如昏迷、口腔疾患术后的患者；不能张口的患者（如破伤风）。②早产儿和病情危重的患者。③急性胃扩张、胃出血及胃肠道穿孔者。④急性弥漫性腹膜炎、各种肠梗阻者。⑤腹部大中型手术，尤其是进行消化道吻合术者。

（2）禁忌证：无绝对禁忌证。

3. 留置期间观察要点

（1）胃肠减压者：①胃肠减压前了解患者近期有无上消化道出血史、食管静脉曲张、食管梗阻、鼻腔出血，以防发生损伤。②及时倾倒引流液，观察性质、颜色、量并详细记录，若有异常及时通知医师处理并观察生命体征。③经常检查胃肠减压器的密

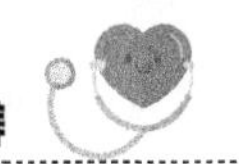

闭性，避免导管打折、堵塞、漏气，每 4 小时用温开水或生理盐水冲洗胃管 1 次。④对长期使用者应加强口鼻腔护理。⑤胃肠减压期间应暂禁食、禁饮，停服药物，如需胃内注药，则注药后应夹管并暂停减压 0.5 ～ 1 小时。⑥拔管时间由医师决定，但一般胃肠手术后 2 ～ 3 天，胃蠕动功能恢复正常，并出现肛门排气，无明显腹胀时，即可拔管。如系双腔管则先将气囊内空气抽尽，但仍将双腔管留在肠内以备反复施术，直至腹胀无复发的可能时，方可将胃管拔出。

（2）鼻饲患者：①鼻饲液温度应为 38 ～ 42 ℃，若当次未注完须低温保存并在 24 小时内用完。②每次灌注量不超过 200 mL，间隔时间不少于 2 小时。③鼻饲时，先注入少量温开水，再灌入鼻饲液，最后再注入少量温开水冲管，并抬高鼻饲管末端使液体全部流入胃内。④灌入鼻饲药物时，应将药片研碎溶解后再灌入，若灌入新鲜果汁，应与奶制品分开灌入，以防形成凝块。⑤每次鼻饲时需确认胃残余量，当＞ 200 mL 的则停止鼻饲，告知医师，给予对症处理。

（山西医科大学第二医院急诊科　王朝霞）

第四十四节　鼻空肠管（盲插、超声、胃镜）核查清单

床号＿＿＿＿ 姓名＿＿＿＿ 性别＿＿＿＿ 年龄＿＿＿＿ 实施者＿＿＿＿ 日期＿＿＿＿＿

实施措施	核查项目			备注
评估	肠道功能基本正常	□是	□否	
	适应证	□有，请选择： □胃瘫 □严重的胃食管反流 □高误吸风险 □十二指肠梗阻 □胃瘘 □十二指肠瘘 □重症胰腺炎早期 □短肠综合征	□无	
	禁忌证	□有，请选择： □食管静脉曲张 □活动性上消化道出血 □严重的肠道吸收障碍 □肠梗阻 □急腹症 □肠坏死及肠穿孔	□无	
	禁食 6 小时	□是	□否	
	生命体征平稳	□是	□否	
	签署知情同意书	□是	□否	
	管路型号	□螺旋型 □单腔 □双腔 □三腔	□非螺旋型 □单腔 □双腔 □三腔	
	操作侧鼻腔禁忌证	□有 □鼻中隔偏曲 □炎症 □出血 □近期手术史 □肿瘤 □其他＿＿＿＿	□无	
盲插法	床头抬高 30° ～ 45°	□是	□否	
	右侧卧位	□是	□否	
	应用胃动力药物	□有 □甲氧氯普胺 □红霉素 □其他＿＿＿＿	□否	
	等渗盐水浸泡导管尖端	□是	□否	
	测量置管长度并做第 1 标记	□是	□否	

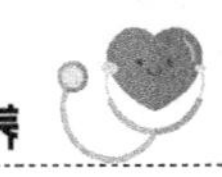

（续表）

实施措施	核查项目			备注
盲插法	置管至胃后 证实胃空肠管在胃内	□是 □抽吸出胃液 □听诊气过水声 □抽吸胃液测量 pH ＞ 7 □胸腹 X 线证实鼻空肠管尖端位于胃内	□否	
	螺旋送管至第 2 标记	□是	□否	
	操作者有落空感	□有	□无	
	间歇推进至第 3 标记	□是，每 30 ～ 60 分钟推送 5 cm	□否	
	抽吸肠液测量 pH ＞ 7	□是	□否	
	X 线确认导管尖端位于空肠段	□是	□否	
	撤出全部导丝	□是	□否	
	冲洗管腔	□是	□否	
	记录位置并固定	□是	□否	
超声引导	右侧卧位	□是	□否，平卧位	
	胃动力药	□有，请选择： □甲氧氯普胺 □红霉素	□无	
	测量置管长度并做第 1 标记	□是	□否	
	证实胃空肠管在胃内	□是，请选择： □抽送胃空肠管可见到快速移动性强回声 □胃腔内云雾征 □腹正中“双轨”声像 □抽吸出胃液 □听诊气过水声 □ pH ＞ 7 □胸腹 X 线证实鼻空肠管尖端位于胃内	□否	
	缓慢送管至第 2 标记	□是	□否	
	超声明确幽门位置	□是	□否	
	缓慢送管至 75 ～ 85 cm	□是	□否	
	导管通过幽门	□是，请选择： □超声下可见导管呈伸直位 □胰头右侧可见云雾征	□否	
	缓慢送管至第 3 标记	□是	□否	
	确认导管位置	□是，请选择： □脐上缘或左上腹云雾征 □抽吸肠液测量 pH ＞ 7 □ X 线确认导管尖端位于空肠段	□否	
	妥善固定	□是	□否	

（续表）

实施措施	核查项目			备注
胃镜引导	床头抬高 30°～45° 右斜卧位	□是	□否	
	鼻咽部喷雾麻醉	□有	□无	
	置管方式	□导丝引导置入	□内镜下钳夹推送	
	进镜至十二指肠水平部	□是	□否	
	导丝引导置入	□是，营养管顺导丝置入空肠后，退出导丝	□否，内镜下推送	
	内镜下钳夹推送	□是，钳夹营养管前端部逐步轻柔送至十二指肠水平段以远	□否	
	记录位置及深度	□是	□否	
	冲洗管腔使其通畅	□是	□否	
	妥善固定	□是	□否	

【清单精解】

第 1 标记：测定鼻尖到耳垂，耳垂至剑突至肚脐的距离，评估鼻空肠管到胃的长度。

第 2 标记：距第 1 标记 25 cm 处，此距离约为鼻空肠管到幽门的长度。

第 3 标记：距第 1 标记 50 cm 处，此距离约为鼻空肠管固定位置。

（山西医科大学第二医院急诊科　王旭）

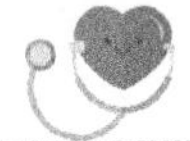

第四十五节　胃／空肠造瘘置管核查清单

床号 ________ 姓名 ________ 性别 ________ 年龄 ________ 实施者 ________ 日期 ________

<table>
<tr><th>实施措施</th><th colspan="3">核查项目</th><th>备注</th></tr>
<tr><td rowspan="6">术前准备</td><td>是否评估患者病情</td><td>□是，请选择：
□核对患者信息
□营养不良风险评估
□胃肠道功能评估
□血管药物使用情况</td><td>□否</td><td></td></tr>
<tr><td>适应证是否合适</td><td>□是，请选择：
□吞咽困难和进食困难
□脑卒中、脑外伤、植物人
□头颈部肿瘤放疗或手术前后
□因呼吸功能障碍行气管切开者
□食管穿孔、食道吻合口瘘
□腹部手术后胃瘫、胃肠淤积者
□重症胰腺炎、胰腺囊肿、胃排空障碍者（胃肠减压的同时经空肠营养管供给营养）</td><td>□否</td><td></td></tr>
<tr><td>胃／空肠造瘘置管治疗知情同意书已签字</td><td>□是</td><td>□否</td><td></td></tr>
<tr><td>术前相关化验、检查是否完善</td><td>□是</td><td>□否</td><td></td></tr>
<tr><td>术前是否禁饮食 6 ～ 8 小时</td><td>□是</td><td>□否</td><td></td></tr>
<tr><td>是否预防性使用抗生素</td><td>□是</td><td>□否</td><td></td></tr>
<tr><td rowspan="5">麻醉前评估</td><td>纠正或改善病理生理状态</td><td>□是</td><td>□否</td><td></td></tr>
<tr><td>心理方面的准备</td><td>□是</td><td>□否</td><td></td></tr>
<tr><td>胃肠道的准备</td><td>□是，请选择：
□排空胃肠道</td><td>□否</td><td></td></tr>
<tr><td>麻醉用品、设备及药物的准备</td><td>□是</td><td>□否</td><td></td></tr>
<tr><td>知情同意</td><td>□是，请选择：
□麻醉方式
□围术期可能的意外情况及并发症
□手术前后的注意事项
□知情同意书</td><td>□否</td><td></td></tr>
<tr><td>物品准备是否齐全</td><td colspan="2">□是，请选择：
□经皮内镜胃、空肠造口套件
□穿刺针
□固定器
□双腔管
□ H1 导管
□导丝
□手术刀
□注射器（5 mL、10 mL、50 mL）
□利多卡因
□造影剂
□无菌蒸馏水
□无创呼吸机
□吸痰器
□抢救药物
□其他</td><td>□否</td><td></td></tr>
</table>

（续表）

实施措施	核查项目			备注
□术前准备已完善，可开始手术				
操作	经皮内镜胃造口术（PEG）	□采用经腹壁导管拉出法技术，术前给予镇静及止痛，胃镜进入胃腔，注气使胃膨胀，另一助手进行上腹部皮肤消毒，见左上腹光点最亮处，用手指轻压以辨明胃腔部位，相应处在局麻下切开皮肤 0.5 ～ 1 cm，由此穿刺针进入胃腔，退出针芯，于外套管内插入导线。通过内镜活检钳抓住导线，内镜及活检钳抓住导线并一同退出口腔。PEG 管与导线相固定，牵拉腹部皮肤切口外的导线，使得PEG管经口腔进入胃内，并从腹壁穿刺处拉出胃腔，拉紧 PEG 管使内端固定片将胃壁与腹壁紧贴以防出血，然后在腹壁外使用卡片将 PEG 管固定，再次进入胃镜观察 PEG 管在胃内的位置是否恰当、有无穿刺处出血，退出胃镜，PEG 术毕		
	经皮内镜空肠造口术（PEJ）	□ PEJ 属于间接的空肠造口，在完成 PEG 后，通过 PEG 管置入一根空肠营养管，在胃镜辅助下，利用活检钳抓住导管，逐渐将空肠管送入空肠上段		
并发症	□有，请选择： □造瘘口周围感染及脓肿形成 □造瘘管滑脱 □胃肠道出血 □肿瘤种植		□无	
造瘘口护理	□ PEG/PEJ 术后 24 小时即可经小肠造瘘口给予营养液，从少许、等渗的温葡萄糖盐水开始，2 ～ 3 天后逐渐增加肠内营养的质和量 □注食时或注食后应保持半卧位，以防误吸，预防造瘘管堵塞，不宜注太干的食物，每次注食前后都须用 30 ～ 50 mL 清水冲洗造瘘管，每日应用长棉签清洁管腔的碎屑，每日清洁造瘘管周围皮肤 2 次 □造瘘管的拔出：造瘘管留置时间可以根据病情而定，留置时间长者可达半年以上，短者至少需留置 2 周，拔出后遗留的瘘口可用凡士林纱布填塞或缝合 2 针		□无	

麻醉师签名：______________ 操作者签名：______________

开始时间：______________ 结束时间：______________

【清单精解】

1. 营养液及药物饲入

（1）PEG/PEJ 置入 4 小时后，即可进行肠内营养，先注入 50 mL 纯净水，在随后 1 小时内，评估患者是否出现危险指征。

（2）进行肠内营养饲入时，应戴一次性手套，营养饲入的装置应每 24 小时更换 1 次。连续肠内营养输注时，每 4 ～ 6 小时应采用 15 ～ 30 mL 纯净水冲洗导管，以防止导管阻塞。分次给予肠内营养或药物后，也应采取上述方法冲洗导管。空肠造瘘管

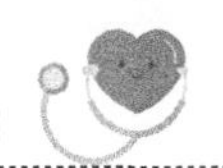

通常比胃造瘘管管径小，应特别注意避免阻塞。

（3）在没有禁忌证的情况下，可将床头抬高 30° ～ 45° ，以防止胃内容物反流或误吸，并在肠内营养结束后至少保持 1 小时。

（4）药物饲入时应与肠内营养隔开，以避免两者之间相互作用导致管道阻塞，或改变药物的吸收速度和起效时间，尽可能避免饲入非口服类的药物。给药前停止营养液输入，用 15 mL 温水冲洗导管。在给药结束时，用等量的水冲洗导管，并等待 30 ～ 60 分钟后重新启动肠内营养。

2. 如何规范输液速度

（1）注意营养液的输注速度，滴速应逐渐增加，使消化道有个适应过程。

（2）速度最好控制在 120 ～ 150 mL/h。不要均匀持续输入，应有间歇时间，给胃肠以休息；夜间患者入睡时最好停用。

（3）使用时应注意防止污染，现开现用，连续滴注一次用量的悬挂时间不宜＞ 8 小时，避免人为引起肠道污染。

（4）输注营养液期间应鼓励患者多活动，促进肠蠕动，增加肠道血流量，有利于营养液的吸收和能量的转换及储存。使用输液泵和恒温器或热水袋输注营养液是减少消化道并发症的重要措施之一。

（山西医科大学第二医院急诊科　刘铮）

第四十六节 重症营养风险评估核查清单

床号 ________ 姓名 ________ 性别 ________ 年龄 ________ 实施者 ________ 日期 ____________

<table>
<tr><th colspan="4">核查项目</th><th>备注</th></tr>
<tr><td rowspan="3">营养风险筛查</td><td>生化指标下降</td><td>□是，请选择：
□白蛋白
□血红蛋白
□血尿素
□血肌酐</td><td>□否</td><td rowspan="3"></td></tr>
<tr><td>BMI 下降</td><td>□是</td><td>□否</td></tr>
<tr><td>营养 ASPEN 评分</td><td>□是，分值： 分</td><td>□否</td></tr>
<tr><td colspan="2">时机的选择（入院 48 小时内）</td><td>□是</td><td>□否
开始时间：</td><td></td></tr>
<tr><td colspan="2">制定营养方案</td><td>□有，请选择：
□肠内营养
□经口胃管
□经鼻胃管
□经鼻肠管
□肠外营养
□全胃肠外营养（TPN）
□经外周静脉肠外营养（PPN）</td><td>□无</td><td></td></tr>
<tr><td rowspan="5">肠内营养的实施</td><td>制定营养目标</td><td>□有，目标值：______</td><td>□无</td><td rowspan="5"></td></tr>
<tr><td>检查置管深度</td><td>□有
置管深度 ______cm</td><td>□无</td></tr>
<tr><td>行胃肠减压、检测胃潴留情况</td><td>□有</td><td>□无</td></tr>
<tr><td>床头抬高 30° ～45°</td><td>□有</td><td>□无</td></tr>
<tr><td>过去 24 小时内喂食中断是否超过 4 小时</td><td>□有</td><td>□无</td></tr>
<tr><td rowspan="4">肠外营养的实施</td><td>制定营养目标</td><td>□有，目标值：______</td><td>□无</td><td rowspan="4"></td></tr>
<tr><td>深静脉置管给药</td><td>□有，置管深度 ____cm</td><td>□无</td></tr>
<tr><td>当天配制当天使用，输注不超过 24 小时</td><td>□有</td><td>□无</td></tr>
<tr><td>深静脉置管护理 2 次 / 日</td><td>□有</td><td>□无</td></tr>
<tr><td rowspan="6">营养支持的监测</td><td>出入量平衡</td><td>□有</td><td>□无</td><td></td></tr>
<tr><td>监测血糖</td><td>□有</td><td>□无</td><td rowspan="5"></td></tr>
<tr><td>每日监测血气分析、电解质</td><td>□有</td><td>□无</td></tr>
<tr><td>定期（每周 1 ～ 2 次）监测肝肾功能、血脂、前白蛋白、血常规、转铁蛋白、外周血淋巴细胞</td><td>□有</td><td>□无</td></tr>
<tr><td>长期（2 周以上）TPN 或经幽门后肠内营养的患者，每 1 ～ 2 周复查腹部 B 超</td><td>□有</td><td>□无</td></tr>
<tr><td>是否有腹胀、腹泻</td><td>□有，处理方式：</td><td>□无</td></tr>
</table>

【清单精解】

1. 身体质量指数（body mass index，BMI）：是目前国际上常用的衡量人体胖瘦程度及是否健康的一个标准（BMI= 体重 ÷ 身高 ^{2}）（表 7-46-1）。

表 7-46-1 不同地域 BMI 判断标准

BMI 分类	WHO 标准	亚洲标准	中国标准
体重过低	＜ 18.5	＜ 18.5	＜ 18.5
正常范围	18.5 ～ 24.9	18.5 ～ 22.9	18.5 ～ 23.9
超重	⩾ 25	⩾ 23	⩾ 24
肥胖前期	25 ～ 29.9	23 ～ 24.9	24 ～ 26.9
Ⅰ度肥胖	30 ～ 34.9	25 ～ 29.9	27 ～ 29.9
Ⅱ度肥胖	35 ～ 39.9	35 ～ 39.9	35 ～ 39.9
Ⅲ度肥胖	⩾ 40	⩾ 40	⩾ 40

2. 营养 ASPEN 评分（NRS-2002）：使用该评分进行营养不良状况和营养需求评估（表 7-46-2）。

表 7-46-2 ASPEN 评分（NRS-2002）

营养不良状况评估（分值越高营养不良状况越严重）	
0 分	营养状况正常
1 分；轻度	3 个月内体重下降＞ 5% 或前 1 周食物摄取量比正常低 25% ～ 50%
2 分；中度	2 个月内体重下降＞ 5% 或 BMI 在 18.5 ～ 20.5 同时合并一般状况差或前 1 周食物摄取量比正常低 50% ～ 75%
3 分；重度	1 个月内体重下降＞ 5%（3 个月内下降＞ 15%）或 BMI 在＜ 18.5 同时合并一般状况差或前 1 周食物摄取量比正常低 75% ～ 100%
疾病严重程度（营养需求增加程度）	
0 分	营养需求正常
1 分	营养需求轻度增加（髋骨折、慢性疾病急性发作或有并发症、肝硬化、COPD、肿瘤、糖尿病、血液透析者）
2 分	营养需求中度增加（腹部大手术、脑卒中、重症肺炎、血液系统恶性肿瘤）
3 分	营养需求重度增加（颅脑损伤、骨髓移植、重症监护患者）

年龄评分（年龄≥70岁加1分）	
营养不良状况评分＋营养需求增加程度评分＋年龄分＝总分	
总分≥3分	患者处于营养风险中，需进行营养支持
总分＜3分	每周进行营养的再评估

（山西医科大学第二医院急诊科　曹婧）

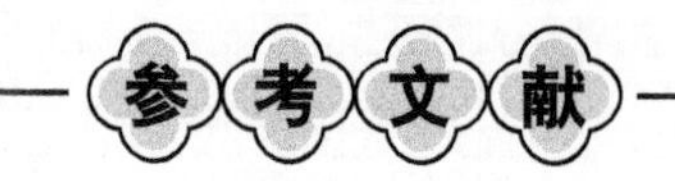

1. 张波，桂莉．急危重症护理学．4版．北京：人民卫生出版社，2017.
2. 李小寒，尚少梅．基础护理学．北京：人民卫生出版社，2017.
3. 郭锦丽，王香莉．专科护理操作流程及考核标准．北京：科学技术文献出版社，2017.
4. 孙仁华，江荣林，黄曼，等．重症患者早期肠内营养临床实践专家共识．中华危重病急救医学，2018，30（8）：715-721.
5. 邓艳琼，梁小青，黄石华，等．床旁徒手盲插鼻空肠管在ICU脑科重症患者中的应用．国际护理学杂志，2020，39（16）：2956-2960.
6. 郑祥德，冯清，周文来，等．床旁空肠营养管徒手置入技术在危重症病人营养治疗中的应用研究．肠外与肠内营养，2016，23（1）：41-43.
7. 徐程，黄中伟，蒋海燕，等．床旁超声引导下幽门定位及其在鼻空肠管置入术中的应用．解剖学报，2017，48（4）：440-444.
8. 孙博睿，张春，申存毅，等．实时超声辅助联合间断注水注气法在危重病人鼻空肠管留置中的应用．肠外与肠内营养，2020，27（4）：199-204.
9. 金鑫，史颖，王德超，等．胃镜辅助下鼻空肠管置入及空肠营养在神经内科重症监护病房中的应用．中国内镜杂志，2018，24（2）：28-32.
10. 穆晨，张晗，李甍，等．两种内镜辅助下鼻空肠营养管置入方式研究．现代消化及介入诊疗，2020，25（8）：1037-1040，1045.
11. 李应，朱聚，付阿丹，等．鼻胃管插入长度的测量方法的证据总结．中国实用护理杂志，2021，37（30）：2397-2401.
12. 徐世琴，王小明，邓树忠．经皮内镜胃造瘘和小肠造瘘术．中外医疗，2009，28（7）：4-5，7.
13. 欧阳彬．ESPEN 2018重症营养指南解读．中华重症医学电子杂志（网络版），2019，5（3）：296.
14. VOLKERT D，BECK A M，CEDERHOLM T，et al. ESPEN guideline on clinical nutrition and hydration in geriatrics. Clin Nutr，2019，38（1）：10-47.

急救操作技术

第四十七节　密闭式吸痰法操作核查清单

床号 ________ 姓名 ________ 性别 ________ 年龄 ________ 实施者 ________ 日期 ________

用物准备　治疗单、一次性吸引管 2 根、适宜型号的一次性密闭吸痰管及标识、废液收集装置、听诊器、快速手消毒液、0.9% 氯化钠注射液及标签、一次性输液器及标识

实施措施	核查项目			备注
评估	患者	□是，请选择： □病情 □年龄 □意识 □生命体征 □缺氧程度 □用药效果 □听诊有无痰鸣音 □合作程度	□否	
	仪器	□ 是 □中心负压装置性能良好	□无	
	操作部位	□是，请选择： □气管插管 □气囊状态 □呼吸机管路 □参数及 PEEP 使用情况	□否	
	环境	□是 安静、整洁、光线充足	□否	
	患者及家属配合程度	□是	□否	
操作前准备	用物准备齐全	□是	□否	
	体位	□是 根据病情采取舒适体位，可能发生躁动者进行适当肢体约束	□否	

（续表）

实施措施	核查项目			备注
操作过程	连接密闭式吸痰f管	□是，请选择： □按呼吸机上“吸痰”键（或“100%O_2”键） □安装废液收集装置，并固定床旁 □一次性吸引管连接吸引装置 □调节负压：成人 0.02 ~ 0.04 MPa，小儿 < 0.02 MPa □密闭式吸痰管三通口分别与呼吸机、气管插管紧密连接，冲洗口与输液器连接 □密闭式吸痰管负压接口与吸引管连接	□否	
	吸引	□是，请选择： □左手拇指按下负压阀，右手打开输液器调节器，检查密闭式吸痰管是否密封及能否有效吸引 □吸净冲洗液后，旋转开关，左手固定气管插管，右手通过保护套将吸痰管插入气管插管内 □吸引时，动作轻柔，插入深度为遇阻力上提 1 cm 或插入预设深度，左手按下负压阀，右手轻旋上提吸痰管，吸痰时间 < 15 秒 □注意观察患者生命体征、SpO_2、患者反应，痰液的颜色、性状，必要时留取痰标本	□否 □患者出现发绀、心律失常或极其烦躁等情况时，立即停止吸痰	
	吸引后	□是，请选择： □吸痰管退回保护套内，旋转开关使气道关闭 □按呼吸机“吸痰”键 □冲洗吸痰管 □冲洗吸痰管并观察痰液状况 □妥善固定密闭式吸痰管，避免管路牵扯或被患者牵拉	□否	
	判断吸痰后效果	□是 □肺部听诊，肺尖部开始，自上而下，从前胸、侧胸、背部，两侧对称部位进行对照比较。观察痰鸣音有无减少或消失	□否	
	吸引后护理	□是，请选择： □进行口鼻部清洁，观察口腔黏膜有无损伤，必要时进行口腔护理 □检查气管插管固定装置，以及是否清洁、干燥	□否 □更换气管插管固定装置	
	整理床单位	□是 □协助患者取舒适体位	□否	
	健康教育	□是，请选择： □清醒患者，嘱患者多咳嗽 □必要时给予辅助排痰治疗（手法排痰、排痰治疗仪） □昏迷患者，协助翻身拍背，促进痰液排出	□否	

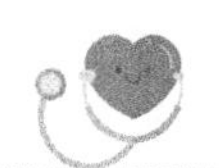

（续表）

实施措施	核查项目			备注
操作后处理	用物处理	□是，一次性管路弃去	□否	
	洗手	□是	□否	
	记录	□是，请选择： □时间 □签全名 □危重患者，在危重护理单上按要求记录	□无	
	并发症	□有，请选择： □低氧血症 □呼吸道黏膜损伤 □感染 □心律失常 □阻塞性肺不张 □气道痉挛	□无	

【清单精解】

1. 密闭式吸痰术

利用负压作用，用导管经人工气道将呼吸道分泌物吸出，以保持呼吸道通畅的一种方法。操作时不需断开呼吸机管路，可以减少因机械通气中断而引起的缺氧、肺泡萎陷、血流动力学改变等，且可避免分泌物喷溅引起的交叉感染，因此适用于感染性疾病、呼吸机支持条件（PEEP、FiO_2）较高、血流动力学额不稳定等的患者，或用于 ICU 预防控制院内感染。

2. 目的

（1）清楚除呼吸道分泌物，保持呼吸道通畅。

（2）促进呼吸功能的恢复，改善肺通气。

（3）预防肺不张、坠积性肺炎、肺部感染等。

（4）采集痰液标本进行检验。

3. 注意事项

（1）密闭式吸痰时，注意各部分开关状态，避免冲洗液进入气管或积聚于保护套内。

（2）严格把握吸痰时机，遵循按需吸痰原则吸痰指征有。

（3）人工气道内可见痰液涌出。

（4）患者呛咳或者突然发生呼吸窘迫。

（5）呼吸机提示气道压力过高或者潮气量降低。

（6）肺部听诊大量痰鸣音。

（7）SpO_2 突然降低或呼吸频率加快、心率加快。

（8）动脉血气分析结果恶化。

（9）根据人工气道型号选择合适的吸痰管，原则是吸痰管外径不能超过成人人工气道内径的 50%（成人）或 50% ～ 60%（儿童及婴幼儿）。

（10）吸痰过程严格遵守无菌操作原则。

（11）吸痰管插入深度：深吸痰为吸痰管插入人工气道直至遇阻力，上提 1 cm；浅吸痰为吸痰管插入预设深度，通常为人工气道长度加辅助装置的长度。

（12）吸痰动作轻柔，边吸引边旋转上提，切勿反复提插或固定于一处抽吸，插管时不可产生负压，防止呼吸道黏膜损伤。

（13）在吸痰过程中密切观察患者生命体征，若痰液较多，需间隔 3 ～ 5 分钟，待血氧饱和度升高后，再行吸痰。

（14）痰液黏稠时，可给予雾化吸入、翻身拍背护理。

（山西医科大学第二医院急诊科　王朝霞）

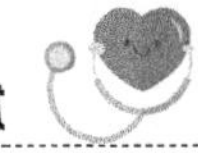

第四十八节　开放式吸痰法操作核查清单

床号 ________ 姓名 ________ 性别 ________ 年龄 ________ 实施者 ________ 日期 __________

用物准备　电动吸引器、一次性无菌吸痰管（内含一次性无菌手套）、治疗单、听诊器、快速手消毒液、纱布，必要时备压舌板、开口器

<table>
<tr><th>实施措施</th><th colspan="3">核查项目</th><th>备注</th></tr>
<tr><td rowspan="3">目的</td><td>清除呼吸道分泌物</td><td>□是</td><td>□否</td><td rowspan="3"></td></tr>
<tr><td>促进呼吸功能，改善肺通气</td><td>□是</td><td>□否</td></tr>
<tr><td>预防肺不张、坠积性肺炎等肺部感染</td><td>□是</td><td>□否</td></tr>
<tr><td rowspan="3">评估</td><td>患者</td><td>□是，请选择：
□病情
□年龄
□意识
□生命体征
□缺氧程度
□吸氧状况
□痰液的性状
□用药效果
□咳嗽能力
□听诊呼吸音</td><td>□否</td><td rowspan="3"></td></tr>
<tr><td>仪器性能良好</td><td>□是</td><td>□否
□已检修
□备用机</td></tr>
<tr><td>操作部位</td><td>□是，请选择：
□气管插管
□气管切开
□口腔、鼻腔肿物
□口鼻腔黏膜状况
□口鼻腔外伤史、手术史
□鼻腔填塞、鼻中隔偏曲
□假牙、牙齿松动</td><td>□否</td></tr>
<tr><td rowspan="3">操作前准备</td><td>用物准备齐全</td><td>□是</td><td>□否</td><td rowspan="3"></td></tr>
<tr><td>核对</td><td>□是，请选择：
□患者
□治疗单</td><td>□否</td></tr>
<tr><td>体位</td><td>□是
根据病情采取舒适体位</td><td>□否</td></tr>
</table>

（续表）

实施措施	核查项目			备注
操作过程	调节负压	□是，请选择： □成人 0.02 ～ 0.04 MPa □儿童< 0.02 MPa	□否 □检查电源 □检查管路连接，确认是否漏气	
	吸引	□是，请选择： □吸引前先给予高流量氧气吸入 □再次检查负压，先行气管插管 / 气管切开处吸痰，再行口腔、鼻咽部吸痰 □吸引时，动作轻柔，左右旋转，自深部向上提拉吸净痰液，注意观察患者血氧情况 □吸引后继续给予高流量氧气吸入 □观察痰液的颜色、性状，必要时留取痰标本 □对昏迷患者可用压舌板、开口器辅助开口	□否 □患者出现发绀、烦躁、心率下降等情况时停止吸痰	
	判断吸痰效果	□是 进行肺部听诊：从肺尖部开始，自上而下，依次听诊前胸、侧胸、背部，将两侧对称部位进行对照比较。观察痰鸣音有无减少或消失	□否	
	吸引后护理	□是，请选择： □进行口鼻部清洁，观察口腔黏膜有无损伤，必要时进行口腔护理 □若为人工气道，要检查人工气道是否固定稳妥，固定带是否清洁、干燥	□否 □必要时更换人工气道固定带	
	健康教育	□是，请选择： □若为清醒患者，鼓励患者咳嗽 □必要时给予辅助排痰治疗（手法排痰、排痰治疗仪） □若为昏迷患者，协助翻身、拍背	□否	
	整理床单位	□是 □协助患者取舒适体位	□否	
操作后处理	用物处理	□是，弃去一次性管路	□否	
	洗手	□是	□否	
	记录	□是，请选择： □时间 □签全名 □若为危重患者，在危重护理单上按要求记录	□无	
	并发症	□有，请选择： □低氧血症 □呼吸道黏膜损伤 □感染 □心律失常 □阻塞性肺不张 □气道痉挛	□无	

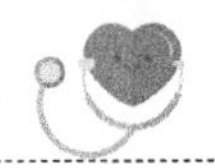

【清单精解】

1. 吸痰术

利用负压作用，用导管经口、鼻腔或人工气道将呼吸道分泌物吸出，以保持呼吸道通畅的一种方法。

2. 注意事项

（1）严格执行无菌操作，1 根吸痰管只可吸痰 1 次。

（2）严格把握吸痰时机，遵循按需吸痰原则吸痰指征有：①人工气道内可见痰液涌出；②患者呛咳或突然发生呼吸窘迫；③呼吸机提示气道压力过高或潮气量降低；④肺部听诊大量痰鸣音；⑤ SpO_2 突然降低或呼吸频率加快、心率加快；⑥动脉血气分析结果恶化。

（3）根据人工气道型号选择合适的吸痰管，原则是吸痰管外径不能超过人工气道内径的 50%（成人），50% ～ 60%（儿童及婴幼儿）。

（4）吸痰过程严格遵守无菌操作原则。

（5）吸痰管插入深度：深吸痰为吸痰管插入人工气道直至遇阻力，上提 1 cm；浅吸痰为吸痰管插入预设深度，通常为人工气道长度加辅助装置的长度。

（6）吸痰动作轻柔，边吸引边旋转上提，切勿反复提插或固定于一处抽吸，插管时不可产生负压，防止呼吸道黏膜损伤。

（7）在吸痰过程中密切观察患者生命体征，若痰液较多，需间隔 3 ～ 5 分钟，待血氧饱和度升高，再行吸痰。

（8）痰液粘稠时，可给予雾化吸入、翻身拍背护理。

（山西医科大学第二医院急诊科　王朝霞）

第四十九节　射流雾化操作核查清单

床号________ 姓名________ 性别________ 年龄________ 实施者________ 日期__________

用物准备　一次性雾化吸入器、射流泵、20 mL 注射器、弯盘、漱口水、面霜

实施措施	核查项目			备注
适应证	咽喉炎	□是	□否	
	支气管哮喘	□是	□否	
	支气管炎	□是	□否	
	支气管扩张	□是	□否	
	肺炎	□是	□否	
	肺脓肿	□是	□否	
评估	仪器	□是	□否	
	操作部位	□是	□否	
	患者配合程度	□是	□否	
操作前准备	用物准备齐全	□是	□否	
	仪器性能良好	□是	□否	
操作过程	核对	□是	□否	
	体位合适	□是	□否	患者取舒适体位
	药物	□是	□否	遵医嘱给药
	接通电源，打开电源开关	□是	□否	
	正确连接管道	□是	□否	
	雾化操作正确	□是	□否	
	停止雾化	□是	□否	协助患者漱口，为患者拍背以助咳嗽
	对机器终末消毒	□是	□否	
	健康宣教	□是	□否	
操作后处理	用物处理	□是	□否	
	洗手	□是	□否	
	记录	□是	□否	
	并发症	□有	□无	

【清单精解】

1. 射流雾化目的：改善通气功能，解除支气管痉挛；预防控制呼吸道感染；稀释痰液，减轻咳嗽。

2. 注意事项：将口含嘴放入患者口中或将面罩置于口鼻部妥善固定；指导患者紧闭口唇做深吸气、鼻呼气动作；看表计时，时间为 15 ～ 20 分钟；观察患者反应。

3. 并发症：过敏反应、感染、呼吸困难、缺氧及二氧化碳潴留、呼吸暂停、哮喘发作和加重、呃逆。

（山西医科大学第二医院急诊科　卫军芳）

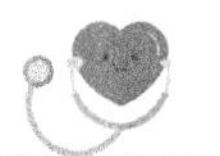

第五十节　导尿操作核查清单

床号 ________ 姓名 ________ 性别 ________ 年龄 ________ 实施者 ________ 日期 __________

用物准备　一次性无菌导尿包（内有治疗盘、尿管 1 根、镊子 2 把、消毒棉球数个、孔巾、石蜡油棉球、纱布、尿袋、无菌手套、有盖标本瓶）、屏风、20 mL 注射器、治疗单、尿管固定贴、尿管标识、快速手消毒剂

实施措施	核查项目			备注
评估	患者	□是，请选择： □病情 □年龄 □意识 □生命体征 □自理能力 □膀胱充盈情况及患者排尿情况 □有无膀胱尿道疾病	□ 否	
	操作部位	□是 □会阴部皮肤黏膜情况	□否	
	配合程度	□是，请选择： □患者情绪反应 □心理需求 □接受此项操作的程度	□否	
操作前准备	用物准备齐全	□是	□否	
	环境是否适合操作	□是 必要时屏风遮挡、关闭门窗	□否	
操作过程	核对	□是，请选择： □患者 □治疗单	□否	
	体位	□是 □协助患者取舒适体位	□否	
	会阴部准备	□女患者（自上而下，由外向内） 顺序：大腿内侧 1/3→阴阜大阴唇→大小阴唇之间→小阴唇→尿道口→尿道口至阴道口→尿道口至阴道口至肛门 □男患者 顺序：依次环形消毒 阴阜→阴囊→阴茎→尿道口→龟头→冠状沟→尿道口		
	尿道口准备	□女患者 顺序：尿道口→左右小阴唇内侧→尿道口 □男患者 顺序：尿道口→龟头→冠状沟→尿道口	□否	
	插管过程	□女患者 插入尿道 4 ～ 6 cm，见尿再进 5 ～ 7 cm，水囊打水 10 ～ 15 mL □ 男患者 提起阴茎，与腹壁成 60°，插入尿管 20 ～ 22 cm，见尿后再插入 1 ～ 2 cm，水囊打水 10 ～ 15 mL	□否	
	尿管固定	□是，请选择： □管路固定妥当，做好管路标识 □协助患者取舒适体位 □撤去屏风，整理床铺	□否	
	健康宣教	□是，请选择： □留置尿管期间，定时夹闭尿管，训练膀胱功能 □妥善固定尿管，避免其打折、弯曲受压、脱出 □观察尿液颜色、量及性状 □保持尿袋低于耻骨联合水平，防止逆行感染 □鼓励患者每日摄入足够的水，防止感染及结石的发生	□否	

（续表）

实施措施	核查项目			备注
操作后处理	用物处理	□是，弃去一次性管路	□否	
	洗手	□是	□否	
	记录	□是，请选择： □时间 □签全名 □若为危重患者，在危重护理单上按要求记录	□无	
	并发症	□有，请选择： □尿路感染 □尿道损伤 □尿潴留 □尿管拔出困难 □引流不畅 □血尿 □尿道瘘 □尿道狭窄 □膀胱结石	□无	

【清单精解】

1. 导尿术

指在严格无菌操作下，用无菌导尿管经尿道插入膀胱引出尿液的技术。

2. 目的

（1）解除尿潴留，减轻痛苦。

（2）协助临床诊断，留取未受污染的尿标本做细菌培养，测量膀胱容量、压力及残余尿量，进行膀胱或尿道造影等。

（3）为膀胱肿瘤患者进行膀胱内化疗。

（4）抢救危重患者，记录尿液的颜色、性状、尿量情况，观察病情变化。

（5）盆腔手术患者可保持膀胱空虚，避免术中损伤。

（6）对盆腔及泌尿系术后患者，可减轻手术切口张力，促进愈合。

（7）为尿失禁或会阴部有伤口的患者引流尿液，保持会阴部清洁干燥。

（8）尿失禁患者进行膀胱功能训练。

3. 注意事项

（1）严格执行无菌技术操作原则，防止感染。

（2）动作轻柔，选择合适的导尿管，避免损伤。

（3）对膀胱高度膨胀且极度虚弱的患者，初次放尿不得超过 300 mL。

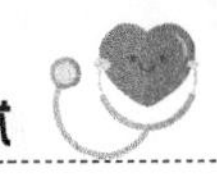

（4）老年女性尿道口回缩，插管时要仔细检查、辨认，避免误入阴道，如误入阴道应更换尿管，重新插入。

（5）膨胀的气囊不宜卡在尿道口内，应向内推约 2 cm，以免气囊压迫造成尿道损伤。

（6）保持尿道口清洁，给予尿道口护理。

（7）定时更换尿袋，若尿液颜色、性状改变时及时更换，做好记录。

（山西医科大学第二医院急诊科　王朝霞）

第五十一节　微量泵操作核查清单

床号________ 姓名________ 性别________ 年龄________ 实施者________ 日期__________

用物准备　微量注射泵（WZ-50C6）、基础治疗盘、50 mL 注射器、一次性延长管、泵入药物、输液架

实施措施	核查项目			备注
评估	患者评估	□是	□否	
	仪器性能良好	□是	□否	
	操作部位评估	□是	□否	操作部位皮肤完好无损
操作前准备	用物准备齐全	□是	□否	
	核对	□是，请选择： □患者 □治疗单 □泵入的药物	□否，请选择： □给药方式、剂量错误 □给错患者 □输错药物	
	体位合适	□是	□否	
操作过程	药物	□是	□否	
	位置合适	□是	□否	
	接通电源，打开开关，微量泵自检	□是	□否	
	再次确认静脉输液通路通畅	□是	□否	注意无效泵入
	安装正确	□是	□否	
	排气	□是	□否	
	正常工作	□是	□否	
	调节参数	□是	□否	
	注意事项	□是	□否	
	健康宣教	□是	□否	
	停止泵入	□是	□否	
	对机器终末消毒	□是	□否	
操作后处理	用物处理	□是	□否	
	洗手	□是	□否	
	记录	□是	□无	

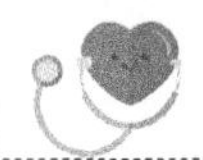

【清单精解】

1. 操作流程

（1）根据医嘱设定药物泵入速度（mL/h）。

（2）一次性延长管与静脉输液通路相连，按“启动”键开始泵入。

（3）调节参数：按“暂停”键停止输液；按“︽︾”键或“︿﹀”键重新设置后，再按“启动”键改变输液速度。排气：长按“快进”键直至有液体排出。

2. 注意事项

（1）正确设定输液速度及其他必要参数，防止设定错误而延误治疗。

（2）特殊药物须有特殊标记，避光药物需用避光注射器。

（3）若正在使用输液泵，每次更换液体时应重新设置输液程序。

（4）注意观察穿刺部位的皮肤，防止发生液体外渗，一旦出现外渗应给予及时处理。

（5）告知患者输液肢体不要进行剧烈活动。不要随意搬动输液泵或者调节滴数，保证用药安全。

（6）保持输液泵清洁。

（山西医科大学第二医院急诊科　卫军芳）

第五十二节　输液泵操作核查清单

床号________ 姓名________ 性别________ 年龄________ 实施者________ 日期________

用物准备　输液泵（Fresenius Kabi）、基础治疗盘、输液泵管、泵入药物、输液架

实施措施	核查项目			备注
评估	患者	□是	□否	
	仪器性能良好	□是	□否	
	操作部位皮肤	□是	□否	穿刺点部位皮肤有无感染
操作前准备	用物准备齐全	□是	□否	
	核对	□是，请选择： □患者 □治疗单 □泵入的药物	□否，请选择： □给药方式、剂量错误 □给错患者 □输错药物	
	体位合适	□是	□否	
操作过程	药物	□是	□否	遵医嘱； 药物现配现用
	位置适宜	□是	□否	
	接通电源，打开开关，输液泵自检	□是	□否	
	再次确认静脉输液通路通畅	□是	□否	未泵入药液 影响治疗效果
	消毒	□是	□否	
	排气	□是	□否	
	正常工作	□是	□否	
	调节参数	□是	□否	
	注意事项	□是	□否	
	健康宣教	□是	□否	
	停止泵入	□是	□否	
	对机器终末消毒	□是	□否	
操作后处理	用物处理	□是	□否	
	洗手	□是	□否	
	记录	□是	□无	

【清单精解】

注意事项：若更改输液速度，按“STOP”键停止输液；按“︽︾”键或“︿﹀”键重新设置后，再按“START”键改变输液速度。

（山西医科大学第二医院急诊科　卫军芳）

第五十三节　心电监护仪操作核查清单

床号 ________ 姓名 ________ 性别 ________ 年龄 ________ 实施者 ________ 日期 ________

用物准备　心电监护仪、电极片（5 ~ 7 片）、75% 乙醇或生理盐水、纱布数块，必要时准备皮包、屏风、弯盘

实施措施	核查项目			备注
适应证	心肺复苏	□是	□ 否	
	心律失常的高危患者	□是	□ 否	
	危重症需心电监护的患者	□是	□ 否	
	需心电监护的某些诊断和治疗性操作	□是	□ 否	
评估	患者评估	□是	□ 否	
	仪器	□有	□无	
	操作部位	□是，请选择： □皮肤有无破损、炎症 □有无心脏起搏器 □动静脉瘘 □上肢活动度	□否	
	配合程度	□是	□否	
操作前准备	用物准备齐全	□是	□否	
	仪器性能良好	□是	□否	
操作过程	核对	□是	□否	
	体位	□是	□否	
	开机	□是	□否	
	血氧饱和度监测	□是	□否	
	胸部多毛者备皮	□是	□否	
	用 75% 乙醇或生理盐水纱布擦拭贴电极片部位的皮肤	□是	□否	
	血压监测	□是	□否	
	报警设置	□是	□否	
	健康宣教	□是	□否	
	对机器终末消毒	□是	□否	
操作后处理	用物处理	□是	□否	
	洗手	□是	□否	
	记录	□是	□否	
	并发症	□有 □皮肤发红，破损	□无	

【清单精解】

1. 电极放置位置

（1）以下为五导联电极放置位置。

1）右上（RA）：右锁骨中线第 1 肋间（或锁骨下靠近右肩）。

2）左上（LA）：左锁骨中线第 1 肋间（或锁骨下靠近左肩）。

3）右下（RL）：右锁骨中线剑突水平处（或右下腹）。

4）坐下（LL）：左锁骨中线剑突水平处（或左下腹）。

5）中间（C）：胸骨左缘第四肋间。

（2）以下为三导联点击放置位置。

1）右上（RA）：右锁骨中线第 1 肋间（锁骨下靠近右肩）。

2）左上（LA）：左锁骨中线第 1 肋间（锁骨下靠近右肩）。

3）左下（LL）：左锁骨中线剑突水平处（左下腹）。

2. 注意事项

（1）将血氧饱和度监测指套套在患者指端，确保指甲遮住探头光线（建议示指）。

（2）不得在同一肢体进行血压和血氧测量。

（3）给胸部多毛者备皮。

（4）对操作部位用 75% 乙醇或生理盐水纱布擦拭贴电极片部位的皮肤。

（5）贴电极片应避开除颤部位。

（6）建议长期应用者 48 小时更换电极片。

3. 报警设置根据患者实际监测数值及病情调整报警上下限

（1）设置报警范围为当前值 ±20%。

（2）根据医嘱设置血压测定时间，并调整报警范围。

（3）在监护过程中严密观察并记录心电监护各参数的变化，若发现异常及时报告医师。

（4）观察局部皮肤情况并及时处理。

（5）整理固定导联线，观察生命体征，确认波形正确。

（山西医科大学第二医院急诊科　卫军芳）

第五十四节 心电图机操作核查清单

床号 ________ 姓名 ________ 性别 ________ 年龄 ________ 实施者 ________ 日期 __________

用物准备 心电图机、导电糊、纱布数块、检查单、屏风、快速手消毒剂、75% 酒精，必要时准备备皮包

<table>
<tr><th>实施措施</th><th colspan="3">核查项目</th><th>备注</th></tr>
<tr><td rowspan="4">评估</td><td>患者</td><td>□是，请选择：
□病情
□年龄
□意识
□生命体征
□用药史
□检查前的活动及进食情况</td><td>□ 否</td><td rowspan="4"></td></tr>
<tr><td>仪器</td><td>□是，请选择：
□性能良好
□电量充足</td><td>□否
□已检修
□备用机</td></tr>
<tr><td>操作部位</td><td>□是，请选择：
□皮肤有无破损、炎症
□有无心脏起搏器
□动静脉瘘
□对体毛浓密者必要时给予剃除
□保护患者隐私，必要时屏风遮挡</td><td>□否</td></tr>
<tr><td>配合程度</td><td>□是
□患者情绪反应
□心理需求
□接受此项操作的程度</td><td>□否</td></tr>
<tr><td rowspan="2">操作前准备</td><td>用物准备齐全</td><td>□是</td><td>□否</td><td rowspan="2"></td></tr>
<tr><td>仪器性能良好</td><td>□是</td><td>□否
□已检修
□备用机</td></tr>
<tr><td rowspan="3">操作过程</td><td>核对</td><td>□是
□患者
□治疗单</td><td>□否</td><td></td></tr>
<tr><td>体位</td><td>□是
□协助患者取舒适体位
□去除金属物品（手机、手表等）</td><td>□否</td><td></td></tr>
<tr><td>开机</td><td>□是
□连接电源，按开机键开机
□录入患者姓名、性别、年龄、住院号
□设置参数：走纸速度为 25 mm/s，定标电压为 1 mV</td><td>□否</td><td></td></tr>
</table>

（续表）

实施措施	核查项目			备注
操作过程	导联连接	□是 □解开患者衣扣，暴露胸部 □对胸部多毛者给予备皮 □用生理盐水纱布擦拭导联连接部位的皮肤 肢体导联： 红（RA）：右腕关节上 3 cm 处 黄（LA）：左腕关节上 3 cm 处 绿（LL）：左踝关节上 5 cm 处 黑（RL）：右踝关节上 5 cm 处 胸部导联： V1：胸骨右缘第 4 肋间 V2：胸骨左缘第 4 肋间 V3：V2 与 V4 连线中点 V4：左锁骨中线平第 5 肋间 V5：左腋前线与 V4 同一水平处 V6：左腋中线与 V4 同一水平处 V7：左腋后线 V4 水平处 V8：左肩胛下线 V4 水平处 V9：左脊椎旁线 V4 水平处 V3R：右胸部 V3 对称处 V4R：右锁骨中线平第 5 肋间 V5R：右腋前线与 V4R 同一水平处临床诊断后壁心肌梗死，需加做 V7 ～ V9 导联，临床诊断右室心肌梗死，需加做 V3R ～ V5R 导联	□否	
	描记心电图	基线平稳，开始描记		
	停止使用	□是 □关闭心电图机，切断电源 □用生理盐水纱布擦净电极片部位的皮肤 □协助患者取合适体位	□否	
	健康宣教	□是	□否	
	对机器终末消毒	□是 □用纱布吸附适量清洁剂，擦拭心电图机显示屏及表面 □若为感染患者，使用 75% 酒精擦拭机器	□否	
操作后处理	用物处理	□清洁心电图机以备用	□否	
	洗手	□是	□否	
	记录	□是，请选择： □时间 □签全名 □若为危重患者，在危重护理单上按要求记录	□无	

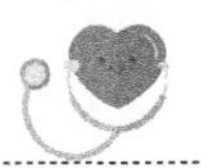

【清单精解】

1. 心电图

是利用心电图机从体表记录心脏每一心动周期所产生的电活动变化图形的技术。

2. 适应证

（1）记录人体正常心脏电活动。

（2）帮助诊断心律失常。

（3）判断药物或电解质对心脏的影响。

（4）帮助诊断心肌缺血、心肌梗死，判断心肌梗死的部位。

（5）诊断心脏扩大、肥厚。

（6）判断人工心脏起搏状况。

3. 禁忌证

无绝对禁忌证。

4. 注意事项

（1）心电图机应放于稳固的平面，移动时避免剧烈震动。

（2）确认各导联连接正确且性能良好。

（3）做心电图时，如出现振幅超出心电图纸范围和心率过慢、过快时，及时调整电压至合理范围。设定走纸速度为 25 mm/s，设定一般定标电压为 1 mV，高压一般定标为 0.5 mV，低电压一般为 2 mV，电压必须准确。

（4）给躁动患者做心电图时，由助手协助进行，改用手动模式进行描记。

5. 心电图机定期维护与保养

（1）将心电图机放置在通风干燥处，避免潮湿。

（2）定期充电，处于备用状态，专人负责管理。

（3）保持仪器清洁、整齐，导线无反折、受压。

（4）切勿对心电图机及附件进行高温、高压及浸泡消毒，避免接触酸碱等腐蚀性气体和液体。

（山西医科大学第二医院急诊科　王朝霞）

第五十五节　电动洗胃技术操作核查清单

床号________ 姓名________ 性别________ 年龄________ 实施者________ 日期________

用物准备　一次性使用胃管包（内置胃管、咬口器、一次性手套、石蜡油棉球）、一次性使用负压引流（吸引）接管、一次性使用冲洗器、水温计、快速手消毒剂、电动洗胃机、清水桶、污水桶、压舌板、标本瓶

实施措施	核查项目			备注
评估	适应证	□是，请选择： □口服中毒 □中毒 6 小时内 □无特效解毒治疗的急性重度中毒 □农药中毒 □毒物不明	□否	
	禁忌证	□有，请选择： □吞服强腐蚀性毒物 □抽搐、大量呕血 □食管、胃底静脉曲张 □消化道大出血 □严重心肺疾患 □其他 ________	□无	
	意识清楚	□是	□否，请选择： □嗜睡 □意识模糊 □昏睡 □谵妄 □昏迷	
	义齿	□有，请选择： □可拆卸，已取下 □不可拆卸	□无	
	签署知情同意书	□是	□否	
操作前准备	用物准备齐全	□是	□否	
	仪器性能良好	□是	□否 □已检修 □备用机	
	合适的洗胃液	□有，请选择： □ 35 ～ 37 ℃温开水 □ 0.9% 生理盐水 □ 2% 碳酸氢钠 □ 1 ∶ 5000 高锰酸钾 □其他 ________	□无	
	气道保护	□有 □经口气管插管 □经鼻气管插管	□无	
	左侧卧位	□是	□否，______	
	生命体征监护	□有	□无	
	管路预充	□是，管路内空气已排尽	□否	
	洗胃机在出胃状态	□是	□否	
	计数复位	□是	□否	
	置管途径	□经口腔置管	□经鼻腔置管	
	咬口器	□有	□不涉及	

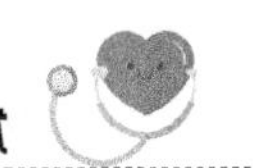

（续表）

实施措施	核查项目			备注
操作前准备	置管过程顺利	□是	□否，请选择： □依从性差，指导患者配合 □约束　　□镇静 □更换操作人员	
	证实胃管在胃内	□是，请选择： □抽吸出胃内容物 □听诊气过水声 □胃管末端无气泡溢出 □ pH < 7	□否，重新置管	
	胃管妥善固定	□是	□否	
	连接通液管与胃管	□是	□否	
	确认管路无误	□是	□否	
	开始洗胃	□是	□否	
	管路通畅	□是	□否，请选择： □按液量平衡键，反复冲洗 □更换体位	
	病情观察	□立即停止洗胃 □洗出血性液 □腹痛、腹胀 □气紧、发绀 □其他 ______	□无	
	停止洗胃	□是 □洗出液澄清无味 □洗胃机在出胃状态 □按工作键暂停 □关机，切断电源	□否	
	拔除胃管	□是 □分离胃管与引流管 □排净胃管内液体 □嘱患者深呼吸，呼气时拔出	□否	
	留置胃管	□是 □标记深度 ____cm □妥善固定 □高举平台法二次固定 □末端反折包裹并妥善放置	□否	
	健康宣教	□是	□否	
	机器终末消毒	□是	□否	
操作后处理	用物处理	□是，弃去一次性管路	□否	
	洗手	□是	□无	
	记录	□是 □操作时间 □洗胃液量 □洗出液量、性质 □生命体征 □症状改善情况	□无	

【清单精解】

并发症：吸入性肺炎、急性胃扩张、胃穿孔、上消化道出血、窒息、急性水中毒、呼吸及心搏骤停、虚脱、寒冷反应、中毒加剧等。

（山西医科大学第二医院急诊科　王旭）

第五十六节　三腔双囊管核查清单

床号________ 姓名________ 性别________ 年龄________ 实施者________ 日期__________

实施措施	核查项目			备注
评估病情	意识配合度	□是	□否	
	气道是否通畅	□是	□否	
	是否有急性冠脉综合征等急性心血管系统疾病	□是	□否	
	生命体征是否耐受	□是	□否	
适应证	对食管、胃底静脉曲张破裂大出血者压迫止血	□是	□否	
禁忌证	严重冠心病、高血压、心功能不全者慎用	□是	□否	
操作部位	检查有无鼻息肉、鼻甲肥厚和鼻中隔偏曲，选择在鼻腔较大侧插管，清除鼻腔内的结痂及分泌物	□是	□否	
用物准备	三腔双囊管	□是	□否	
	石蜡油、纱布块	□是	□否	
	负压吸引器	□是	□否	
	手套、隔离衣、面屏等	□是	□否	
	滑轮、麻绳	□是	□否	
	0.5 kg 重物	□是	□否	
操作过程	核对信息，签署知情同意书	□是	□否	注：将三腔双囊管下至咽腔时，要让患者做吞咽动作，以免误入气管造成窒息
	检查三腔管、食管囊、胃囊是否完整、通畅	□是	□否	
	涂抹大量石蜡油润滑三腔管	□是	□否	
	同胃管置入法，经鼻腔轻置于胃内	□是	□否	注：操作过程动作轻柔，防止呕吐或胃内容物反流而引起窒息
	经胃抽吸，证实三腔管在胃内；必要时接负压吸引器行胃肠减压	□是	□否	
	用注射器向胃囊充气 250 ～ 300 mL 后向外牵拉	□是	□否	
	牵拉至有阻力，表示胃囊已压于胃底部	□是	□否	注：注气时应先注胃囊，一般不注食管囊，当出血严重、经胃囊压迫效果差时，才注食管囊
	以 0.5 kg 重物通过滑轮固定于床尾架上持续牵引	□是	□否	
	观察未能止血者，可向食管囊注气 100 ～ 200 mL	□是	□否	注：注食管囊后应观察患者有无心律失常等并发症发生
操作完毕后	密切观察生命体征	□是	□否	注：压迫期间应密切观察气道，防止气囊脱落阻塞咽喉而引起窒息
	每 2 ～ 3 小时检查气囊压力，若压力不足及时注气	□是	□否	
	每 8 ～ 12 小时将食管囊放气并放松牵引 30 分钟	□是	□否	
	出血停止 24 小时后可取下牵引重物，并将食管囊和胃囊放气	□是	□否	
	记录压迫止血的效果、观察气道是否通畅	□是	□否	

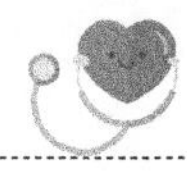

【清单精解】

1. 三腔双囊管

适用于一般止血措施难于控制的门静脉高压症合并食管、胃底静脉曲张破裂出血。其止血率约为 80%，并发症发生率为 10% ～ 20%，再出血率为 25% ～ 50%。适用范围：

（1）经输血、补液、应用止血药物后难以控制的出血。

（2）手术后、内镜下注射硬化剂或套扎术后再出血，一般止血治疗无效者。

（3）不具备紧急手术的条件。

（4）不具备紧急内镜下行硬化剂注射或套扎术的条件，或内镜下紧急止血操作失败者。

当患者坚决不接受三腔双囊管压迫止血治疗，或患者神志不清，不能配合完成操作时禁止使用。

2. 注意事项

（1）气囊压迫期间，对食管气囊每 12 ～ 24 小时应放气 1 次，同时将三腔管向胃内送入少许，使胃底也减轻压力，并抽取胃内容物以了解有无出血。一般放气 30 分钟后可再充气。

（2）三腔管填塞，一般以 3 ～ 5 天为限，若继续出血，可适当延长填塞时间。出血停止 24 小时后，应在放气状态下再观察 24 小时，仍无出血方可拔管。

（山西医科大学第二医院急诊科　张永刚）

第五十七节　PICC 置管核查清单

床号________　姓名________　性别________　年龄________　实施者________　日期________

实施措施	核查项目				备注
评估病情		患者意识程度及配合程度	□是	□否	注：在患者肘窝部的贵要静脉、肘正中静脉、头静脉中任选一条，导管直接插入到上腔静脉。需要选择弹性及显露性好的血管
		血管情况及局部皮肤情况	□是	□否	
		有无禁忌证，签署知情同意书	□是	□否	
用物准备		PICC 置管包、穿刺导针架	□是	□否	
		止血带、卷尺	□是	□否	
		床旁超声、导电糊	□是	□否	
		无菌手套、敷料、中单、手术衣、贴膜等	□是	□否	
		生理盐水、肝素注射液、注射器、利多卡因注射液	□是	□否	
		皮肤消毒液	□是	□否	
操作过程	穿刺前准备	手卫生后用超声机评估血管，选好血管	□是	□否	注：置管过程严格执行无菌操作，置最大化无菌屏障，预防导管相关血流性感染
		确定穿刺点，首选贵要静脉、肘正中静脉	□是	□否	
		上臂外展与躯度测量，于肘上 10 cm 处测上臂臂围并记录	□是	□否	
		建立无菌区，穿无菌手术衣、戴无菌手套，建最大化无菌屏障	□是	□否	
		打开无菌包，预充导管	□是	□否	
	置管过程	扎止血带，消毒	□是	□否	
		超声下选好的静脉直接穿刺，见回血	□是	□否	
		进导管鞘，拔针芯	□是	□否	
		扩皮，送管至所需长度	□是	□否	
		拔出导管鞘，压迫穿刺点止血	□是	□否	
		抽出导丝，修整导管长度	□是	□否	注：输液接头要使用正压接头，注意脉冲式冲封管手法
		安装连接器	□是	□否	
		抽回血、冲管	□是	□否	
		连接输液接头、正压封管	□是	□否	
		在穿刺点置无菌纱布、透明敷贴固定	□是	□否	
操作完毕后		整理用物、污物处理	□是	□否	注： 1. 置管后一定要拍片确认导管尖端位置是否进入上腔静脉后方可使用； 2. 指导患者进行臂力练习，预防血栓，若贴膜潮湿渗血应及时更换
		记录穿刺时间、外漏刻度、臂围置入长度	□是	□否	
		拍胸片以确定导管尖端位置	□是	□否	
		宣教日常活动注意事项及日常维护常识	□是	□否	
		填写 PICC 维护手册	□是	□否	
		观察患者有无异常，在护理记录单上做相应记录	□是	□否	

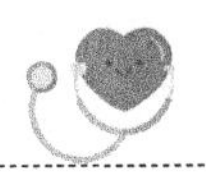

【清单精解】

1. PICC 置管的适应证

（1）需要长期静脉输液，但外周浅静脉条件差，不易穿刺成功者。

（2）需反复输入刺激性药物者，如化疗药物。

（3）长期输入高渗透性或黏稠度较高的药物者，如高糖、脂肪乳、氨基酸等。

（4）需要使用压力或加压泵快速输液者，如输液泵。

（5）需要反复输入血液制品者，如全血、血浆、血小板等。

（6）需要每日多次静脉抽血检查者。

2. PICC 置管的禁忌证

（1）患者身体条件不能承受插管操作，如凝血机制障碍、免疫抑制者慎用；

（2）已知或怀疑患者对导管所含成分过敏；

（3）在预定插管部位有放射治疗史的患者；

（4）在预定插管部位有静脉炎和静脉血栓形成史、外伤史、血管外科手术史的患者；

（5）局部组织因素影响导管稳定性或通畅者。

3. PICC 优点

（1）PICC 置管时因穿刺点在外周表浅静脉，不会出现血气胸、大血管穿孔、感染、空气栓塞等威胁生命的并发症，且血管的选择范围较大，穿刺成功率高，穿刺部位肢体的活动不受限制。

（2）可减少因反复静脉穿刺给患者带来的痛苦，操作方法简捷易行，不受时间地点限制，可直接在病房操作。

（3）PICC 导管材料由特殊聚氨酯制成，有良好的组织相容性和顺应性，导管非常柔软，不宜折断，在体内可留置 6 个月～1 年，置管后的患者生活习惯基本不会受到影响。

（4）因导管可直接进入上腔静脉，此处血流量大，可迅速降低液体渗透压或化疗药物造成的局部组织疼痛、坏死、静脉炎等。

（5）早期进行置管的患者在化疗过程中基本不会出现静脉损伤，确保化疗过程中能有良好的静脉通道，顺利完成化疗。目前已成为危重病和化疗患者长期静脉营养支持及用药的一条方便、安全、快捷、有效的静脉通路。

（山西医科大学第二医院急诊科　张永刚）

第五十八节 PICC/CVC 维护核查清单

床号________ 姓名________ 性别________ 年龄________ 实施者________ 日期__________

<table>
<tr><th>实施措施</th><th colspan="3">核查项目</th><th>备注</th></tr>
<tr><td rowspan="3">评估病情</td><td>意识清楚</td><td>□是</td><td>□否</td><td rowspan="3"></td></tr>
<tr><td>生命体征稳定</td><td>□是</td><td>□否</td></tr>
<tr><td>穿刺点及导管外露刻度、臂围</td><td>□是</td><td>□否</td></tr>
<tr><td rowspan="5">用物准备</td><td>PICC 换药包</td><td>□是</td><td>□否</td><td rowspan="5"></td></tr>
<tr><td>正压接头</td><td>□是</td><td>□否</td></tr>
<tr><td>预充注射器</td><td>□是</td><td>□否</td></tr>
<tr><td>皮尺、垫巾</td><td>□是</td><td>□否</td></tr>
<tr><td>酒精棉片、免洗手消毒液</td><td>□是</td><td>□否</td></tr>
<tr><td rowspan="16">操作过程</td><td>核对信息，检查无菌物品，做好手卫生</td><td>□是</td><td>□否</td><td rowspan="4">注：去除敷贴时勿将导管引出体外，避免管路脱出</td></tr>
<tr><td>在穿刺肢体下铺垫巾</td><td>□是</td><td>□否</td></tr>
<tr><td>用皮尺测量肘正中 10 cm 处臂围</td><td>□是</td><td>□否</td></tr>
<tr><td>揭开固定输液接头胶布，去除胶迹</td><td>□是</td><td>□否</td></tr>
<tr><td>将输液接头与预充注射器相连、排气</td><td>□是</td><td>□否</td><td rowspan="4">注：输液接头必须为正压接头</td></tr>
<tr><td>卸下旧接头</td><td>□是</td><td>□否</td></tr>
<tr><td>用酒精棉片消毒导管接头处</td><td>□是</td><td>□否</td></tr>
<tr><td>连接新的接头</td><td>□是</td><td>□否</td></tr>
<tr><td>脉冲式冲管、正压封管</td><td>□是</td><td>□否</td><td rowspan="4">注：用酒精消毒时避开穿刺点</td></tr>
<tr><td>用拇指按压穿刺点，固定导管，去除透明敷料</td><td>□是</td><td>□否</td></tr>
<tr><td>打开换药包，用酒精棉棒按顺时针→逆时针→顺时针，避开针眼处去脂、消毒</td><td>□是</td><td>□否</td></tr>
<tr><td>以穿刺点为中心，用碘伏棉棒按顺时针→逆时针→顺时针消毒皮肤及导管，注意消毒导管时翻转导管，将导管各面均进行有效消毒（范围＞20 cm×20 cm）</td><td>□是</td><td>□否</td></tr>
<tr><td>消毒剂充分待干</td><td>□是</td><td>□否</td><td>注：消毒剂充分待干之后再贴敷贴</td></tr>
<tr><td>调整导管位置，观察受压部位皮肤</td><td>□是</td><td>□否</td><td></td></tr>
<tr><td>以穿刺点为中心，无张力固定透明敷贴</td><td>□是</td><td>□否</td><td>注：导管体外部分必须完全覆盖于透明敷贴下，以免感染</td></tr>
<tr><td>塑形、按压整个透明贴膜并除边</td><td>□是</td><td>□否</td><td></td></tr>
<tr><td rowspan="6">操作完毕后</td><td>在胶条上记录导管类型、外露刻度、臂围及换药日期、置管日期</td><td>□是</td><td>□否</td><td rowspan="6">注：CVC 护理方法同 PICC</td></tr>
<tr><td>将外露接头部分用纱布包裹</td><td>□是</td><td>□否</td></tr>
<tr><td>妥善固定导管</td><td>□是</td><td>□否</td></tr>
<tr><td>手卫生</td><td>□是</td><td>□否</td></tr>
<tr><td>在 PICC 维护手册上记录</td><td>□是</td><td>□否</td></tr>
<tr><td>做好健康宣教</td><td>□是</td><td>□否</td></tr>
</table>

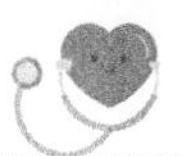

【清单精解】

1. 堵塞的处置

若 PICC 管道不慎发生阻塞，可利用负压技术将稀释的尿激酶 5000 U/mL、0.5 mL 注入 PICC 管腔内，停留 15 ~ 20 分钟后用注射器回抽，有血液被抽出即表明溶栓成功。若无血液被抽出则可反复重复上述操作，使尿激酶在导管内停留一定时间，直至有血液被抽出。要注意的是尿激酶的总量不宜超过 15 000 U。导管通畅后，回抽 5 mL 血液以确保抽回所有药物和凝块。

2. 一般维护

第 1 个 24 小时必须换药。以后伤口愈合良好，无感染、渗血时，每 7 日更换 1 次敷料。若伤口敷料松开、潮湿时，随时更换；若穿刺部位有红肿、皮疹、渗出、过敏等异常情况，可缩短更换敷料时间，并要连续观察局部变化情况。每次更换敷料时应严格执行无菌操作，贴膜要自下向上撕取，并注意固定导管，防止脱管。更换后记录日期。患儿洗澡时要用保鲜膜包裹穿刺部位，洗澡后要更换敷料。

在使用 PICC 输液前应用酒精棉片全方位擦拭接头 30 秒，静脉治疗前后要用不小于 10 mL 的注射器抽取生理盐水冲洗管腔。在输血制品、营养液等高浓度液体后，用 20 mL 生理盐水进行脉冲式冲管。如输液速度较慢或时间较长时，应在使用中用生理盐水冲管，以防止堵管。

（山西医科大学第二医院急诊科　张永刚）

第五十九节　输液港维护核查清单

床号________ 姓名________ 性别________ 年龄________ 实施者________ 日期__________

实施措施	核查项目			备注
评估病情	意识清楚	□是	□否	
	生命体征稳定	□是	□否	
	港体植入情况	□是	□否	
用物准备	换药包	□是	□否	
	无损伤针	□是	□否	
	透明敷料	□是	□否	
	肝素帽 / 正压接头	□是	□否	
	预充式注射器	□是	□否	
操作过程	核对信息，解释沟通	□是	□否	
	患者侧卧位，头偏向穿刺点对侧	□是	□否	
	暴露输液港位置，确认注射座位置	□是	□否	
	打开换药包，将无损伤针、肝素帽、预充式注射器置于无菌区域内	□是	□否	
	夹酒精棉球以注射座为中心，螺旋式消毒，直径 12 cm，消毒 3 次	□是	□否	
	同法以碘伏消毒 3 次，自然待干	□是	□否	
	戴无菌手套，在注射座位置铺孔巾	□是	□否	
	将预充式注射器与无损伤针连接，排气，夹闭延长管待用	□是	□否	
	非主力手拇指、示指、中指固定输液座（呈等边三角形）	□是	□否	
	在输液座的中心垂直进针，无损伤针穿过皮肤和输液座隔膜，到达储液槽底部	□是	□否	注： 1. 每次使用输液港后进行冲封管； 2. 抽血或输注高黏性液体（输血、TPN、脂肪乳、造影剂）后，应立即冲干净导管再接其他液体； 3. 两种有配伍禁忌的液体之间更换液体时冲管； 4. 在治疗间歇期每 4 周冲管 1 次
	抽回血，证实位置无误、导管畅通，将回抽的 2 ～ 3 mL 血液丢弃	□是	□否	
	连接预充式注射器，脉冲式冲管，正压封管	□是	□否	
	夹闭延长管，连接肝素帽或正压接头	□是	□否	
	根据无损伤针的外留长度，在固定翼下方垫裁剪纱布，用透明敷贴覆盖	□是	□否	
操作完毕后	用胶布固定延长管，贴膜注明插针时间	□是	□否	
	记录	□是	□否	

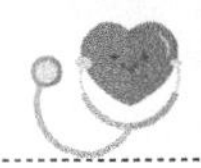

【清单精解】

1. 什么是输液港?

输液港是为了减轻化疗药物对患者血管的刺激而置入人体内的专业输液装置，主要包括注射座、导管和蝶翼针。皮下植入注射座后，连接插入中心静脉的导管，建立长期血管通道，可以发挥类似港口的作用，故称“输液港”。

2. 输液港的适应证

（1）需要长期或重复给药。

（2）可进行抽血、输血及血制品、营养药、输注抗生素（动脉、腹腔输液港不适用）。

（3）推注造影剂。

（4）化疗药物的灌注。

3. 输液港有哪些优点?

（1）患者使用方便。

（2）感染风险低。

（3）皮下埋植，操作简单。

（4）可以洗浴及游泳。

（5）不易被别人注意。

（6）减少外渗。

（7）维护简单。

（8）减少穿刺次数。

（9）保护血管。

（10）使用期限长：最长 10 余年。

4. 输液港的维护及护理

（1）使用输液港进行输液时，注意勿过度活动，导致针头脱出，引起药物外漏。

（2）穿刺侧肢体勿过度活动、提重物，以免拉开伤口。

（3）保持局部敷料干燥、清洁，周围皮肤清洁、干燥，学会用镜子等辅助工具观察局部情况，若局部出现红、肿、热、痛或穿刺侧肢体出现肿胀、酸痛等情况，应及时与护士、医师联系。

（4）不可用重力撞击静脉输液港的部位。

（5）用药间歇期每隔 4 周到正规医院进行静脉输液港维护护理 1 次。

（6）禁止使用 10 mL 以下的注射器，严禁高压注射造影剂，防止导管破裂。

（7）应使用专用的无损伤针头（蝶形针），保护穿刺膜。

5. 输液港携管注意事项

（1）换药过程严格无菌操作。

（2）植入部位应查看有无下列情况发生：肿胀、血肿、感染等，若发生应及时报告医务人员。

（3）避免击打安装注射座的局部。

（4）严禁打加强造影剂。

（5）安装输液港后可从事一般的日常工作、家务劳动、体育锻炼。但避免使用置管侧的手臂提过重的物体及做剧烈的胸肩部运动，如引体向上、举哑铃及猛烈的甩臂动作、打球类、游泳等。

（山西医科大学第二医院急诊科　张永刚）

第六十节　血气分析核查清单

床号 ________ 姓名 ________ 性别 ________ 年龄 ________ 实施者 ________ 日期 __________

<table>
<tr><th>实施措施</th><th colspan="3">核查项目</th><th>备注</th></tr>
<tr><td rowspan="3">采集前的环境及物品准备</td><td>患者身份识别</td><td>□是
□床号
□姓名
□住院号
□检验申请单</td><td>□否</td><td rowspan="3"></td></tr>
<tr><td>环境适宜</td><td>□是
□温度适宜
□光线充足
□房间清洁</td><td>□否</td></tr>
<tr><td>物品准备齐全</td><td>□是
□消毒剂
□ > 0.5% 的氯己定乙醇溶液
□碘酊
□碘伏
□ 70% 酒精
□一次性专用动脉采血器
□纱布块、棉球、棉签等
□无菌手套
□锐器盒
□冰袋 / 冰桶 / 冰箱</td><td>□否</td></tr>
<tr><td rowspan="6">采集前的患者准备</td><td>出血倾向</td><td>□有，请选择：
□血液病
□过敏性紫癜
□结缔组织病
□遗传性凝血功能障碍
□获得性凝血功能障碍
□维生素 K 缺乏
□严重肝病
□其他 ______________</td><td>□无</td><td rowspan="6">帮助患者缓解紧张情绪，全身放松 5 分钟或呼吸平稳后采血，避免过度通气或屏气</td></tr>
<tr><td>情绪平稳</td><td>□是</td><td>□否，请选择：
□恐惧
□疼痛
□愤怒
□抑郁
□悲伤
□其他 ____</td></tr>
<tr><td>给氧方式改变</td><td>□有，等待 20 ～ 30 分钟后采血</td><td>□无</td></tr>
<tr><td>机械通气参数调整</td><td>□有，等待 30 分钟后采血</td><td>□无</td></tr>
<tr><td>发热</td><td>□有，请选择：
□ 37℃ < T ≤ 38℃
□ 38℃ < T ≤ 39℃
□ 39℃ < T ≤ 40℃
□ T > 40℃</td><td>□无</td></tr>
<tr><td>生命体征平稳</td><td>□是</td><td>□否，若血压过低，将针栓推至 0 刻度，缓慢抽拉采血</td></tr>
</table>

（续表）

实施措施	核查项目			备注
标本采集	预充盈采血器	□有	□无，5 mL 注射器 +50 IU/mL 喷雾状钙平衡肝素锂	
	采血器预设	□是	□否	
	动脉导管采血	□是 □戴手套，消毒采血处的三通 □接注射器，弃去 3 倍导管无效腔内液体 □移除注射器，连接动脉采血器与三通 □打开三通，血液自动充盈至预设位置 □关闭三通，分离动脉采血器与导管 □冲洗三通与动脉导管	□否，动脉穿刺采血	
	桡动脉穿刺	□是，进行 Allen 试验	□否，请选择： □肱动脉 □足背动脉 □股动脉	
	Allen 试验阴性	□是	□否，更换采血部位	
	穿刺侧肢体循环不良	□是，更换采血部位	□否	
	穿刺侧液体输注	□有，更换采血部位	□无	
	穿刺部位充分暴露	□是	□否，充分暴露穿刺部位	
	确定穿刺点	□是	□否	
	无菌操作	□是，以穿刺点为中心擦拭，直径≥ 5 cm，至少 2 遍；操作者对示指及中指的第 1、2 指节掌面及双侧面进行消毒	□否	
	进针角度恰当	□是 □桡动脉 30° ～ 45° □肱动脉 45° □足背动脉 15° □股动脉 90°	□否，调整进针角度	
	混入静脉血	□是，重新采血	□否	
	按压止血＞ 10 分钟	□是	□否	
	隔绝标本与空气	□是，针头斜面刺入无菌胶塞	□否	
	标本中存在气泡	□有，立即排除并更换安全针座帽	□否，更换安全针座帽	
	充分混匀	□是，颠倒混匀 5 次后掌心搓动至少 5 秒	□否	
标本运送	标本溶血	□有，请选择： □剧烈震荡 □针管过细 □抽吸过快 □其他 ____	□无	
	立即送检	□是	□否，15 分钟内送检	
	检测申请单	□有	□无	
	15 分钟内完成检测	□是	□否，0 ～ 4℃低温保存，30 分钟内送检	
	30 分钟内完成检测	□是	□否，0 ～ 4℃低温保存	

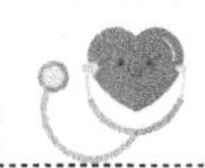

实施措施	核查项目			备注
上机	标本分层	□有，再次颠倒和揉搓	□无	
	弃血 3 滴	□是	□否	
	正确录入体温	□是	□否	
	正确录入吸氧浓度	□是	□否	
	核对标本号	□是	□否	
	信息录入	□是，请选择： □姓名 □性别 □年龄 □床号 □住院号 / 门诊号 □主治医师 □检验者	□否	
	动脉导管并发症	□有，请选择： □导管堵塞 □导管脱落 □血管痉挛 □感染 □局部出血 □血肿 / 假性动脉瘤	□无	
	穿刺采血并发症	□有，请选择： □感染 □皮下血肿 □桡神经损伤 □假性动脉瘤 □动脉痉挛 □血栓或栓塞 □血管迷走神经反应	□无	

【清单精解】

Allen 试验：为侧支循环检测方法，同时按压受试者桡动脉和尺动脉，让受试者配合反复握拳至手掌变白，放开尺侧动脉，观察手掌颜色变化，若手掌、手指及拇指颜色可在约 15 秒内恢复，表明尺动脉和桡动脉间存在良好的侧支循环，即 Allen 试验阴性，可选择桡动脉进行穿刺；反之，Allen 试验阳性，表明尺动脉和桡动脉间侧支循环不良，则不应选择此桡动脉进行穿刺。

（山西医科大学第二医院急诊科　王旭）

第六十一节　患者院内转运安全核查清单

床号 ________ 姓名 _______ 性别 _______ 年龄 _______ 日期 _______ 实施者 ________

实施措施	核查项目			备注
风险因素的识别	留置管路	□是，请选择： □气管插管　□气管切开 □各种引流管　□动脉导管	□否	
	输注药物	□是，请选择： □去甲肾上腺素　□多巴胺　□异丙肾上腺素 □镇静药　□尼卡地平　□其他	□否	
	使用仪器 / 设备	□是，请选择： □微量泵　□输液泵　□呼吸机 □ IABP　□ PICCO　□ ECMO	□否	
	异常生命体征	□是，请选择： □心率< 50 次 / 分，或> 110 次 / 分 □呼吸< 12 次 / 分，或> 25 次 / 分 □收缩压< 90 mmHg，或> 180 mmHg □平均动脉压< 65 mmHg [平均动脉压 =（收缩压 +2× 舒张压）/3] □ SpO_2 < 90%	□否	
	快速 SOFA 评分	□是，请选择： □≥ 2 （收缩压≤ 100 mmHg; 呼吸≥ 22 次 / 分; GCS ≤ 14 分，每条记 1 分）	□否	
	2 小时内血气结果	□是，请选择： □ pH < 7.25 □ PaO_2 < 60 mmHg □ $PaCO_2$ > 50 mmHg □乳酸≥ 2 mmol/L	□否	
	输注镇静药患者转运前进行 RASS 评分	□是，请选择： □ –2 ～ 0　□ –5 ～ –3	□否	
组织协调	询问主管医师	□是，请选择： □患者 / 家属已签署转运知情同意书 □接收科室已做好准备	□否	
	询问电梯工作人员	□是，请选择： □电梯已准备好	□否	

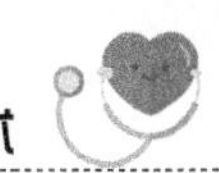

（续表）

实施措施	核查项目			备注
患者准备	确认医嘱中的患者信息与腕带或床头 / 床尾标识是否一致	□是	□否	
	检查需携带的物品	□有，请选择： □病历、检查报告单、自备药品、个人物品齐全	□无	
	无法清理呼吸道	□是，已给予吸痰	□否	
	躁动、抽搐	□是，已给予镇静药或约束带	□否	
	意识障碍、呕吐	□是，已保持头偏向一侧	□否	
	外固定装置（如颈托、支具、胸腹带等）	□有，已固定在位	□无	
管路准备	管路确认	□是，各管路之间无缠绕、无受压、引流通畅（输液管路、胃管、尿管、引流管、气管插管、呼吸机管路）	□否	
	血管通路及输液管路（外周静脉留置针、PICC、CVC、血滤管、动脉导管）	□有，请选择： □已妥善固定、通畅 □穿刺部位皮肤无肿胀，无渗血、渗液，敷料干净 □已旋紧与各接口连接处 □置入深度与护理记录一致	□无	
	胃管	□有，请选择： □已妥善固定 □置入深度与护理记录一致	□无	
	尿管	□有，请选择： □已妥善固定 □尿袋置于患者身体平面下方	□无	
	引流管	□有，请选择： □已妥善固定 □引流瓶 / 袋置于患者置管口平面下方 □胸腔闭式引流管在患者挪床时已被临时夹闭	□无	
	气管插管	□有，请选择： □已妥善固定 □置入深度与护理记录一致 □气囊压力介于 25 ～ 30 cmH_2O	□无	
药液准备	与医师确认需要携带的药液	□是	□否	
	遵医嘱调节携带药液的滴速	□是	□否	
	携带药液的余量足够维持预计转运时间 +0.5 小时	□是	□无	
	鼻饲及鼻饲前是否应用胰岛素	□是，已暂停	□否	

（续表）

实施措施	核查项目			备注
仪器 / 设备准备	已与医师确认需要携带的仪器 / 设备	□是	□否	
	确认仪器 / 设备是否能够通过转运途中的电梯、门廊等通道	□是	□否	
	转运床	□有，请选择： □已拉起所有床挡 □患者的头、手、脚位于转运床内	□无	
	转运呼吸机	□有，请选择： □已妥善固定于患者一侧床挡上或转运床空隙处，未压住患者身体 □电量充足（满格） □医师已调节好准运呼吸机参数 □确认气道高压、管路脱开、氧气不足、电量不足报警正常 □已使用呼吸机连接模肺，模肺工作正常 □已使用呼吸机连接患者，患者生命体征稳定 □已旋紧呼吸机管路各连接处	□无	
	监护仪	□有，请选择： □已妥善固定于床尾小桌或转运床空隙处，未压住患者身体 □电量充足（≥ 3 格） □心电导联、血压袖带、血氧探头连接完好且屏幕正常显示 □已正确设置参数报警线	□否	
	输注泵	□有，请选择： □已妥善固定于输液架上或转运床空隙处，未压住患者身体 □电量≥ 2 格	□无	
	氧气供应	□有，请选择： □已打开氧气装置的开关 □已旋紧吸氧管道与氧气装置的连接处 □已妥善固定吸氧管道于患者面部，无脱落、打折 □氧气充足 （吸氧≥ 5 L/min：携带 1 个 10 MPa 以上氧气瓶；有创呼吸机：携带 1 个 15 MPa 氧气瓶；无创呼吸机 FiO_2 < 60%：携带 1 个 15 MPa 氧气瓶；无创呼吸机 FiO_2 ≥ 60%：携带 2 个 15 MPa 氧气瓶）	□否	
陪同人员	主管医师 / 转运护士 / 家属已到位	□是	□否	
特殊检查	增强 CT	□有，请选择： □已留置耐高压（粉色）套管针（夜间、节假日）	□无	
	MRI	□有，请选择： □已摘除金属物品	□无	

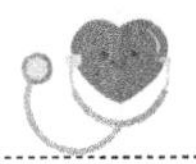

【清单精解】

1. 院内转运

指在同一医疗单位不同医疗区域之间进行的转移和运送。

2. 院内标准化分级转运流程包括 6 个步骤

①评估分级；②沟通、解释；③充分准备；④正常转运；⑤应对管理标准化；⑥总结评价。

3. 标准化分级转运流程

指通过对危重患者充分评估病情及沟通解释，根据病情优化分级、人员及物资的充分准备，在转运过程中进行动态评估及突发事件应对，保证患者转运安全。

4. 转运分级

（1）Ⅰ级：①在生命支持条件下，生命体征不平稳；② GCS 评分< 9 分；③人工气道，PEEP ≥ 8 cmH_2O，FiO_2 ≥ 80%；④泵入 2 种及以上血管活性药物；⑤临床主要问题为急性心肌梗死、严重心律失常、严重呼吸困难等。

（2）Ⅱ级：①在生命支持条件下，生命体征相对平稳；② GCS 评分 9 ～ 12 分；③人工气道，PEEP < 8 cmH_2O，FiO_2 < 60%；④泵入一种及以上血管活性药物；⑤临床主要问题为怀疑急性心肌梗死、非慢性阻塞性肺疾病（chronic obstructive pulmonary disease，COPD）及患者动脉血氧饱和度< 90% 等。

（3）Ⅲ级：①无须生命支持条件，生命体征尚平稳；② GCS 评分> 12 分；③无人工气道，可自主呼吸；④无须血管活性药物；⑤临床主要问题为慢性病症。

（山西医科大学第二医院急诊科　温亚）

第六十二节　俯卧位通气核查清单

床号 ________ 姓名 ________ 性别 ________ 年龄 ________ 日期 ________ 实施者 ________

实施措施		核查项目			备注
适应证		急性呼吸窘迫综合征所致的顽固性低氧血症，在呼气末正压 ≥ 5 cmH_2O、积极肺复张的基础上，当氧合指数 ≤ 150 mmHg 时应积极行俯卧位通气，且时间不少于12小时	□是	□否	
禁忌证（无绝对禁忌证）		严重的血流动力学不稳定	□是	□否	
		颅内压增高	□是	□否	
		急性出血性疾病	□是	□否	
		颈椎、脊柱损伤	□是	□否	
		骨科手术后限制体位	□是	□否	
		近期因腹部手术需要限制体位	□是	□否	
		妊娠	□是	□否	
		颜面部创伤术后	□是	□否	
		不能耐受俯卧位姿势	□是	□否	
操作前	饮食	开始前2小时暂停EN，泵管与营养管分离，温开水冲洗营养管	□是	□否	
		评估胃肠食物残留，必要时行胃肠减压	□是	□否	
	生命体征	相对平稳，无恶性心律失常	□是	□否	
	镇静镇痛	目标 RASS 评分（-5 ～ -4 分）	□是	□否	
	气道	确认气管插管或气管切开管位置，清理分泌物	□是	□否	
		检查固定、记录插管刻度及气囊压力	□是	□否	
		预充氧（FiO_2 为 100% 并持续 10 分钟）	□是	□否	
	物品	翻身单2块、软枕、压力性损伤贴、电极片、俯卧位头枕	□是	□否	
		抢救车、气管插管车、吸引器、简易呼吸器	□是	□否	
	患者准备	确定翻转方向	□是	□否	
		放低床头至水平，水平摆放四肢	□是	□否	
		将电极片移至肩臂部，调整监护设备导线	□是	□否	
		对皮肤给予压力性损伤贴摆放： 脸（颧骨）___；耳___；胸___；髂关节___； 膝关节___；足尖___； 会阴（男性）___；其他（　）___	□是	□否	
		夹闭非紧急管路（胃管、尿管等）、置于正确位置	□是	□否	
		分离输液（维持血管活性药物）装置，必要时增加输液延长管	□是	□否	
	医护人员	至少5人	□是	□否	

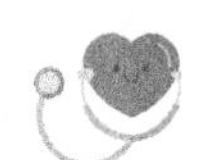

（续表）

实施措施		核查项目			备注
操作时	站 位	分别位于正床头、左侧床头、左侧床尾、右侧床头、右侧床尾	□是	□否	
	翻转方	将圆柱形枕放置于胸部及骨盆俯向的位置（男性患者避开生殖器部位）	□是	□否	
		将翻身单覆盖在圆柱形枕上，并将患者身上、身下两层翻身单边缘对齐，同时向上卷至最深	□是	□否	
		将患者平移至床单元右侧	□是	□否	
		断开气管套管与呼吸机管路连接处	□是	□否	
		向床单元左侧翻转	□是	□否	
		移至床单元正中	□是	□否	
		连接气管套管与呼吸机管路	□是	□否	
操作后	确认与安置	确认气管套管位置	□是	□否	
		放置俯卧位头垫于面部	□是	□否	
		检查静脉通路，重新启动输液	□是	□否	
		调整身体位置，举起患者上肢成游泳姿势	□是	□否	
		放置电极于后背，检查监护导线	□是	□否	
		放置各引流管并打开	□是	□否	
		放置压力性损伤贴于关节凸出处	□是	□否	
		每 2 小时改变“游泳者”姿势（游泳者：左右侧换气交替）	□是	□否	
		改变受压点，调整压力性损伤贴	□是	□否	
		记录：生命体征及相关参数	□是	□否	
		1 小时后实施 EN（如无并发症）	□是	□否	

注：EN 为肠内营养，RASS 为 Richmond 躁动镇静评分（表 8-62-1），MV 为机械通气。

表 8-62-1 RASS（Richmond Agitation_-Sedation Scale）

+4	有攻击性	有暴力行为
+3	非常躁动	试着拔出呼吸管，胃管或静脉点滴
+2	躁动焦虑	身体激烈移动，无法配合呼吸机
+1	不安焦虑	焦虑紧张但身体只有轻微移动
0	清醒平静	清醒自然状态
–1	昏昏欲睡	没有完全清醒，但可保持清醒超过 10 秒
–2	轻度镇静	无法维持清醒超过 10 秒
–3	中度镇静	对声音有反应
–4	重度镇静	对身体刺激有反应
–5	昏迷	对声音及身体刺激都无反应

【清单精解】

1. 俯卧位通气

是利用翻身床、翻身器或人工徒手操作，使患者在俯卧位时进行机械通气。

2. 实施指征

中 / 重度急性呼吸窘迫综合征顽固性低氧血症，当呼气末正压≥ 5 cmH_2O（1 cmH_2O= 0.098 kPa）、氧合指数≤ 150 mmHg 时应积极行俯卧位通气。

3. 通气时间

目前俯卧位通气持续时间尚有争议，建议不小于 12 小时，但当出现明显并发症时（如恶性心律失常或严重血流动力学不稳定时）需考虑随时终止俯卧位通气。

4. 并发症

非计划性拔管、血流动力学紊乱、压力性损伤及其他并发症（视神经和周围神经损伤、面部水肿、胃肠不耐受性）。

5. 撤离指征

①原发病未控制、俯卧位通气治疗指征选择不恰当等导致俯卧位通气后患者氧合及病情未改善或恶化；②评估俯卧位通气弊大于利，如出现明显的并发症（如腹部术后伤口裂开）；③患者病情改善，恢复仰卧位后氧合指数＞ 150 mmHg 且持续 6 小时以上，无须继续进行俯卧位通气。

6. 紧急终止俯卧位通气的指征

①心搏骤停；②严重的血流动力学不稳定；③恶性心律失常；④出现可疑的气管导管移位等危及生命的情况。

（山西医科大学第二医院急诊科　温亚）

第六十三节 颅脑降温仪操作核查清单

床号 ________ 姓名 ________ 性别 ________ 年龄 ________ 实施者 ________ 日期 __________

实施措施	核查项目			备注
评估	适应证	□是 □各种原因所造成的昏迷急性期患者 □颅脑损伤后的颅内压增高及中枢性高热 □大面积脑梗死患者 □低温脑保护	□否	
	禁忌证	□有 无绝对禁忌证	□无	
	仪器性能良好	□是	□否	
	患者准备	□有	□无	
	体位合适	□是	□否	
操作前准备	用物准备齐全	□是	□否	
	仪器性能良好	□是	□否	
操作过程	核对	□是	□否	患者取去枕平卧位
	仪器位置合适	□是	□否	
	接通电源，按下开关键	□是	□否	
	设置参数	□是	□否	
	按“启动 / 回温”键	□是	□否	
	确认仪器正常运转，观察有无漏水	□是	□否	
	体位	□是	□否	
	佩戴头盔	□是	□否	
	观察病情	□是	□否	
	停机	□是	□否	
	健康宣教	□是	□否	
	对机器终末消毒	□是	□否	
操作后处理	用物处理	□是	□否	
	洗手	□是	□无	
	记录	□是	□无	
	并发症	□有	□无	

【清单精解】

1. 适应证

各种原因所造成的昏迷急性期患者、颅脑损伤后的颅内压增高及中枢性高热、大面积脑梗死患者、低温脑保护。

2. 注意事项

（1）用大浴巾包裹患者头部，注意对耳部的保护，以免冻伤。

（2）管路妥善固定，避免引流管扭曲、打折及脱出。

（3）保持头与头盔上盖接触缝隙最小，可在头盔边缘和头部之间塞入适量毛巾。

（4）提拉螺纹管。

（山西医科大学第二医院急诊科　卫军芳）

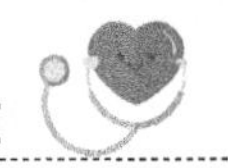

第六十四节 降温毯操作核查清单

床号 ________ 姓名 ________ 性别 ________ 年龄 ________ 实施者 ________ 日期 __________

用物准备	冰毯、温度传感器、连接管2条、降温毯主机、中单、弯盘、纱布1块			
实施措施	核查项目			备注
评估	适应证	□是 □主要用于全身降温	□否	
	禁忌证	□是 □处于全身衰竭期者 □合并低血压、休克尚未纠正者 □凝血功能障碍者 □年老且伴有严重心肺功能不良者	□否	
	仪器性能良好	□是	□否	
	操作部位	□是 有无伤口、破损、炎症等	□否	
	体位合适	□是	□否	
操作前准备	用物准备齐全	□是	□否	
	仪器性能良好	□是	□否	
操作过程	核对	□是	□否	
	仪器位置合适	□是	□否	
	妥善安置管路	□是	□否	
	冰毯平铺于患者身下	□是	□否	
	协助患者取平卧位	□是	□否	
	管路连接正确	□是	□否	
	用纱布擦干腋下	□是	□否	
	温度传感器位置正确	□是	□否	
	接通电源，开机	□是	□否	
	设置参数	□是	□否	
	运行状态	□是	□否	
	调节温度合适	□是	□否	
	确认机器正常运行，有无漏水	□是	□否	
	病情观察	□是	□无	
	停机	□是	□否	
	对机器终末消毒	□是	□否	
操作后处理	用物处理	□是	□否	
	洗手	□是	□无	
	记录	□是	□无	
	并发症	□有，请记录：	□无	

【清单精解】

1. 适应证：颅脑疾病术前、术后的亚低温、各类顽固性高热不退、高热及其他降温效果不佳的患者、重型颅脑损伤患者。
2. 禁忌证：处于全身衰竭期；合并低血压、休克尚未纠正者；凝血功能障碍者；年老且伴有严重心肺功能不良者。
3. 设置参数：待机状态下，长按“∩”键两次进入左 / 右侧体温低限报警值调整状态，按“︽”“︾”键设置所需温度（10 ℃ - 体温设定值减 2），设置完成后，按“∩”键退出。
4. 体温调节温度范围：30 ～ 38.5 ℃。水温调节范围：3 ～ 20 ℃。

（山西医科大学第二医院急诊科　卫军芳）

第六十五节 心包穿刺核查清单

床号 ________ 姓名 ________ 性别 ________ 年龄 ________ 日期 ________ 实施者 ________

<table>
<tr><th>实施措施</th><th colspan="4">核查项目</th><th>备注</th></tr>
<tr><td rowspan="3">目的</td><td colspan="2">解除心包填塞</td><td>□是</td><td>□否</td><td rowspan="3"></td></tr>
<tr><td colspan="2">穿刺明确病因</td><td>□是</td><td>□否</td></tr>
<tr><td colspan="2">注入药物治疗</td><td>□是</td><td>□否</td></tr>
<tr><td rowspan="4">排除禁忌</td><td colspan="2">出血性疾病</td><td>□是</td><td>□否</td><td rowspan="4"></td></tr>
<tr><td colspan="2">严重血小板减少</td><td>□是</td><td>□否</td></tr>
<tr><td colspan="2">局部有感染</td><td>□是</td><td>□否</td></tr>
<tr><td colspan="2">不能配合</td><td>□是</td><td>□否</td></tr>
<tr><td rowspan="2">评估积液量</td><td colspan="2">胸部 CT</td><td>□是</td><td>□否</td><td rowspan="2"></td></tr>
<tr><td colspan="2">B 超显示心包积液</td><td>□是</td><td>□否</td></tr>
<tr><td rowspan="11">术前准备</td><td colspan="2">签署知情同意书</td><td>□是</td><td>□否</td><td rowspan="11"></td></tr>
<tr><td colspan="2">查对姓名，解释操作目的、注意事项</td><td>□是</td><td>□否</td></tr>
<tr><td colspan="2">超声定位</td><td>□是</td><td>□否</td></tr>
<tr><td colspan="2">心包穿刺包</td><td>□是</td><td>□否</td></tr>
<tr><td colspan="2">量杯、试管、污物桶</td><td>□是</td><td>□否</td></tr>
<tr><td colspan="2">无菌纱布、无菌手套</td><td>□是</td><td>□否</td></tr>
<tr><td colspan="2">心电监护仪</td><td>□是</td><td>□否</td></tr>
<tr><td colspan="2">利多卡因</td><td>□是</td><td>□否</td></tr>
<tr><td colspan="2">地西泮</td><td>□是</td><td>□否</td></tr>
<tr><td colspan="2">抢救车</td><td>□是</td><td>□否</td></tr>
<tr><td colspan="2"></td><td></td><td></td></tr>
<tr><td rowspan="14">操作过程</td><td colspan="2">最大无菌操作屏障</td><td>□是</td><td>□否</td><td rowspan="13"></td></tr>
<tr><td colspan="2">适宜体位</td><td>□是，请选择：
□坐位
□斜坡卧位</td><td>□否</td></tr>
<tr><td colspan="2">严密心电、血压监护</td><td>□是</td><td>□否</td></tr>
<tr><td colspan="2">穿刺位置</td><td>□是，请选择：
□左侧第 5 肋间，浊音界内 1 ～ 2 cm
□剑突下、左肋缘夹角处
□超声引导下</td><td>□否</td></tr>
<tr><td colspan="2">消毒、铺洞巾、穿刺</td><td>□是</td><td>□否</td></tr>
<tr><td colspan="2">地西泮</td><td>□是</td><td>□否</td></tr>
<tr><td colspan="2">抽液速度缓慢</td><td>□是</td><td>□否</td></tr>
<tr><td colspan="2">防止空气进入心包内</td><td>□是</td><td>□否</td></tr>
<tr><td colspan="2">应抽出 3 ～ 5 mL，放置 5 ～ 10 分钟不凝固，再行抽液</td><td>□是</td><td>□否</td></tr>
<tr><td colspan="2">首次抽液量 100 ～ 200 mL</td><td>□是</td><td>□否</td></tr>
<tr><td rowspan="3">术中监测不适停止操作</td><td>冷汗、头晕、气短</td><td>□是</td><td>□否</td></tr>
<tr><td>血压下降</td><td>□是</td><td>□否</td></tr>
<tr><td>心跳加快</td><td>□是</td><td>□否</td></tr>
<tr><td colspan="2">无菌纱布覆盖、固定</td><td>□是</td><td>□否</td><td></td></tr>
</table>

实施措施	核查项目			备注
操作结束	清理用物	□是	□否	
	术后监护	□是	□否	
	脉搏、血压监测	□是	□否	
	穿刺部位渗血	□是	□否	
	每日冲洗导管 1 次	□是	□否	
	书写穿刺病程	□是	□否	

【清单精解】

1. 心包穿刺是借助穿刺针直接刺入心包腔的诊疗技术，必需在无菌技术下进行，穿刺部位不可过深，以免刺破心房、心室或刺破冠状动脉造成心包腔大量积血。
2. 原则上宜左不宜右，宜下不宜上，宜外不宜内，宜直不宜斜，术前超声检查明确诊断，消除顾虑，避免咳嗽和深呼吸，穿刺时有气紧、心跳加快应给予相应处理，术后卧床休息，密切观察生命体征。

（山西医科大学第二医院急诊科　郭建瑞）

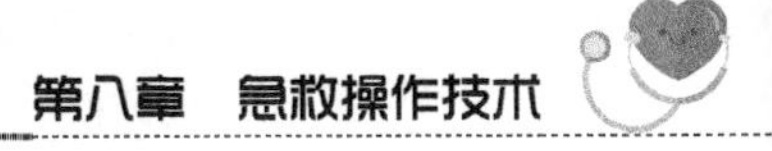

第六十六节　胸腔穿刺核查清单

床号 ________ 姓名 ________ 性别 ________ 年龄 ________ 日期 _______ 实施者 ________

实施措施	核查项目				备注
目的	重建负压，使肺复张		□是	□否	
	穿刺明确病因		□是	□否	
排除禁忌	严重出血倾向		□是	□否	
	严重血小板减少		□是	□否	
	局部有炎症、肿瘤、外伤		□是	□否	
	不合作者		□是	□否	
评估积液量	胸部 CT		□是，请选择： □少量 □中量 □大量	□否	
	B 超		□是，请选择： □> 500 mL □> 1000 mL □> 1500 mL	□否	
术前准备	签署知情同意书		□是	□否	
	查对姓名，解释操作目的、注意事项		□是	□否	
	超声定位		□是	□否	
	胸腔穿刺引流包		□是	□否	
	量杯、试管、污物桶		□是	□否	
	无菌纱布、无菌手套		□是	□否	
	利多卡因		□是	□否	
	心电监护仪		□是	□否	
	抢救车		□是	□否	
操作过程	最大无菌操作屏障		□是	□否	
	适宜体位		□是，请选择： □坐位 □卧位	□否	
	查对姓名，解释操作目的、注意事项		□是	□否	
	严密心电、血压监护		□是	□否	
	穿刺位置		□是，请选择： □肩胛中线与第 7、8 肋交接点 □腋后线第 7、8 肋间 □腋前线第 5、6 肋间 □超声引导下	□否	
	消毒、戴无菌手套、覆盖消毒洞巾		□是	□否	
	利多卡因于下一肋上缘浸润麻醉		□是	□否	
	沿肋骨上缘穿刺，垂直进针		□是	□否	
	穿刺针穿刺，抽液，接引流管		□是	□否	
	首次抽液量 600 mL		□是	□否	
	每次引流量< 1000 mL		□是	□否	
	术中监测，不适停止操作	头晕、气促、面色苍白	□是	□否	
		心跳加快	□是	□否	
		血压下降	□是	□否	
	无菌纱布覆盖、固定		□是	□否	

（续表）

实施措施	核查项目			备注
术后	清理用物	□是	□否	
	术后监护	□是	□否	
	脉搏、血压监测	□是	□否	
	标本送检	□是	□否	
	书写穿刺病程	□是	□否	

【清单精解】

1. 胸腔穿刺是抽取胸腔内液体进行检查，鉴别胸腔积液性质，同时可作为一种治疗手段。
2. 胸腔穿刺时应严格无菌操作，防止空气进入胸膜腔，需做细菌培养应用无菌试管留取标本，脓胸时应每次尽量抽净。
3. 胸腔穿刺时需选择合适的穿刺点，可通过超声定位选择穿刺点，穿刺时需避免用力咳嗽，需观察生命体征，若有不适终止穿刺。

（山西医科大学第二医院急诊科　郭建瑞）

第六十七节　腹腔穿刺核查清单

床号________ 姓名________ 性别________ 年龄________ 日期______ 实施者________

实施措施	核查项目			备注
目的	诊断性穿刺	□是	□否	
	抽液减压	□是	□否	
	注入药物治疗	□是	□否	
排除禁忌	肝性脑病	□是	□否	
	结核性腹膜炎	□是	□否	
	肠麻痹、腹部胀气明显	□是	□否	
	巨大卵巢囊肿	□是	□否	
	躁动、不能配合	□是	□否	
术前准备	签署知情同意书	□是	□否	
	查对姓名，解释操作目的、注意事项	□是	□否	
	超声定位	□是	□否	
	嘱患者排尿	□是	□否	
	腹腔穿刺包	□是	□否	
	量杯、试管、污物桶	□是	□否	
	无菌纱布、无菌手套	□是	□否	
	心电监护仪	□是	□否	
	利多卡因	□是	□否	
	测量腹围、脉搏、血压	□是	□否	
	抢救车	□是	□否	
操作过程	最大无菌操作屏障	□是	□否	
	适宜体位	□是，请选择 □坐位 □稍左侧卧位 □平卧位	□否	
	严密心电、血压监护	□是	□否	
	穿刺位置	□是，请选择 □左下腹，脐与左髂前上棘连线中外1/3 □超声引导下	□否	
	消毒、铺洞巾、局麻、穿刺	□是	□否	
	穿刺点垂直进针，突破感	□是	□否	

（续表）

实施措施	核查项目				备注
操作过程	固定穿刺针、夹闭乳胶管		□是	□否	
	置入穿刺导管固定，拔出导丝，接引流管固定		□是	□否	
	抽液速度缓慢，不宜过快、过多		□是	□否	
	术中监测，不适停止操作	腹部不适	□是	□否	
		血压下降	□是	□否	
		心跳加快	□是	□否	
	无菌纱布覆盖、固定		□是	□否	
操作结束	清理用物		□是	□否	
	术后监护		□是	□否	
	脉搏、血压监测		□是	□否	
	测量腹围		□是	□否	
	标本送检		□是	□否	
	书写穿刺病程		□是	□否	

【清单简介】

1. 选择合适的穿刺位置，避开重要器官，同时避开感染部位。
2. 严格无菌操作，一般取平卧位或侧卧位，放液速度不宜过多、过快，若流出不畅，可稍移动或稍变换体位。
3. 放液前、后需测量腹围，观察血压、脉搏，观察病情。

（山西医科大学第二医院急诊科　郭建瑞）

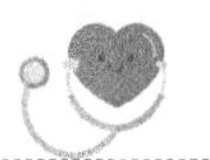

第六十八节 骨髓穿刺术核查清单

床号 ________ 姓名 ________ 性别 ________ 年龄 ________ 实施者 ________ 日期 ________

实施措施	核查项目				备注
操作前准备	核对患者信息		□是	□否	
	了解患者病情，明确适应证，排除禁忌证		□是	□否	
	签署知情同意书		□是	□否	
	告知患者操作中配合及注意事项		□是	□否	
	物品准备		□是，请选择： □消毒物品 □无菌手套 □骨穿包 □玻片 □麻醉药 □无菌纱布	□否	
	检查穿刺针	穿刺针与注射器是否干燥	□是	□否	
		注射器乳头与穿刺针吻合	□是	□否	
		针芯与穿刺针的两端是否配套吻合	□是	□否	
		针头锐利	□是	□否	
	穿刺深度		□是，请选择： □胸骨穿刺约 1.0 cm □髂骨穿刺约 1.5 cm	□否	
操作过程	定位		□是，请选择： □胸骨 □左髂前上棘 □右髂前上棘 □左髂后上棘 □右髂后上棘	□否	
	常规消毒术区皮肤，戴无菌手套，铺无菌洞巾		□是	□否	
	用 2% 利多卡因行局部麻醉，皮下注射出现皮肤橘皮样改变		□是	□否	
	垂直进针，分层麻醉至骨膜，并在骨膜进行多点麻醉		□是	□否	
	左手拇指和示指固定穿刺部位，右手持骨髓穿刺针与骨面垂直刺入（若为胸骨穿刺则应与骨面成 30° ～ 40° 角刺入）		□是	□否	
	当穿刺针尖接触骨质后，沿穿刺针的针体长轴左右旋转穿刺针并向前推进，缓慢刺入骨质		□是，当突然感到穿刺阻力消失，且穿刺针已固定在骨内时，表明穿刺针已进入骨髓腔	□否	
	拔出穿刺针针芯，接上干燥的注射器，用适当的力度抽取 0.1 ～ 0.2 mL 骨髓液		□是	□否	
	将载玻片以 30° 角摆放，将所抽吸的骨髓液滴于载玻片上部，左手水平持一干净玻片，右手用另一玻片尖端蘸取少量骨髓组织，滴于玻片顶部，右手用玻片边缘水平涂片		□是	□否	
	骨髓液抽取完毕，重新插入针芯，拔出穿刺针，覆盖无菌纱布		□是	□否	

（续表）

实施措施	核查项目			备注
操作后处理	再次评估患者，局部消毒，并按压数分钟（有出血倾向者，延长按压时间），再用胶布将纱布加压固定	□是	□否	
	安置患者体位，交代注意事项	□是	□否	
	标本及时送检	□是	□否	
	正确分类处理污物，物品复原	□是	□否	
	完成操作记录	□是	□否	

【清单精解】

1. 骨髓穿刺术

采集骨髓液的一种常用诊断技术。

2. 注意事项

（1）适应证：①各类血液病的诊断；②严重感染或某些传染病需行骨髓细菌培养；③查找某些寄生虫，如疟原虫、黑热病病原体等；④恶性肿瘤疑有骨髓转移者。

（2）禁忌证：①血友病患者；②有出血倾向者慎用。

（3）穿刺针与注射器必须干燥，以免发生溶血。

（4）穿刺时用力不宜过猛，尤其做胸骨穿刺时，针头进入骨质后不可摇摆，以免断针。

（5）做细胞形态学检查，抽吸液量不宜过多，否则会导致骨髓液稀释，影响增生度的判断、细胞计数及分类的结果。

（6）抽取后立即涂片，否则很快会发生凝固，使涂片失败。如做细菌培养，可抽取 1 ～ 2 mL。

（7）抽不出骨髓液时，若非技术问题，则为干抽，该情况多见于骨髓纤维化、恶性组织细胞病、恶性肿瘤骨髓转移、多发性骨髓瘤及血细胞成分异常，如白血病原始幼稚细胞高度增生时，此时需更换部位穿刺或骨髓活检。

（8）在穿刺过程中，若感到骨质坚硬，难以进入骨髓腔时，不可强行进针，以免断针，应考虑为骨硬化症的可能性，骨骼 X 线检查可明确诊断。

（9）老年人骨质疏松应注意不要用力过猛；小儿不合作，除严格选择穿刺部位外，必要时在穿刺前给予镇静剂。

（山西医科大学第二医院急诊科　陈凯林）

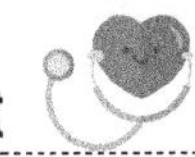

第六十九节 腰椎穿刺术核查清单

床号 ________ 姓名 ________ 性别 ________ 年龄 ________ 实施者 ________ 日期 __________

<table>
<tr><th>实施措施</th><th colspan="4">核查项目</th><th>备注</th></tr>
<tr><td rowspan="5">操作前准备</td><td colspan="2">核对患者信息</td><td>□是</td><td>□否</td><td rowspan="5"></td></tr>
<tr><td colspan="2">评估患者病情、生命体征，明确适应证，排除禁忌证</td><td>□是</td><td>□否</td></tr>
<tr><td colspan="2">解释操作的目的和必要性，签署手术同意书</td><td>□是</td><td>□否</td></tr>
<tr><td colspan="2">告知患者操作中的配合和注意事项</td><td>□是</td><td>□否</td></tr>
<tr><td colspan="2">物品准备好</td><td>□是，请选择：
□消毒物品
□无菌手套
□腰椎穿刺包
□麻醉药
□无菌纱布
□胶布</td><td>□否</td></tr>
<tr><td rowspan="14">操作过程</td><td colspan="2">摆体位</td><td>□是，请选择：
□左侧卧位或右侧卧位
□屈髋屈膝抱头</td><td>□否</td><td rowspan="14"></td></tr>
<tr><td colspan="2">选择适宜穿刺点</td><td>□是，请选择：
□以两侧髂嵴最高点连线与后正中线的交点处为穿刺点（相当于第 3 ～ 4 腰椎棘突间隙），也可在上一腰椎间隙或下一腰椎间隙进行</td><td>□否</td></tr>
<tr><td colspan="2">以穿刺点为中心用碘伏消毒 2 遍，直径约为 15 cm</td><td>□是</td><td>□否</td></tr>
<tr><td colspan="2">戴无菌手套</td><td>□是</td><td>□否</td></tr>
<tr><td rowspan="3">检查穿刺包</td><td>在有效期内</td><td>□是</td><td>□否</td></tr>
<tr><td>物品完整</td><td>□是</td><td>□否</td></tr>
<tr><td>穿刺针通畅</td><td>□是</td><td>□否</td></tr>
<tr><td colspan="2">铺无菌洞巾、进行局部麻醉</td><td>□是</td><td>□否</td></tr>
<tr><td rowspan="4">穿刺要点</td><td>左手固定穿刺部皮肤</td><td>□是</td><td>□否</td></tr>
<tr><td>右手持穿刺针以垂直背部的方向缓慢刺入</td><td>□是</td><td>□否</td></tr>
<tr><td>针尖斜面必须向上</td><td>□是</td><td>□否</td></tr>
<tr><td>可稍倾向头部方向，当感觉两次突破感后可将针芯慢慢抽出，见脑脊液流出</td><td>□是</td><td>□否</td></tr>
<tr><td colspan="2">测颅内压，做压腹及压颈试验</td><td>□是</td><td>□否</td></tr>
<tr><td colspan="2">回套针芯，拔出穿刺针，覆盖无菌纱布，消毒穿刺部位，纱布覆盖，胶布固定</td><td>□是</td><td>□否</td></tr>
<tr><td rowspan="4">操作后处理</td><td colspan="2">去枕平卧 4 ～ 6 小时</td><td>□是</td><td>□否</td><td rowspan="4"></td></tr>
<tr><td colspan="2">对脑脊液标本做好标记并送检（常规、生化、培养等）</td><td>□是</td><td>□否</td></tr>
<tr><td colspan="2">物品复原，污物的处理</td><td>□是</td><td>□否</td></tr>
<tr><td colspan="2">完成操作记录</td><td>□是</td><td>□否</td></tr>
</table>

【清单精解】

1. 腰椎穿刺术

主要用于诊断脑膜炎、脑炎、脑血管病和脑瘤等神经系统疾病，以及治疗性鞘内注射药物等。

2. 注意事项

（1）适应证：①有中枢神经系统疾病，取脑脊液做常规、生化、细菌学与细胞学等检查，测颅内压，以明确诊断、鉴别诊断和随访疗效。②鞘内注射药物以达到治疗疾病的目的。③可疑椎管内病变须进行脑脊液动力学检查，以明确脊髓腔有无阻塞与阻塞程度。

（2）禁忌证：①穿刺部位及其附近皮肤、软组织或脊椎有感染性疾病者。②颅内压力明显增高，有明显视乳头盘水肿或有脑疝先兆者。③处于休克、衰竭或濒危状态者。④颅后凹有占位性病变者。⑤严重凝血功能障碍者。⑥有脊髓压迫症的患者，如高位脊髓病变者。

（3）穿刺针进入棘间隙后，若有阻力不可强行再进，应将针尖退至皮下，调整方向或位置后再进针穿刺。

（4）当针尖刺到马尾的神经根时，患者感到下肢有电击样疼痛，遇此无须处理，因马尾的神经根游离于脑脊液中，针尖碰后即滑脱，不会引起马尾损伤。

（5）若需鞘内给药时，应先放出等量脑脊液，然后再等量注入治疗药液。

（6）颅内压明显增高者，术后需给予20%甘露醇等脱水剂降低颅内压，以防脑疝形成。

（7）脑脊液压力低于70 mmHg为低颅内压，测定初压后即应停止操作，更不应收集脑脊液标本，并按颅内低压综合征处理。

（8）在穿刺术中，若患者出现呼吸、脉搏、面色异常等症状时，应立即停止操作，并做相应处理。

（山西医科大学第二医院急诊科　陈凯林）

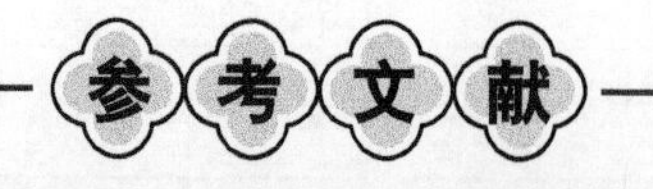

1. 张波，桂莉．急危重症护理学．4版．北京：人民卫生出版社，2017.

2. 李小寒，尚少梅．基础护理学．北京：人民卫生出版社，2017.

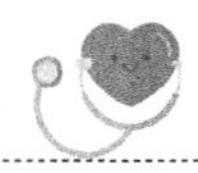

3. 郭锦丽，王香莉．专科护理操作流程及考核标准．北京：科学技术文献出版社，2017.
4. 彭飞，高连娣，席淑华．新护士规范化培训：临床护理操作技能与行为规范．上海：上海科学技术出版社，2019.
5. 中国医师协会急诊医师分会，中国毒理学会中毒与救治专业委员会．急性中毒诊断与治疗中国专家共识．中华急诊医学杂志，2016，25（11）：1361-1375.
6. 葛均波，徐永健，王辰．内科学．9版．北京：人民卫生出版社，2021.
7. 于航．三腔两囊管应用时的护理体会．中外健康文摘，2012，9（23）：317-318.
8. 南青，周知来，兰玉．三腔两囊管在消化道出血中的应用体会．中华危重症，2019，25（1）：46-48.
9. 周荣斌，徐军．2021多学科专家共识消化道出血管理．中国消化道出血联盟，2021，4：1-3.
10. 张静．门静脉高压大出血三腔两囊管压迫止血的护理．中国误诊学杂志，2010，10（35）：8607.
11. 王秀荣，蒋朱明，马恩陵．640例经外周静脉置入中心静脉导管的回顾．中国临床营养杂志，2002，10（2）：133-134.
12. 于卫华．中心静脉置管的临床应用于护理研究．护理研究，2018，25（11）：11-13.
13. 马莉，王志稳，葛宝兰，等．急诊科危重患者院内转运前核查单的编制及应用．中国护理管理，2019，19（9）：1388-1394.
14. 齐建伟，张克标，古满平．清单制管理在危重患者院间长途转运中的应用．护理学杂志，2017，32（6）：58-60.
15. 刘学英，黄丽华，邹翼霜，等．转运核查单的编制及在院内危重患者转运中的应用．中华护理杂志，2016，51（12）：1469-1473.
16. 万林，施素华，孔悦，等．危重患者院内转运的研究进展．中华护理杂志，2016，51（8）：976-978.
17. 刘盎，孟倩倩，张洪磊，等．急诊危重患者院内转运质量评价指标的构建．中华护理杂志，2021，56（3）：336-341.
18. 危重症患者院际转运专家共识组，国家急诊专业质控中心．危重症患者院际转运专家共识．中华急诊医学杂志，2022，31（1）：17-23.
19. 史冬雷，刘晓颖，高健．急诊危重症患者院内转运共识的实施要点．中华急危重症护理杂志，2020，1（1）：11-16.
20. 周媛，周倩．肿瘤患者植入式静脉输液港并发症及其护理对策．江苏医药，2015，41（5）：613-614.

21. 刘艳萍．孙玉巧．完全植入式静脉输液港的临床护理．护理学，2020，32（16）：19-21.
22. 胥小芳，孙红，李春燕，等．《动脉血气分析临床操作实践标准》要点解读．中国护理管理，2017，17（9）：1158-1161.
23. 向邱，李小攀，徐素琴．基于 ALLEN 试验的示指感知定位法在桡动脉采血中的应用．中西医结合护理（中英文），2018，4（11）：111-113.
24. 中华医学会重症医学分会重症呼吸学组．急性呼吸窘迫综合征患者俯卧位通气治疗规范化流程．中华内科杂志，2020，59（10）：781-787.
25. 中华医学会重症医学分会．中国成人 ICU 镇痛和镇静治疗指南．中华危重病急救医学，2018，30（6）： 497-514.
26. 陈婷，李秋萍，姜利．俯卧位通气的应用与并发症管理研究进展．护理学杂志，2020，35（22）：15-18.
27. 旦祥，李全胜．俯卧位通气在 ARDS 患者中的应用价值分析．青海医药杂志，2022，52（1）：22-23.
28. 郭阿茜，王海播，刘富梅，等．两种俯卧位角度对急性呼吸窘迫综合征机械通气患者临床指标的影响．护理实践与研究，2022，19（1）：62-65.
29. 范羽飞，常芸，樊仲国．流程管理在急性心包填塞急救护理中的应用．中国临床护理，2019，11（6）：530-534.
30. 傅志君．临床诊断基本技术操作．上海：上海科学技术文献出版社，2006.
31. 张文武．急诊内科学．4 版．北京：人民卫生出版社，2017.

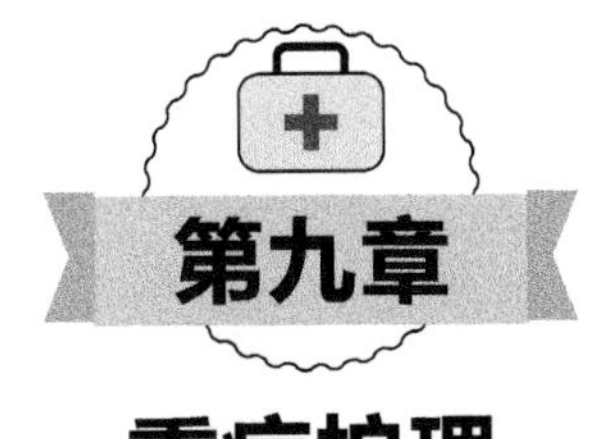

第九章

重症护理

第七十节　ICU 每日交接核查清单

床号 ________ 姓名 ________ 性别 ________ 年龄 ________ 日期 _______ 实施者 ________

实施措施	核查项目			备注
交班方式	口头	□是	□否	
	书面	□是	□否	
	床旁	□是	□否	
交班者准备	治疗结束	□是	□否	
	床旁物品齐全	□是	□否	
交接内容	诊断是否明确	□是	□否	
	病情平稳	□是，请选择： □体温 □脉搏 □呼吸 □血压 □意识 □血氧饱和度 □出入量	□否	
	意识清楚	□是	□否，请选择： □谵妄 □嗜睡 □昏迷	
	是否留置管路	□是，请选择： □尿管 □胃管 □气管插管 □胸腔引流管 □心包引流管 □颅内引流管 □深静脉置管	□否	
	是否实施抢救	□是，请选择： □心肺复苏 □电除颤 □气管插管	□否	
	有无 CRRT	□是，请选择： □ CVVH □ CVVHD □ CVVHDF □血液灌流 □血浆置换	□否	
	有无镇静、镇痛	□是，请选择： □丙泊酚 □咪达唑仑 □右美托咪定 □布托啡诺 □其他：	□否	
	有无气道管理	□是，请选择： □口咽通气道 □鼻咽通气道 □气管插管 □气管切开	□否	

（续表）

实施措施	核查项目			备注
交接内容	是否使用呼吸机	□是，请选择： □无创呼吸机 □有创呼吸机	□否	
	药物持续泵入	□是，请选择： □抑酸药 □镇静药 □营养液 □生长抑素 □血管活性药 □降压药 □抗心律失常药	□否	
	特殊级抗生素	□是，请选择： □碳青霉烯 □抗甲氧西林金黄色葡萄 □抗真菌 □替加环素 □多黏菌素 □头孢他啶阿维巴坦钠	□否	
	有无伤口、压力性损伤	□是	□否	
	主要阳性检查	□是，请选择： □心电图 □超声 □CT □核磁 □造影 □胃肠镜	□否	
	需复查	□是，请选择： □血气分析 □血常规 □肝肾功能 □心电图 □超声 □CT □核磁 □造影 □胃肠镜	□否	
人文沟通	情绪、精神、依从性	□是	□否	
	保密医疗者	□是	□否	
	特殊人群	□是，请选择： □老年人 □儿童 □孕产妇	□否	
交班记录	交接本记录	□是	□否	

【清单精解】

1. 值班和交接班制度：指医疗机构及其医务人员通过值班和交接班机制保障患者诊疗过程连续性的制度，其中交接班内容应专册记录。
2. 标准化床旁交接班优点：将床旁交接班内容进行详细分类，按规范化要求标准化，用表格形式化，强化交接班意识，按每项的标准要求完成交接班，在很大程度上提高床旁交接班的质量，减少安全隐患。

（山西医科大学第二医院急诊科　郭建瑞）

第七十一节　ICU 外出检查核查清单

床号 ________ 姓名 ________ 性别 ________ 年龄 ________ 日期 ______ 实施者 ________

实施措施	核查项目			备注
通知家属配合	签署外出检查同意书	□是	□否	
检查项目	CT	□是	□否	
	DR	□是	□否	
	核磁	□是	□否	
陪检人员	医师	□是	□否	
	护士	□是	□否	
用物准备	急救药品箱	□是	□否	
	简易呼吸器	□是	□否	
	氧气瓶	□是	□否	
	转运呼吸机	□是	□否	
	开放液路	□是	□否	
	心电监护仪	□是	□否	
准备	意识清楚	□是	□否	
	药物治疗是否继续?	□是，请选择： □降压药　□镇静药 □血液制品 □血管活性药	□否	
	固定引流管	□是，请选择： □尿管　□胃管 □胸腔引流管　□心包引流管 □腹腔引流管 □颅内引流管　□深静脉置管 □ PICCO	□否	
检查过程评估	记录外出时间	□是	□否	
	途中生命体征平稳	□是	□否	
	管路管理	□是	□否	
	有无突发情况	□是	□否	
检查完毕	安置患者、测量生命体征	□是	□否	
	记录返回时间、情况	□是	□否	
	清点物品	□是	□否	
	对物品消毒并放回原处备用	□是	□否	

【清单精解】

1. ICU患者只在病情需要的情况下外出检查，检查前需向患者家属交待病情及检查的必要性，以及外出途中、检查过程中可能出现的意外情况及注意事项，征得家属同意并签字。
2. 外出检查前给患者充分吸痰，准备紧闭面罩、球囊、足够的氧气及抢救物品，只带必需的液体，暂停不必要的液体，搬运中暂时封闭各种引流管，避免返流，搬运时轻抬轻放，注意各种管路，防止脱出，检查途中及过程中若发生危险，应立即采取抢救措施并终止检查尽快返回，如检查结束后将患者安全送回，观察稳定后方可离开。

（山西医科大学第二医院急诊科　郭建瑞）

第七十二节　EICU 人文关怀核查清单

床号 ________ 姓名 ________ 性别 ________ 年龄 ________ 实施者 ________ 日期 ________

实施措施	核查项目			备注
沟通、交流	主动与患者或家属交谈，了解患者的性格特征、生活习惯，提供个性化的服务	□是	□否	
环境舒适	柔和可变的光线、合适的温湿度	□是	□否	
	控制噪声（如减少或关掉不必要的设备，降低电话及门铃的铃声，说话时降低声调）	□是	□否	
	营造温馨宁静和令人安心的氛围	□是	□否	
缓解焦虑	评估患者情绪，采取措施以舒缓情绪	□是	□否	
	对非药物治疗没有作用的患者采取药物治疗，适当采取镇静、抗焦虑治疗	□是	□否	
	对患者抢救时，注意邻床清醒患者的反应	□有	□否	
关注饮食	注意评估患者的肠道功能及进食情况	□是	□否	
	对能进食的患者，根据疾病要求和患者的爱好，联系其家属或营养室准备饮食	□是	□否	
	对不能进食患者应充分解释，做好口腔护理，保持口腔和嘴唇的湿润	□是	□否	
	评估患者的营养状况，制定营养方案，做好肠内、外营养和护理	□是	□否	
早期康复治疗	早期制订康复计划	□是	□否	
	协助患者实施康复计划	□是	□否	
	评估康复效果	□是	□否	

【清单精解】

医学人文关怀：是以患者为中心，以尊重患者的生命价值、人格尊严和个人隐私为核心内容，为患者营造一个舒适的就医环境，使患者在就医全过程中感到生理、心理、社会等方面都处于健康而满足的状态。

（山西医科大学第二医院急诊科　曹婧）

第七十三节　镇静镇痛核查清单

床号________ 姓名________ 性别________ 年龄________ 实施者________ 日期__________

实施措施	核查项目			备注
患者评估	核对患者信息	□是	□否	
	系统回顾病史及家族史	□是	□否	
	评估重要器官功能	□是	□否	
	询问有无困难气道病史	□是	□否	
	用药史及药物过敏史	□是	□否	
	气道评估	□是	□否	
	既往疾病相关的体格检查	□是	□否	
	实验室检查	□是	□否	
操作过程	评估误吸风险以决定镇静水平	□是	□否	
	意识水平监测	□是	□否	
	通气及氧饱和度监测	□是	□否	
	血流动力学监测	□是	□否	
	参数记录	□是	□否	
	氧气供应	□是	□否	
	熟知镇静药和镇痛药	□是	□否	
	备好拮抗药物	□是	□否	
	准备吸引装置	□是	□否	
	准备气道工具	□是	□否	
	备好除颤器	□是	□否	
	心电监测	□是	□否	
	识别气道并发症	□是	□否	
	进行镇静评分	□是	□否	
	进行镇痛评分	□是	□否	
操作后处理	专人进行观察	□是	□否	
	持续监测氧合情况	□是	□否	
	完成记录了吗?	□是	□否	

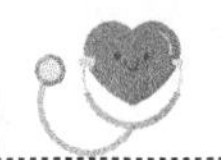

【清单精解】

1. 除非特定患者或特别禁忌，在适度镇静镇痛过程必须辅助补充氧气。
2. 气道并发症指的是呼吸暂停、喉痉挛、气道梗阻，需开放气道、吸引分泌物、进行加压面罩通气的培训。
3. NRS 镇痛评分：NRS 是一个 0 ～ 10 的点状标尺，0 代表不痛，10 代表剧痛难忍，由患者从上面选一个数字描述疼痛。其在评价老年患者急、慢性疼痛的有效性及可靠性上已获得证实。
4. RASS 镇静评分（Richmond agitation sedation scale，RASS）是 ICU 常用的用来评估患者镇静程度的工具。

（山西医科大学第二医院急诊科　尚开健）

第七十四节　早期康复核查清单

床号________ 姓名________ 性别________ 年龄________ 实施者________ 日期__________

实施措施	核查项目			备注
早期康复	需要早期康复吗?	□是	□否	
	制定早期康复方案吗?	□是	□否	
	康复评定了吗?	□是，请选择: □初期评定 □中期评定 □末期评定	□否	
	需要哪个功能的早期康复评定?	□是，请选择: □运动功能评定 □感觉统合功能评定 □个体活动能力与生存质量评定 □言语与吞咽功能评定 □心理与认知功能评定 □神经电生理评定	□否	
	肌力测定了吗?	□是，请选择: □徒手肌力测定 □应用简单器械的肌力测试 □等速肌力测试	□否	
	是否用到了神经电生理评定?	□是，请选择: □低频电诊断 □表面肌电图 □肌电图	□否	
	康复治疗了吗?	□是，请选择: □物理治疗 □作业治疗 □言语治疗 □文体治疗 □中国传统医学治疗 □康复工程	□否	

【清单精解】

1. 初期评定

在患者入院初期完成。目的是全面了解患者功能状况和障碍程度，以确定康复目标和制订康复治疗计划。

2. 中期评定

在康复治疗中期进行。目的是经过康复治疗后，评定患者总的功能情况，有无康复效果，分析其原因，并据此调整康复治疗计划。

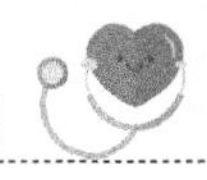

3. 末期评定

在康复治疗结束时进行。目的是经过康复治疗后，评定患者总的功能状况，评价治疗效果，为重返家庭和社会或做进一步康复治疗的患者提出建议。

4. 运动功能评定

平衡与协调功能评定。通过评定来了解评定对象是否有平衡障碍，确定平衡障碍的程度、类型，分析引起平衡障碍的原因，依据评定结果协助康复计划的制订与实施，对平衡障碍的治疗训练效果进行评估，以及帮助研制平衡障碍评定与训练的新设备。

5. 感觉统合功能评定

感觉统合是指大脑和身体相互协调的学习过程。指机体在环境内有效利用自己的感官，以不同的感觉通路（视觉、听觉、味觉、嗅觉等）从环境中获得信息输入大脑，大脑再对信息进行加工处理（包括解释、比较、增强、抑制、联系、统一），并做出适应性反应的能力，简称“感统”。适用范围包括前庭失衡 、触觉功能不良 、本体感失调、学习能力发展不足、视知觉功能异常、听知觉功能异常。

6. 个体活动能力与生存质量评定

Barthel 指数不仅可以用来评定治疗前后的功能状况，而且可以预测治疗效果、住院时间及预后。Barthel 指数包括 10 项内容，总分为 100 分。得分越高，独立性越强，依赖性越小。患者不能达到项目中规定的标准时，给 0 分。60 分以上提示患者生活基本可以自理，60 ～ 40 分者生活需要帮助，40 ～ 20 分者生活需要很大帮助，20 分以下者生活完全需要帮助。Barthel 指数为 40 分以上者行康复治疗的效益最大。

7. 功能独立性测量（functional independence measurement，FIM）

在反映残疾水平或需要帮助的测量的方式上比 Barthel 指数更详细、精确、敏感，是分析判断康复疗效的一个有力指标。

8. 言语与吞咽功能评定

言语是口语交流的机械部分。吞咽是指食物经过口腔咀嚼成食物团进入胃的过程，需要特定的反射才能完成，而不是一种随意运动。失语症是言语获得后的障碍，常表现为发音和构音正常但不能言语，肢体运动功能正常但不能书写，视力正常但不能阅读，听力正常但不能理解言语。构音障碍是指由于构音器官结构异常，或神经、肌肉功能障碍导致发音障碍。

（山西医科大学第二医院急诊科　窦伟）

第七十五节　ICU 终末处理核查清单

床号________ 姓名________ 性别________ 年龄________ 实施者________ 日期________

实施措施	核查项目			备注
床单元	□一般　□特殊	□是	□否	
药品	□床头柜　□治疗室　□冰箱	□有，请取走	□无	
标本	□血液　□体液　□分泌物　□其他	□有， 确认是否留用	□无	
患者物品	□整理箱　□床头柜　□病历 □影像资料　□个人物品　□其他	□有，请取走	□无	
床单元消毒	□监护仪　□呼吸机及管路 □氧气表　□负压表 □输液泵　□微量泵 □营养泵　□面屏 □吸痰桶　□听诊器 □病历夹　□试管架 □移动护理车　□基础治疗盘 □床头卡　□体温表盒	□是	□否	
	□织物　□隔帘	□是	□否	
	□病床　□桌面　□台面　□地面　□吊塔	□是	□否	
	□紫外线照射 30 分钟 □紫外线照射 60 分钟 □臭氧机	□是	□否	
	□ 250 mg/L 含氯消毒液 □ 500 mg/L 含氯消毒液 □ 1000 mg/L 含氯消毒液 □其他	□是	□否	
	□空气净化	□是	□否	
床单元准备	□备用床　□病号服	□是	□否	
	□心电监护仪　□微量泵 □基础治疗盘　□输液泵 □吸痰管若干　□吸引装置 □吸氧装置　□消毒湿巾 □ PE 手套 1 包　□体温表 □电极片　□面屏 □听诊器	□是	□否	

【清单精解】

1. 清洁病房或诊疗区域时，应有序进行，由上而下，由里而外，由轻度污染到重度污染；有多名患者共同居住的病房，应遵循清洁单元（邻近患者高频接触表面包括患者使用的病床、床旁桌、监护仪、呼吸机等视为一个清洁单元）化操作。

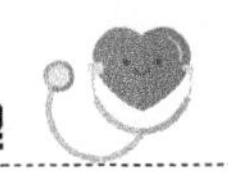

2. 对精密仪器设备表面进行清洁与消毒时，参考仪器设备说明书。

3. 多重耐药感染或定植患者使用的医疗器械、设备专人专用，或一用一消毒。

4. 对高频污染、易污染、难清洁与消毒的表面，可采取屏障保护措施，对用于屏障保护的覆盖物（如塑料、薄膜、铝箔等）实行一用一更换。

5. 实施清洁与消毒时，按照标准预防措施做好个人防护。

6. 强化清洁与消毒注意事项列举如下。

（1）时机：发生感染暴发、环境表面检出多重耐药菌。

（2）方法：增加清洁与消毒频率，至少每日 3 次，用 500 mg/L 含氯消毒剂进行擦拭消毒。

（3）对被感染朊病毒患者或疑似感染朊病毒患者高度危险组织污染的环境表面先用清洁剂擦拭，再用 10 000 mg/L 含氯消毒剂消毒，至少作用 15 分钟。为防止环境和一般物体表面污染，宜采用一次性塑料薄膜覆盖操作台，操作完成后按医疗废物处理；对被朊病毒感染患者或疑似朊病毒患者低度危险组织污染的环境表面先用清洁剂擦拭，再用 500 mg/L 含氯消毒剂擦拭。

（4）对气性坏疽患者污染的环境表面，采用 0.5% 过氧乙酸或 1000 mg/L 含氯消毒剂擦拭。

（5）对突发不明原因的传染病病原体污染的环境表面的处理应符合国家届时发布的规定要求。没有要求时，其消毒的原则：按病原体所属微生物类别中抵抗力最强的微生物，确定消毒的剂量。

7. 使用清洁工具的注意事项

（1）原则：①擦拭物体表面的布巾在不同患者之间和洁污区之间应被更换，擦拭地面的地巾在不同病房及区域之间应被更换。②清洁工具分区使用，实行颜色标记，病室和走廊为蓝色，办公区和生活区为红色，卫生间、污物暂存间和污洗间为黄色。

（2）清洁工具在使用后应及时清洁和消毒，干燥保存。条件具备时，集中管理；条件不具备时，科室要配备污洗房间，房间要保持环境干燥、通风换气。

（山西医科大学第二医院急诊科　温亚）

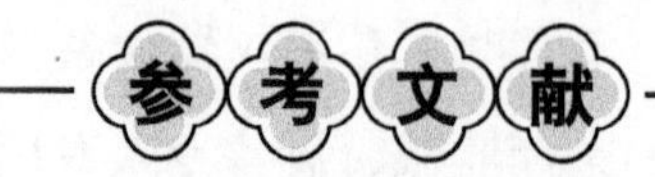

1. 曾莉，杨冬玲，李晓燕，等．综合 ICU 危重患者交接班 Checklist 在床旁护理交接班中的应用．长江大学学报，2015，12（36）：78-80.
2. 古春梅．ICU 危重患者外出检查的风险评估及预防措施．现代医药卫生，2019，35（3）：443-445.
3. 高莲莲．人文关怀对 ICU 重症患者心理影响分析．心理月刊，2021，16（13）：177-178.
4. 郝彬，米元元．对 ICU 患者实施动态人文关怀护理的方法及效果．中国临床护理，2018，10（2）：170-174.
5. 中华医学会重症医学分会．中国成人 ICU 镇痛和镇静治疗指南．中华重症医学电子杂志（网络版），2018，4（2）：90-113.
6. 韩汝宁，李秀川，赵士兵，等．ICU 患者早期康复方案的构建及应用研究．中华护理杂志，2020，55（1）：8-15.
7. 喻鹏铭，何成奇，魏全，等．重症监护室中早期重症康复方案初探．中国康复医学杂志，2021，36（2）：223-226.
8. 史广玲，刘夕珍，蒋学娟，等．ICU 终末处理核查单的设计与应用．护理管理杂志，2016，16（8）：592-594.
9. 周瑛，张军杰．ICU 床边核查单的优化设计及应用效果．当代护士（中旬刊），2015，（5）：188-189.
10. 余超，邹晓征，周秀华．重症医学科应用核查单避免错误的历史对照研究．中国医科大学学报，2014，43（2）：187-188.
11. 宁小玲，黄国秋，林继新，等．伽玛消毒湿巾对 ICU 物体表面消毒效果观察．护理学报，2015，22（16）：46-49.
12. 李梦婷，陈语，李国宏．构建优质护理质量评价标准的研究．护理管理杂志，2015，15（5）：338 -340.

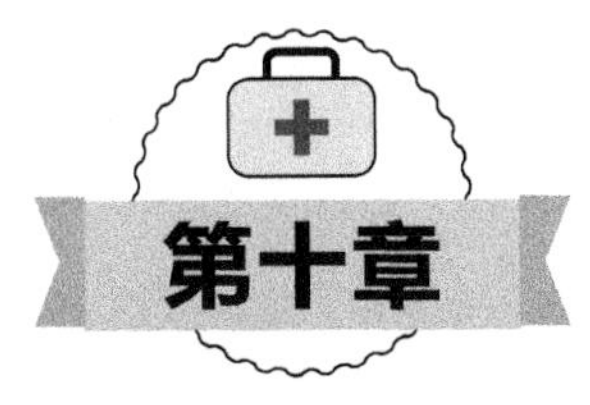

第十章

急危重症中心

第七十六节　胸痛中心核查清单

床号 ________ 姓名 ________ 性别 ________ 年龄 ________ 实施者 ________ 实施日期 ________

实施措施	核查项目				备注
快速评估	完成 18 导联心电图（＜ 10 分钟）		□是	□否	
	简捷而有目的地询问病史和进行体格检查		□是	□否	
	完成心肌梗死标志物检测（＜ 20 分钟）		□是	□否	
	血常规、电解质和凝血功能		□是	□否	
	床边心脏超声（必要时）		□是	□否	
	HEART 评分		□是，请填写： HEART　　分	□否	
胸痛绿色通道 （10 分钟）	心电、血压、脉搏监护		□是	□否	
	建立外周静脉通道		□是	□否	
	持续除颤监护		□是	□否	
	绝对卧床休息		□是	□否	
	吸氧，保持血氧饱和度 95% 以上		□是	□否	
	阿司匹林 300 mg 嚼服		□是	□否	
	氯吡格雷 300 mg 嚼服 或替格瑞洛 180 mg 口服		□是	□否	
	症状不缓解，予吗啡 2 ～ 4 mg 静脉注射，必要时重复		□是	□否	
二次评估	18 导联心电图心肌标志物	ST 段抬高心肌梗死	□是	□否	
		非 ST 段抬高心肌梗死	□是	□否	
		不稳定型心绞痛	□是，请选择： □高危 □中危 □低危	□否	

（续表）

<table>
<tr><th>实施措施</th><th colspan="4">核查项目</th><th>备注</th></tr>
<tr><td rowspan="12">ST 段抬高心肌梗死的处置</td><td colspan="2">β - 受体阻滞剂</td><td>□是</td><td>□否</td><td></td></tr>
<tr><td colspan="2">钙离子拮抗剂（β - 受体阻滞剂禁忌时，如地尔硫草 15 ～ 20 mg）</td><td>□是</td><td>□否</td><td></td></tr>
<tr><td colspan="2">氯吡格雷</td><td>□是</td><td>□否</td><td></td></tr>
<tr><td colspan="2">普通肝素 / 低分子肝素</td><td>□是</td><td>□否</td><td></td></tr>
<tr><td colspan="2">血管紧张素转化酶抑制剂</td><td>□是</td><td>□否</td><td></td></tr>
<tr><td colspan="2">他汀类</td><td>□是</td><td>□否</td><td></td></tr>
<tr><td colspan="2">急诊 PCI</td><td>□是</td><td>□否</td><td></td></tr>
<tr><td rowspan="2">静脉溶栓</td><td>适应证</td><td>□是</td><td>□否</td><td></td></tr>
<tr><td>禁忌证</td><td>□是</td><td>□否</td><td></td></tr>
<tr><td colspan="2">入院溶栓针剂至血管的时间≤ 30 分钟</td><td>□是</td><td>□否</td><td></td></tr>
<tr><td colspan="2">入院至球囊介入的时间≤ 90 分钟</td><td>□是</td><td>□否</td><td></td></tr>
<tr><td rowspan="8">非 ST 段抬高心肌梗死或高危不稳定型心绞痛的处置</td><td colspan="2">硝酸甘油</td><td>□是</td><td>□否</td><td></td></tr>
<tr><td colspan="2">β - 受体阻滞剂</td><td>□是</td><td>□否</td><td></td></tr>
<tr><td colspan="2">普通肝素 / 低分子肝素</td><td>□是</td><td>□否</td><td></td></tr>
<tr><td colspan="2">GP Ⅱ b/ Ⅲ a 拮抗剂</td><td>□是</td><td>□否</td><td></td></tr>
<tr><td colspan="2">血管紧张素转化酶抑制剂</td><td>□是</td><td>□否</td><td></td></tr>
<tr><td colspan="2">他汀类</td><td>□是</td><td>□否</td><td></td></tr>
<tr><td colspan="2">氯吡格雷</td><td>□是</td><td>□否</td><td></td></tr>
<tr><td colspan="2">是否转入导管室</td><td>□是</td><td>□否</td><td></td></tr>
<tr><td rowspan="12">中、低危不稳定型心绞痛的处置</td><td colspan="2">硝酸甘油</td><td>□是</td><td>□否</td><td></td></tr>
<tr><td colspan="2">β - 受体阻滞剂</td><td>□是</td><td>□否</td><td></td></tr>
<tr><td colspan="2">氯吡格雷</td><td>□是</td><td>□否</td><td></td></tr>
<tr><td colspan="2">普通肝素 / 低分子肝素</td><td>□是</td><td>□否</td><td></td></tr>
<tr><td colspan="2">低危者 GP Ⅱ b/ Ⅲ a 拮抗剂</td><td>□是</td><td>□否</td><td></td></tr>
<tr><td colspan="2">动态监测心肌标志物</td><td>□是</td><td>□否</td><td></td></tr>
<tr><td colspan="2">反复查心电图，持续 ST 段监护</td><td>□是</td><td>□否</td><td></td></tr>
<tr><td colspan="2">精神应急评估</td><td>□是</td><td>□否</td><td></td></tr>
<tr><td colspan="2">诊断性冠脉造影</td><td>□是</td><td>□否</td><td></td></tr>
<tr><td rowspan="3">转归</td><td>是否进展为高、中危心绞痛或肌钙蛋白转为阳性</td><td>□是，请选择：
□监护病房
□急诊病房</td><td>□否</td><td></td></tr>
<tr><td>无心肌梗死或缺血证据</td><td>□是，请选择：
□出院</td><td>□否</td><td></td></tr>
<tr><td>HEART 评分是否为低危</td><td>□是，请选择：
□出院</td><td>□否</td><td></td></tr>
</table>

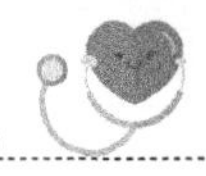

【清单精解】

1. 胸痛中心核查意义

胸痛是急诊常见疾病，病因繁多，严重性悬殊极大，预后常不与疼痛程度平行，故应力求早期明确诊断，因此急诊科医师应通过询问病史、快速体格检查、常规心电图、床旁心肌生化标志物测定等，及时准确诊断各种胸痛或将其筛拣后进行危险分层，对低危、中危和高危的患者，分别给予相应处理。

2. 高危不稳定型心绞痛

包括顽固性缺血性胸痛、反复或继续 ST 段抬高、室性心动过速、血流动力学不稳定、左心衰竭征象（如气紧、咯血、肺啰音）。

3. HEART 评分

HEART 评分规则如表 10-76-1 所示。

表 10-76-1 HEART 评分

项目	0分	1分	2分
病史	轻度可疑	中度可疑	高度可疑
心电图	无	左室肥厚 / 束支传导阻滞 / 非特异性复极异常	典型 ST 段上抬
年龄	≤ 45 岁	46 ～ 65 岁	＞ 65 岁
危险因素	无	1 ～ 2 个	≥ 3 个或有冠状动脉重建、心肌梗死、脑卒中史或外周动脉疾病
肌钙蛋白	≤标准值	标准值 1 ～ 2 倍	≥标准值 2 倍

危险因素：糖尿病、吸烟、高血压、高脂血症、肥胖、冠心病家族史。0 ～ 3 分以下为低危，4 ～ 6 分为中危，7 ～ 10 分为高危。

（山西医科大学第二医院急诊科　成丽英）

第七十七节　卒中中心核查清单

床号________ 姓名________ 性别________ 年龄________ 实施者________ 日期__________

实施措施	核查项目			备注
初始评估	发病症状	□是，请选择： □一侧肢体（伴 / 不伴面目）麻木 □一侧面部麻木或口角歪斜 □说话不清，理解语言困难 □双眼向一侧凝视 □一侧 / 双眼视力丧失、模糊 □眩晕伴呕吐 □既往少见的严重头痛、呕吐 □意识障碍、抽搐	□否	
	意识状况	□是，请选择： □清醒　□模糊　□谵妄 □嗜睡　□昏睡 □浅昏迷　□中昏迷　□深昏迷	□否	
	生命体征监测	□是，请填写： □血压　mmHg □心率　次 / 分 □呼吸　次 / 分 □血氧饱和度　% □体温　℃	□否	
启动绿色通道	进行初步诊断了吗？	□是	□否	
	有既往史吗？	□是，请选择： □高血压　□糖尿病　□冠心病 □房颤　□脑梗死　□消化道出血 □大手术　□肿瘤病史 □头颅外伤 □其他：	□否	
	有过敏史吗？	□是，请填写：	□否	
	近期有服药史吗？	□是，请选择： □阿司匹林　□氯吡格雷 □华法林　□利伐沙班 □其他	□否	
	化验相关血标本了？	□是	□否	
	在急诊做 CT 了吗？	□是，请选择： □脑出血　□无脑出血	□否	
	请卒中小组了吗？	□是	□否	
	做其他急救处理了吗？	□是	□否	

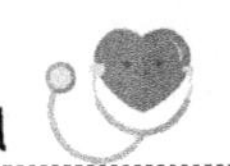

（续表）

实施措施	核查项目			备注
具体流程	进行神经功能评估了吗？	□是，请选择： □回顾病史 □确定发病时间 □一般神经功能评估 □神经系统检查 □确定昏迷程度 （Glasgow 昏迷量表） □确定卒中严重程度 （NIHSS 评分） □急诊 CT（小于 25 分）	□否	
	确定卒中亚型了吗？	□是，请选择： □急性出血性卒中 □急性缺血性卒中	□否	
	与家属沟通了吗？ （＜ 10 分钟）	□是	□否	
	符合溶栓标准吗？	□是，请选择： □静脉溶栓在 3 小时内 □静脉溶栓为 3 ～ 4.5 小时	□否	
	动脉取栓（＜ 6 小时）	□是	□否	
	神经外科手术（＜ 6 小时）	□是	□否	
	在治疗中出现并发症了吗？	□是，请选择： □颅内出血 □消化道出血 □牙龈出血 □鼻腔出血 □皮肤黏膜出血 □再灌注损伤 □过敏 □其他	□否	
	治疗后 24 小时综合评估了吗	□是	□否	
	治疗后即刻进行 NIHSS 评分了吗？	□是：　分	□否	
	将患者收入卒中单元或病房了吗？	□是	□否	

【清单精解】

1. 格拉斯哥昏迷评分量表（Glasgow coma scale，GCS）

GCS 包括睁眼反应、语言反应、运动反应 3 个项目。GCS 量表总分范围 3 ～ 15 分：15 分表示正常，≤ 7 分为昏迷，≤ 3 分为深昏迷（表 10-77-1）。

表 10-77-1　格拉斯哥昏迷评分量表

项目	状态	分数
睁眼反应	自发性的睁眼反应 声音刺激有睁眼反应 疼痛刺激有睁眼反应 任何刺激均无睁眼无反应	4 3 2 1
语言反应	对人物、时间、地点等定向问题清楚 对话混淆不清，不能准确回答有关人物、时间、地点等问题 言语不流利，但字意可辨 言语模糊不清，字意难辨 任何刺激均无言语反应	5 4 3 2 1
运动反应	可按吩咐动作 能确定疼痛定位 对疼痛刺激有肢体躲避反应 疼痛刺激时肢体过屈（去皮质强直） 疼痛刺激时肢体过伸（去脑强直） 疼痛刺激时无反应	6 5 4 3 2 1

2. 美国国立卫生研究院卒中量表（National Institute of Health stroke scale，NIHSS）

（1）NIHSS 评分用于评估卒中患者神经功能缺损程度。

（2）基线评估可以评估卒中严重程度，治疗后可以定期评估治疗效果。基线评估＞16 分的患者很有可能死亡，而＜ 6 分的患者很有可能恢复良好；每增加 1 分，预后良好的可能性降低 17%。

（3）评分范围为 0 ～ 42 分，分数越高，神经受损越严重，分级：①0 ～ 1 分，正常或近乎正常；②1 ～ 4 分，轻度卒中 / 小卒中；③5 ～ 15 分，中度卒中；④15 ～ 20 分，中—重度卒中；⑤21 ～ 42 分，重度卒中（表 10-77-2）。

表 10-77-2　美国国立卫生研究院卒中量表

项目	评分标准	得分
1a. 意识水平 即使不能全面评价（如气管插管、语言障碍、气管创伤及绷带包扎等），检查者也必须选择 1 个反应。只在患者对有害刺激无反应时（不是反射）才能记录 3 分	0 清醒，反应灵敏 1 嗜睡，轻微刺激能唤醒，可回答问题，执行指令 2 昏睡或反应迟钝，需反复刺激、强烈或疼痛刺激才有非刻板的反应 3 昏迷，仅有反射性活动或自发性反应或完全无反应、软瘫、无反射	
1b. 意识水平提问 月份、年龄。仅对初次回答评分。失语和昏迷者不能理解问题记 2 分，因气管插管、气管创伤、严重构音障碍、语言障碍或其他任何原因不能完成者（非失语所致）记 1 分。可书面回答	0 两项均正确 1 一项正确 2 两项均不正确	

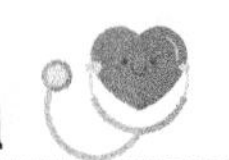

（续表）

项目	评分标准	得分
1c. 意识水平指令 睁闭眼；非瘫痪侧握拳、松开。仅对最初反应评分，有明确努力但未完成的也给分。若对指令无反应，用动作示意，然后记录评分。对创伤、截肢或其他生理缺陷者，应予适当的指令	0 两项均正确 1 一项正确 2 两项均不正确	
2. 凝视 只测试水平眼球运动。对随意或反射性眼球运动记分。若眼球偏斜能被随意或反射性活动纠正，记1分。若为孤立的周围性眼肌麻痹记1分。对失语者，凝视是可以测试的。对眼球创伤、绷带包扎、盲人或有其他视力、视野障碍者，由检查者选择一种反射性运动来测试，确定眼球的联系，然后从一侧向另一侧运动，偶尔能发现部分性凝视麻痹	0 正常 1 部分凝视麻痹（单眼或双眼凝视异常，但无强迫凝视或完全凝视麻痹） 2 强迫凝视或完全凝视麻痹（不能被头眼反射克服）	
3. 视野 若能看到侧面的手指，记录正常；若单眼盲或眼球摘除，检查另一只眼。 明确的非对称盲（包括象限盲），记1分；若全盲（任何原因）记3分。 若濒临死亡记1分，结果用于回答问题11	0 无视野缺损 1 部分偏盲 2 完全偏盲 3 双侧偏盲（包括皮质盲）	
4. 面瘫	0 正常 1 轻微（微笑时鼻唇沟变平、不对称） 2 部分（下面部完全或几乎完全瘫痪） 3 完全（单或双侧瘫痪，上下面部缺乏运动）	
5、6. 上下肢运动 置肢体于合适的位置：坐位时上肢平举90°；仰卧时上抬45°，掌心向下，下肢卧位抬高30°，若上肢在10秒内、下肢在5秒内下落，记1～4分。对失语者用语言或动作鼓励，不用有害刺激．依次检查每个肢体，从非瘫痪侧上肢开始	上肢： 0 无下落，置肢体于90°（或45°）并坚持10秒 1 能抬起但不能坚持10秒，下落时不撞击床或其他支持物 2 试图抵抗重力，但不能维持坐位90°或仰位45° 3 不能抵抗重力，肢体快速下落 4 无运动 截肢或关节融合，解释： 5a 左上肢；5b 右上肢	
	下肢： 0 无下落，于要求位置坚持5秒 1 在5秒末下落，不撞击床 2 5秒内下落到床上，可部分抵抗重力 3 立即下落到床上，不能抵抗重力 4 无运动 截肢或关节融合，解释： 6a 左下肢；6b 右下肢	
7. 肢体共济失调 目的是发现一侧小脑病变。检查时睁眼，若有视力障碍，应确保检查在无视野缺损中进行。进行双侧指鼻试验、跟膝径试验，共济失调与无力明显不呈比例时记分。若患者不能理解或肢体瘫痪不记分。盲人用伸展的上肢摸鼻。若为截肢或关节融合记9分，并解释	0 无共济失调 1 一个肢体有 2 两个肢体有，共济失调在：右上肢1=有，2=无 截肢或关节融合，解释： 左上肢1=有，2=无 右上肢1=有，2=无 左下肢1=有，2=无 右下肢1=有，2=无	

（续表）

项目	评分标准	得分
8. 感觉 检查对针刺的感觉和表情，或意识障碍及失语者对有害刺激的躲避。只对与脑卒中有关的感觉缺失评分。偏身感觉丧失者需要精确检查，应测试身体多处［上肢（不包括手）、下肢、躯干、面部］来确定有无偏身感觉缺失。严重或完全的感觉缺失记 2 分。昏睡或失语者记 1 或 0 分。脑干卒中双侧感觉缺失记 2 分。无反应或四肢瘫痪者记 2 分。昏迷患者（1a=3）记 2 分	0 正常 1 轻一中度感觉障碍（患者感觉针刺不尖锐或迟钝，或针刺感缺失但有触觉） 2 重度 - 完全感觉缺失（面、上肢、下肢无触觉）	
9. 语言 命名、阅读测试。若视觉缺损干扰测试，可让患者识别放在手上的物品，重复和发音。气管插管者手写回答。昏迷者记 3 分，给恍惚或不合作者选择一个记分，但 3 分仅给不能说话且不能执行任何指令者	0 正常 1 轻 – 中度失语：流利程度和理解能力部分下降，但表达无明显受限 2 严重失语，交流是通过患者破碎的语言表达，听者须推理、询问、猜测，交流困难 3 不能说话或者完全失语，无言语或听力理解能力	
10. 构音障碍 读或重复表上的单词。若患者有严重的失语，评估自发语言时发音的清晰度。若因气管插管或其他物理障碍不能讲话，记 9 分。同时注明原因。不要告诉患者为什么做测试	0 正常 1 轻一中度，至少有些发音不清，虽有困难但能被理解 2 言语不清，不能被理解，但无失语或与失语不成比例，或失音	
11. 忽视 若患者严重视觉缺失影响双侧视觉的同时检查，皮肤刺激正常，则记为正常。若失语，但确实表现为对双侧的注意，记分正常。视空间忽视或疾病失认也可认为是异常的证据	0 正常 1 视、触、听、空间觉或个人的忽视；或对一种感觉的双侧同时刺激的忽视 2 严重的偏侧忽视或一种以上的偏侧忽视；不认识自己的手；只能对一侧空间定位	
总分		

（山西医科大学第二医院急诊科　窦伟）

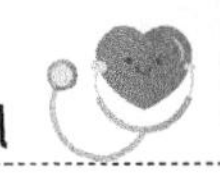

第七十八节 创伤中心（评估／启动／流程／医师到位时间）核查清单

床号________ 姓名________ 性别________ 年龄________ 实施者________ 日期__________

实施措施	核查项目			备注
评 估	核对患者信息	□是	□否	
	呼吸平稳	□是	□否	
	测量血压	□是	□否	
	测量脉搏	□是	□否	
	评估意识状态	□是	□否	
	受伤部位≥ 2 个器官	□是	□否	
	看到外出血	□是	□否	
	判断损伤类型	□是	□否	
	进行创伤评分	□是	□否	
	TI 评分≥ 17 分	□是	□否	
启动	两个器官以上的外伤	□是	□否	
	呼吸窘迫	□是	□否	
	生命体征不平稳	□是	□否	
	高处坠落＞ 6 米	□是	□否	
	乘车人员在事故中被抛出或同车有人死亡	□是	□否	
	行人或骑车者 / 乘客，被高速（＞ 40 km/h）机动车撞伤	□是	□否	
	重物碾压伤、穿透伤	□是	□否	
	疑是骨盆骨折	□是	□否	
	意识障碍，GCS ≤ 12 分	□是	□否	
相关科室到场情况	医师签字、记录时间	□是	□否	
	相关科室医师签字、记录时间	□是	□否	
流程	评估启动创伤中心的条件	□是	□否	
	抢救室主治医师维持患者生命体征	□是	□否	
	首诊科室由急诊分诊护士确定	□是	□否	
	首诊科室负责患者的抢救工作	□是	□否	
	首诊医师决定启动创伤中心	□是	□否	
	记录相关科室人员到场时间	□是	□否	
	完成创伤中心登记表了吗?	□是	□否	

【清单精解】

急诊创伤患者 TI 评分表：TI ≤ 9 为轻度或中度伤，需普通急诊治疗；10 ～ 16 为中度伤，需住院治疗，多为单一系统损伤，无生命危险；≥ 17 为极重伤，常为多发伤，有死亡可能（表 10-78-1）。

表 10-78-1　TI 评分表

项目及检测结果	分值			
	1	3	5	6
受伤部位	四肢	背部	胸部	头、颈、腹部
损伤类型	撕裂伤	挫伤	刺伤	钝器伤、子弹伤
循环状态外出血	有	×	×	×
收缩压（mmHg）	×	60 ～ 97	＜ 60	测不到
脉搏（次 / 分）	×	100 ～ 140	＞ 140	＜ 50
呼吸状态	胸痛	呼吸困难	发绀	无呼吸
意识状态	嗜睡	恍惚	半昏迷	深昏迷
总分：			医师签名：	

启动项目中任意一项为“是”，即可启动。

（山西医科大学第二医院急诊科　尚开健）

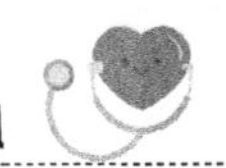

第七十九节　高危孕产妇核查清单

床号 ________ 姓名 ________ 性别 ________ 年龄 ________ 实施者 ________ 实施日期 ________

实施措施	核查项目				备注
孕妇	年龄	≤ 20 岁	□是	□否	
		21 ～ 30 岁	□是	□否	
		31 ～ 40 岁	□是	□否	
		≥ 41 岁	□是	□否	
	首次就诊		□是	□否	
	产前资料		□有	□无	
基础疾病	高血压		□是	□否	
	心脏病		□是	□否	
	糖尿病		□是	□否	
	支气管哮喘		□是	□否	
	风湿相关疾病		□是	□否	
	血液相关疾病		□是	□否	
	其他疾病		□是，请具体填写：	□否	
就诊目的	妊娠		□是	□否	
	终止妊娠		□是	□否	
	其他疾病		□是，请具体填写：	□否	
入院情况	生命体征	稳定	□是	□否	
		不稳定	□是，请选择： □血压　□呼吸 □脉搏　□血氧饱和度	□否	
	意识是否丧失		□是	□否	
致病原因	交通意外		□是	□否	
	多发伤		□是	□否	
	胎死腹中		□是	□否	

（续表）

实施措施	核查项目				备注
急救处置	心电、血压、血氧监护		□是	□否	
	紧急开通静脉通路		□是	□否	
	初次评估	气道（A）	□是	□否	
		呼吸（B）	□是	□否	
		循环（C）	□是	□否	
	建立中心静脉通路		□是	□否	
	完善化验、辅助检查		□是	□否	
	液体复苏		□是	□否	
	心肺复苏		□是，请按照孕妇复苏流程执行	□否	
	再次评估（SAMPLE）		□是	□否	
	产科会诊		□是	□否	
	多学科会诊		□是	□否	
转归	转产科		□是	□否	
	终止妊娠		□是	□否	
	急产		□是	□否	
	继续妊娠		□是	□否	
	病情平稳出院		□是	□否	

【清单精解】

1. 高危孕产妇急诊接诊流程的重要性

高危孕产妇急诊救治是医院急诊能力的突出体现。医院有明确的高危孕产妇救治流程与制度。但在实际工作中更需要重视的是如何及时发现有潜在危险的患者，避免漏诊和延误病情，涉及急诊全流程管理，值得认真探讨。

随着急诊孕产妇合并多种疾病呈越发复杂的趋势，医疗风险也随之加大，需要从医院各层面给予高度重视，从开始到整个诊疗环节在加强风险管理的同时，严格执行规范的会诊制度，确保各诊疗环节绝对优先，强化急诊到住院时间的质控管理。最终目标是确保危重孕产妇急诊绿色通道畅通，同时充分发挥综合医院优势，识别存在潜在危险的孕产妇并及时收治以确保患者安全。孕产妇患者优先检查、高效的多学科会诊、充分的医患沟通是缩短急诊滞留时间的关键。高危孕产妇的急诊评估是一个动态过程，如何合

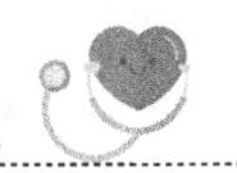

理利用资源，既要及时发现潜在风险的高危孕产妇，又不扩大范围，将不需进一步治疗的轻症患者也过度关注，仍需要进一步探讨。

2. 初次评估

（1）A：气道 气道是否通畅，是否有建立高级气道的指征。

（2）B：呼吸 通气与供氧是否充足，是否监测呼气末二氧化碳和氧合血红蛋白。

（3）C：循环 血压是否稳定，是否需要启动胸外按压，是否建立静脉通路或骨通道，是否需要血管活性药物维持血压等。

3. 再次评估（SAMPLE）

（1）S：症状与体征。

（2）A：过敏史。

（3）M：用药史（包括最后一次使用的剂量）。

（4）P：既往史（尤其与当前疾病相关的病史）。

（5）L：最近一餐所吃的食物。

（6）E：事件经过。

（山西医科大学第二医院急诊科　成丽英）

第八十节　急诊消化道出血中心核查清单

床号________ 姓名________ 性别________ 年龄________ 实施者________ 日期__________

实施措施	核查项目			备注
初始识别	是否为消化道出血	□是，请选择： □呕血 □黑便或便血 □胃内容物为血性	□否	
紧急评估	有无气道阻塞	□是，请选择： □清除气道异物 □吸痰 □气管插管 □气管切开	□否	
	呼吸是否异常	□是，请选择： □清除气道异物 □吸痰 □气管切开 □气管插管	□否	
	循环是否稳定	□是	□否，请选择： □血压＜ 90 mmHg □心率＞ 110 次 / 分	
	是否有意识障碍	□是	□否	
	无呼吸，无脉搏	□是，请填写： □心肺复苏	□否	
消化道出血的高危因素	年龄＞ 60 岁	□是	□否	
	血红蛋白＜ 70 g/L	□是	□否	
	既往病史	□有，请填写： □消化性溃疡 □上消化道出血史 □肝炎、肝硬化 □使用非甾体类抗炎药 □使用抗凝剂 □饮酒后剧烈呕吐 □其他：________	□无	
	休克	□是	□否	
	低体位性低血压	□是	□否	
	出血量大	□是	□否	
	GBS 评分	□是，请填写：　分 □中高危（≥ 6 分） □低危（＜ 6 分）	□否	

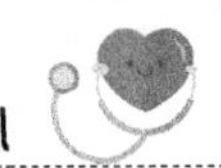

（续表）

实施措施	核查项目		备注
一般措施	实验室检查	□有，请选择： □血常规 □肝肾功能 □凝血功能 □电解质 □血型	□否	
	绝对卧床，头偏向一侧	□是	□否	
	禁饮食	□是	□否	
	建立外周静脉通路	□是	□否	
	高流量吸氧	□是	□否	
	胃肠减压	□是	□否	
	记 24 小时出入量	□是	□否	
	镇静	□是	□否	
抢救措施	限制性液体复苏	□是	□否	
	紧急输血	□是	□否	
	血管活性药	□是，请选择： □多巴胺 □间羟胺 □去甲肾上腺素	□否	
	纠正凝血障碍	□是，请选择： □新鲜冰冻血浆 □冷沉淀 □血小板 □凝血酶原复合物 □纤维蛋白原	□否	
	24 小时内行急诊内镜	□是	□否，请选择： □胃镜禁忌	
非静脉曲张消化道出血的急诊处置	药物止血	□是，请选择： □抑酸剂 □生长抑素或类似物 □抗纤溶药物 □其他： 云南白药 黏膜保护剂 去甲肾上腺素冰盐水凝血酶类	□否	急诊手术指征：保守治疗无效，24 小时内输血量超过 1500 mL，血流动力学仍不稳定者或合并穿孔幽门梗阻者
	内镜下止血	□是	□否	
	手术治疗	□是	□否	

（续表）

实施措施	核查项目				备注
静脉曲张消化道出血的急诊处置	药物止血		□是，请选择： □抑酸剂 □生长抑素或类似物 □抗纤溶药 □垂体后叶素 □其他： 云南白药 黏膜保护剂 去甲肾上腺素冰盐水凝血酶类	□否	三腔双囊管的放置时间不宜超过3天，根据病情应8～24小时放气1次，拔管时机应在止血成功后24小时。危险性急性上消化道出血应在出血后24小时内进行胃镜检查；疑似静脉曲张出血应在12小时内进行内镜检查
	三腔双囊管压迫止血		□是	□否	
	内镜下止血		□是	□否	
再次评估	原因明确	有效止血	□是，请选择： □预后评估 □多器官功能 □再出血和死亡风险	□否	内镜禁忌或检查阴性者，若仍有活动性出血，可行腹部CTA寻找潜在出血原因
		继续出血	□是，请选择： □介入检查治疗 □多学科会诊	□否	
	原因不明		□是，请选择： □进一步行腹部CTA □介入检查治疗 □手术探查	□否	
预后评估	多器官功能 再出血和死亡风险		□是，请选择： □年龄超过65岁 □严重合并症 □休克 □血红蛋白浓度低 □输血 □内镜下有血凝块和血管显露	□否	死亡风险根据患者高危因素进行经验性评估

【清单精解】

1. 急诊上消化道出血秉承“降阶梯思维”理念，按照“3次评估，2次治疗”流程。存在活动性出血、循环衰竭、呼吸衰竭、意识障碍、误吸或GBS＞1中任意一项，应考虑为危险性上消化道出血。
2. Glasgow-Blatchford出血评分（the Glasgow Blatchford score，GBS）系统是早期预测需要临床干预（输血、内镜治疗或手术）或死亡的最佳指标，GBS≥7是预测内镜治疗的最佳选择。
3. 对于食管、胃底静脉曲张破裂出血，如果出血量大，内镜难以治疗，可放置三腔双囊管作为短期控制出血和过渡到确定性治疗的临时措施。
4. 危险性急性上消化道出血应在出血后24小时内进行胃镜检查；疑似静脉曲张出血应在12小时内进行内镜检查。
5. 内镜禁忌或检查阴性者，若仍有活动性出血，可行腹部CTA寻找潜在出血原因。

（山西医科大学第二医院急诊科　任思佳）

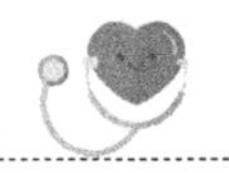

第八十一节　复苏中心核查清单

床号 ________ 姓名 ________ 性别 ________ 年龄 ________ 实施者 ________ 日期 __________

<table>
<tr><th>实施措施</th><th colspan="4">核查项目</th><th>备注</th></tr>
<tr><td rowspan="3">评估</td><td colspan="2">是否有意识</td><td>□是</td><td>□否</td><td rowspan="3"></td></tr>
<tr><td colspan="2">是否有呼吸异常（停止、过缓、喘息）</td><td>□是</td><td>□否</td></tr>
<tr><td colspan="2">是否触及动脉搏动</td><td>□是</td><td>□否</td></tr>
<tr><td rowspan="15">启动 EMSS</td><td colspan="2">是否获取 AED</td><td>□是</td><td>□否</td><td rowspan="15"></td></tr>
<tr><td rowspan="5">胸外按压</td><td>按压频率为 100 ～ 120 次 / 分</td><td>□是</td><td>□否</td></tr>
<tr><td>按压深度成人不少于 5 cm，不超过 6 cm</td><td>□是</td><td>□否</td></tr>
<tr><td>每次按压后胸廓是否完全回弹</td><td>□是</td><td>□否</td></tr>
<tr><td>胸外按压是否中断</td><td>□是</td><td>□否</td></tr>
<tr><td>按压 / 通气比是否为 30 ∶ 2</td><td>□是</td><td>□否</td></tr>
<tr><td rowspan="3">开放气道</td><td>是否使用球囊面罩</td><td>□是</td><td>□否</td></tr>
<tr><td>是否建立高级气道</td><td>□是</td><td>□否</td></tr>
<tr><td>是否行气管切开</td><td>□是</td><td>□否</td></tr>
<tr><td rowspan="4">电除颤</td><td>是否为可电击心律</td><td>□是</td><td>□否</td></tr>
<tr><td>是否进行电除颤</td><td>□是</td><td>□否</td></tr>
<tr><td>除颤能量</td><td>□单向波 360 J
□双向波 120 ～ 200 J</td><td>□否</td></tr>
<tr><td>是否再次除颤</td><td>□是</td><td>□否</td></tr>
<tr><td>药物使用</td><td colspan="3">□是，请选择：
□肾上腺素
□胺碘酮
□利多卡因
□硫酸镁
□碳酸氢钠</td><td>□否</td><td></td></tr>
<tr><td rowspan="3">评估复苏效果</td><td colspan="2">是否脉搏恢复</td><td>□是</td><td>□否</td><td rowspan="3"></td></tr>
<tr><td colspan="2">是否血压改善</td><td>□是</td><td>□否</td></tr>
<tr><td colspan="2">是否有自发性动脉压力波</td><td>□是</td><td>□否</td></tr>
<tr><td>是否继续心肺复苏</td><td colspan="3">□是</td><td>□否</td><td></td></tr>
<tr><td>转归</td><td colspan="3">□有效
气道管理：□口咽通气　□鼻咽通气
呼吸氧合：□球囊辅助通气　□呼吸机辅助通气
循环支持：□液体复苏　□血管活性药物</td><td>□死亡</td><td></td></tr>
</table>

【清单精解】

复苏中心可以加强复苏后治疗可提高心脏骤停患者的存活率。旨在对心脏骤停患者进行综合的复苏后治疗，改善患者预后。目前国内外均建议，对于 ROSC 患者尽快入住专业的心脏骤停中心进行综合的复苏后监护治疗。

复苏中心的建设需要得到全院各科室的支持。

（山西医科大学第二医院急诊科　刘铮）

第八十二节　院内多学科紧急会诊核查清单

床号＿＿＿＿ 姓名＿＿＿＿ 性别＿＿＿＿ 年龄＿＿＿＿ 实施者＿＿＿＿ 实施日期＿＿＿＿

项 目	核查项目			备注
病例选择	入院 3 天诊断未明的疑难病例	□是	□否	
	危重病例	□是	□否	
	恶性肿瘤患者	□是	□否	
	医疗纠纷倾向的病例	□是	□否	
	特殊 VIP 患者	□是	□否	
会诊前准备	科内已讨论	□是	□否	
	会诊科室主任同意	□是	□否	
	会诊病例资料准备齐全	□是	□否	
	将科室讨论结果书面上报医务处	□是	□否	
	将会诊病例的病情摘要、会诊目的、时间、地点和拟邀请人员上报医务处（上班时间）或医疗总值班（下班时间）	□是	□否	
会诊时	医务处或医疗总值班主持	□是	□否	
	主管医师详细汇报病情、可能诊断，提出会诊目的，做好会诊记录	□是	□否	
	参与会诊的医师详细诊查，提出明确的会诊意见	□是	□否	
	医务处（医疗总值班）原则上应该参加，参加会诊的人员中学术资历最高者做总结归纳，明确诊治意见	□是	□否	
会诊后	主管医师在 3 日内将会诊反馈表送至医务处	□是	□否	

【清单精解】

1. 院内会诊目的

实施多学科诊疗，解决疑难、危重及特殊患者诊断、治疗问题，做到尽早诊断，规范诊疗。

2. 急会诊意义

首先，为患者提供安全快速、有效的保障。对于合并多系统病变，病情复杂，由单一学科难以给予及时诊断和有效治疗的患者，多学科联合会诊能够迅速的将各专业的高年资医师集中到一起，通过讨论病情、分析已有检验结果、提出各个学科的专业意见而使急诊医师开阔诊疗思路，尽快完善所需检验，明确诊断并给予患者有效的治疗。对于

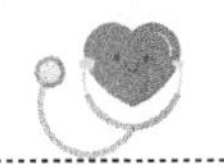

一些首诊错误而就诊的患者，也能通过多学科联合会诊调整治疗科室，修正治疗方向，从而保障医疗安全，避免患者病情的延误。

（山西医科大学第二医院急诊科　成丽英）

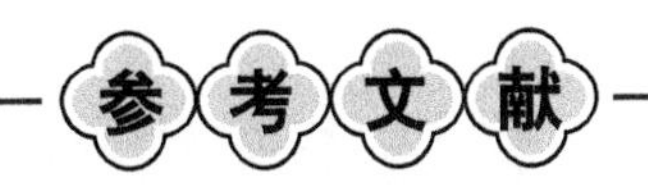

参考文献

1. 中国医师协会急诊医师分会，国家卫健委能力建设与继续教育中心急诊学专家委员会，中国医疗保健国际交流促进会急诊急救分会. 急性冠脉综合征急诊快速诊疗指南（2019）. 中华急诊医学杂志，2019，28（4）：421-428.
2. 中华医学会神经病学分会脑血管病学组，急性缺血性脑卒中诊治指南撰写组. 中国急性缺血性脑卒中诊治指南 2010. 中国全科医学，2011，14（35）：4013-4017.
3. 蔡业峰，贾真，张新春，等. 美国国立卫生院卒中量表（NIHSS）中文版多中心测评研究——附 537 例缺血中风多中心多时点临床测评研究. 北京中医药大学学报，2008，31（7）：494-498.
4. 李小宇，贺明轶，孙雪莲，等. 综合医院孕产妇急诊流程与风险管理探讨. 中国医院，2017，21（7）：63-64.
5. 周荣斌，赵晓东，吕传柱，等. 急性上消化道出血急诊诊治流程专家共识（2020 版）. 中华急诊医学杂志，2021，30（1）：15-24.
6. 王立祥，孟庆义，余涛. 2016 中国心肺复苏专家共识. 解放军医学杂志，2017，42（3）：243-269.
7. KIGUCHI T，OKUBO M，NISHIYAMA C，et al. Out-of-hospital cardiac arrest across the World: First report from the International Liaison Committee on Resuscitation（ILCOR）. Resuscitation，2020，152：39-49.
8. 马原，李洋，王亮，等. 某三甲医院多学科协作会诊模式运行分析. 中国医院管理，2018，38（9）：46-48.

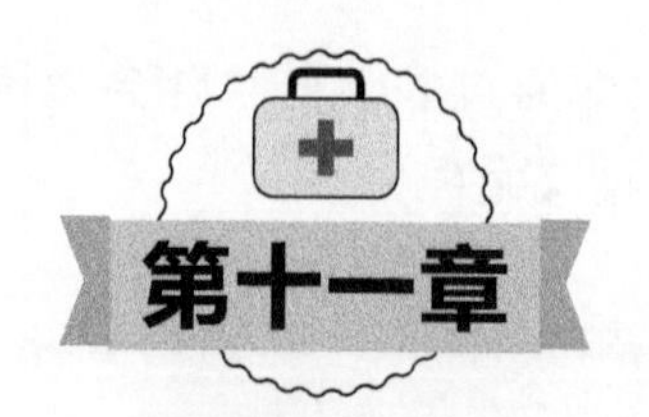

第十一章

院感防控

第八十三节　预防多重耐药菌核查清单

床号________ 姓名________ 性别________ 年龄________ 实施者________ 日期__________

实施措施	核查项目			备注
评估确认	是否为多重耐药菌	□是，请选择： □院内微生物实验室报告 □院外带入	□否	多重耐药菌菌名称
	确认多重耐药菌是	□感染 □定植 □标本污染	□否	
患者管理				
隔离	医生下达隔离医嘱	□是	□否	
	隔离方式选择	□是 □空气传播（黄色标识） □飞沫传播（粉色标识） □接触传播（蓝色标识）	□否	
	按照要求妥善安置患者	□是 □单间隔离 □同种同源同室隔离 □床边隔离	□否	
	隔离标识	□是 □住院患者一览表 □床头卡 □腕带 □病历夹	□否	
防护用品	床旁配备手消毒剂 / 消毒湿巾 / 隔离服 / 防护面屏	□是	□否	
诊疗器具	固定，专人专用	□是	□否	
	不能专用的器具，一人一用一消毒	□是	□否	
卫生	患者每日洗必泰擦浴 2 次	□是	□否	
	所有产生的垃圾均置入感染性医疗废物袋中	□是	□否	
人员	减少探视	□是	□否	
医务人员管理				
手卫生	规范洗手或速效手消毒剂消毒双手遵循两前三后的原则	□是	□否	

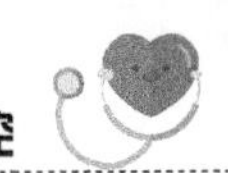

（续表）

实施措施	核查项目			备注
规范使用抗菌药物	根据细菌培养选用敏感抗菌药物	□是	□否	
	定期进行监测	□是	□否	
医疗操作	按照规范正确采集、运送标本	□是 □密闭容器运送	□否	
	病区最后进行治疗护理操作	□是	□否	
个人防护	规范进行标准预防	□是	□否	
	接触患者血液、体液、分泌物应戴手套	□是	□否	
	进行有喷溅的操作时使用隔离服 / 防护面屏	□是	□否	
环境及织物管理				
环境管理	频繁接触的表面每日 500 mg/L 有效氯擦拭 2 次	□是	□否	
	喷溅操作结束后消毒液擦拭有可能被污染的仪器物体表面	□是	□否	
	更换床上用品时密闭式收集，防止飞溅	□是	□否	
	地面每日 500 mg/L 有效氯擦拭 2 次，有污染及时清洁	□是	□否	
解除隔离	连续二次培养（间隔 24 小时）阴性或感染已经痊愈解除隔离	□是	□否	
终末消毒	床垫 / 病床使用床单元消毒机消毒	□是	□否	
	医用织物置于可溶性感染性医疗废物收集袋中做好标记	□是	□否	
	清洁用具（布巾、地巾）固定使用，一床一用一清洗消毒	□是	□否	
	患者生活用品清洁消毒后，才可带离病区	□是	□否	

【清单精解】

1. 标准预防

针对医院所有患者和医务人员采取的一组预防感染措施。包括手卫生，根据预期可能的暴露，选用手套，隔离衣，口罩，护目镜或防护面屏以及安全注射。也包括穿戴合适的防护用品，处理患者环境中污染的物品与医疗器械。

2. 空气传播

带有病原微生物的微粒子（≤ 5 μm），通过空气流动导致的疾病传播。

3. 飞沫传播

带有病源微生物的飞沫核（> 5 μm）在空气中短距离（1 m 内），移动到易感人群的口、鼻黏膜或眼结膜等导致的传播。

4. 接触传播

病原体，通过手媒介物直接或间接接触导致的传播。

5. 隔离

采用各种方法技术，防止病原体从患者及携带者传播给他人的措施。

6. 终末消毒

传染源，离开疫源地后，对疫源地进行的一次彻底的消毒。传染病患者出院转院或死亡后，对病室进行的最后一次消毒。

（山西医科大学第二医院急诊科　刘晋）

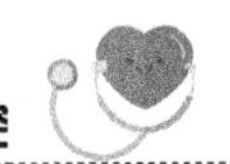

第八十四节　预防 VAP 核查清单

床号 ________ 姓名 ________ 性别 ________ 年龄 ________ 实施者 ________ 日期 ________

实施措施	核查项目			备注
严格执行手卫生	有可见污渍时洗手	□是	□否	
	速效手消毒剂消毒双手遵循两前三后的原则	□是	□否	
卧位	床头抬高 30°～45°	□是，请选择： □ 30°　　□ 45°	□否	
	定时翻身	□是，请选择： □左侧卧位　　□平卧位 □右侧卧位　　□俯卧位	□否	
气道湿化	Y 型管温度 34～41℃，相对湿度 100%	□是，请选择： □加温湿化器 □人工鼻	□否	
气囊压力	维持气囊压力 25～30 cmH_2O，监测气囊压每 6～8 小时 1 次	□是，请选择： □凭经验 □气囊测压表 □自动充气泵	□否	
	重新测量气囊压力	□是，请选择： □气道内吸引后 □清理管路内积水　　□变更体位后	□否	
有效清除气道内分泌物	声门下分泌物吸引	□是，请选择 □采用带声门下分泌物引流的导管 □间断声门下吸引：10 mL 注射器每小时抽吸或每 2 小时 100～150 mmHg 间断负压吸引	□否	
	按需实施气道内吸引，每 2 小时通过肺部听诊评估吸引指征	□是，请选择： □开放式吸痰 □密闭式吸痰　　□纤维支气管镜吸痰	□否	
	促进痰液排出	□是，请选择： □翻身拍背 □排痰仪　　□咳痰机	□否	
	遵循无菌原则	□是，请选择 □开放式吸引戴无菌手套 □密闭式吸引戴清洁手套	□否	
	吸引前后应给予 30～60 秒纯氧	□是	□否	
	吸引管外径不超过人工气道内径 50%，置入吸引管时不带负压	□是	□否	
	先进行口咽部、鼻咽部吸引，再进行气管内吸引	□是，请选择： □有气道内吸引指征 □翻身前　　□口腔护理后	□否	
	更换吸引部位，应更换吸引管	□是	□否	
	吸引时注意轻柔旋转提吸，每次吸引不超过 15 秒	□是	□否	
	每次吸引结束后及时充分冲洗管路	□是，请选择： □生理盐水　　□清水		

（续表）

实施措施	核查项目			备注
口腔护理	口腔护理前抬高床头 30° ～45° ，患者头偏向一侧	□是	□否	
	评估口腔卫生状况，是否存在口腔黏膜炎	□是，请选择： □ 0 级　□ Ⅰ级 □ Ⅱ级　□ Ⅲ级 □ Ⅳ级	□否	
	采用冲洗加擦拭或冲洗加刷洗法	□是，请选择： □冲洗加擦拭法 □冲洗加刷洗法	□否	
	氯已定含漱液进行口腔护理	□是，请选择： □每 6 小时 1 次 □每 8 小时 1 次	□否	
	双人操作，一人固定气管插管，一人进行口腔护理	□是	□否	
	口腔护理时维持气囊 25 ～ 30 cmH_2O	□是	□否	
	口腔护理前后评估气管插管深度	□是	□否	
	口腔护理前后进行声门下吸引	□是	□否	
	口腔护理后及时进行口腔内吸引	□是	□否	
营养支持	制定方案	□有，请选择： 肠外营养 □ TPN　□ PPN 肠内营养 □经鼻胃管　□经鼻肠管 □经胃 / 空肠置管 □胃残余量 ______ml 是否有腹泻 □有　□无	□否	
	管路型号	管路型号 _____	□否	
	置管深度	置管深度 ______cm	□否	
	喂养方式	□营养泵　□鼻饲 □持续喂养　□间断喂养	□否	
	抬高床头 30° 或更高，左侧卧位	□是，请选择： □抬高床头 30° □抬高床头 45°	□否	
呼吸机管路更换	管路清洁、密闭，按要求更换	□是，请选择： □不做定期更换 □出现肉眼可见的污染时 □出现故障时	□否	
	撤下的管路由中心供应室进行清洗消毒	□是	□否	
	多重耐药菌感染患者使用过的管路特殊标记	□是	□否	

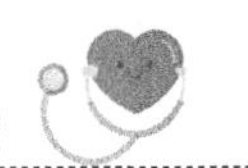

（续表）

实施措施	核查项目			备注
冷凝水处理	呼吸机冷凝水积水杯位于管路系统最低点	□是	□否	
	及时清除管路内冷凝水，> 1/2 积水容积杯时倾倒	□是	□否	
	冷凝水倒入含氯消毒液中消毒处理后再倒入下水中	□是	□否	
每日评估导管留置必要性	医护合作，每日评估，镇静患者每日唤醒	□是	□否	
	医护共同评估管路留置必要性	□是	□否	
	医护共同评估预防措施的依从性	□是	□否	
早期活动	早期活动与康复锻炼	□是	□否	

【清单精解】

1. VAP（呼吸机相关性肺炎）

是指气管插管或气管切开的患者，在接受机械通气 48 小时后发生的肺实质感染，撤机拔管 48 小时内出现的肺炎仍属于 VAP。

2. 5 个手卫生时机（两前三后）

接触患者之前；进行清洁或无菌程序之前；接触患者体液后；接触患者后；接触患者周围环境后。

3. 声门下分泌物引流

又称气囊上滞留物引流，是指通过应用附带于气管导管壁内的引流管，对气囊上滞留物进行持续或间断负压引流的操作技术。

4. WHO 口腔粘膜炎分级标准

0 级：口腔黏膜无异常

Ⅰ级：口腔黏膜有 1 ～ 2 个小于 1.0 cm 的溃疡

Ⅱ级：口腔黏膜有 1 个大于 1.0 cm 的溃疡和数个小溃疡

Ⅲ级：口腔黏膜有 2 个大于 1.0 cm 的溃疡和数个小溃疡

Ⅳ级：口腔黏膜有 2 个以上大于 1.0 cm 的溃疡和（或）融合溃疡

（山西医科大学第二医院急诊科　刘晋）

第八十五节　预防 CRBSI 核查清单

床号________ 姓名________ 性别________ 年龄________ 实施者________ 日期________

实施措施	核查项目			备注
【置管前】				
患者准备	患者知情同意	□是	□否	
	患者置管部位皮肤准备	□是	□否	
用物准备	速效手消毒剂	□是	□否	
	置管包 / 消毒液 / 敷料 / 固定装置	□是	□否	
	超声仪器准备 / 探头无菌保护套	□是	□否	
环境准备	操作场所选择	□手术室 □处置室 □床旁	□否	
	空气消毒	□是	□否	
	减少人员流动	□是	□否	
【置管时】				
执行手卫生	规范洗手或速效手消毒剂消毒双手，遵循两前三后的原则	□是	□否	
导管选择	基于治疗方案和患者病情选择导管	□是，请选择： □ PICC □ CVC □输液港	□无	
穿刺部位	选择最佳穿刺部位	□是，请选择： □颈内静脉 □股静脉 □锁骨下静脉 □左侧 □右侧	□无	
建立最大无菌屏障	操作者穿戴一次性口罩 / 帽子 / 无菌手套 / 无菌手术衣	□是	□否	
	患者全身覆盖无菌单	□是	□否	
	患者佩戴一次性口罩 / 帽子（颈部置管）	□是	□否	
消毒剂	选择符合规范的皮肤消毒剂	□是，请选择： □ 2% 葡萄糖氯己定 □碘伏 □ 75% 酒精 □季铵盐	□否	
皮肤消毒	以穿刺点为中心，擦拭消毒穿刺点及周围皮肤，直径≥ 20 cm	□是	□无	
	消毒液自然干燥后方可穿刺	□是	□无	

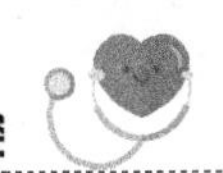

（续表）

实施措施	核查项目			备注
导管固定	无菌透明敷料，以穿刺点为中心覆盖穿刺部位	□是	□否	
	无菌透明敷料无张力固定	□是	□否	
	敷料外标注穿刺日期	□是	□否	
	穿刺处有渗血渗液时选择纱布敷料	□是	□否	
【置管后】				
手卫生	接触导管 / 附加装置前后执行手卫生	□是	□否	
评估	关注患者主诉	□是，请选择： □局部疼痛 □瘙痒 □发热	□否	
	每日与医生共同评估评估导管留置的必要性	□是	□否	
	每班评估穿刺点及周围皮肤 / 导管固定 / 导管功能	□是，请选择： □无感染、固定妥、功能良好 □局部感染征象 □导管脱出 □导管失功须拔除	□否	
消毒接头	用力擦拭消毒输液接头横截面及外围 15 秒	□是，请选择： □ 2% 葡萄糖氯己定 □ 75% 酒精棉片	□否	
	消毒液自然干燥后方可连接	□是	□否	
消毒皮肤及导管	以穿刺点为中心擦拭消毒皮肤及导管	□是	□否	
	皮肤消毒范围大于敷料面积	□是	□否	
	消毒液自然干燥	□是	□否	
更换敷料	无菌纱布敷料每 2 天更换 1 次	□是	□否	
	无菌透明敷料至少每 7 天更换 1 次	□是	□否	
	穿刺部位渗血、渗液及时更换	□是	□否	
	敷料卷边、松动、潮湿、污染、完整性受损及时更换	□是	□否	
导管固定	妥善固定导管	□是，请选择： □思乐扣 □缝线 □胶贴	□否	

（续表）

实施措施	核查项目			备注
冲封管	选择合适的封管液，规范冲封管	□是，请选择： □管径≥ 10 mL 预充式冲洗装置 □生理盐水 □肝素盐水	□否	
	冲管液量至少是导管及附加装置容积的 2 倍	□是	□否	
	脉冲式冲管	□是	□否	
	正压封管	□是	□否	
附加装置	限制附加装置的使用	□是	□否	
	更换接头，至少每 7 天更换 1 次	□是	□否	
	接头内有血液 / 药物残留 / 疑似污染 / 破损 / 脱开及时更换	□是	□否	
输液装置	输液 24 小时或者停止输液后，应更换输液装置	□是	□否	
	输注全血、成分血的输血器应每隔 4 小时更换	□是	□否	
	输注特殊药物（如丙泊酚、脂肪乳等）时应根据产品的说明书要求更换	□是	□否	
患者管理	每日擦浴至少 1 次	□是 □ 2% 葡萄糖氯己定 □皂液	□否	
	健康教育	□是	□否	

【清单精解】

1. 中央导管血流感染（CRBSI）

患者在留置中央导管期间或拔出中央导管 48 小时内发生的原发性，且与其他部位存在的感染无关的血流感染。

2. 中央导管

末端位置接近心脏或下列大血管之一的，用于输液、输血、采血、血流动力学监测的血管导管。这些大血管包括主动脉、肺动脉、上腔静脉、下腔静脉、头臂静脉、颈内静脉、锁骨下静脉、髂外静脉，股静脉以及新生儿的脐静脉或脐动脉。

3. 原发性血流感染

患者发生的与身体其他部位已经存在的感染无关的，经血培养证实的血流感染。

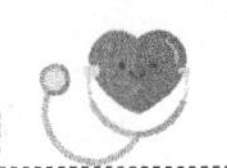

4. 手卫生

为医务人员洗手、卫生手消毒和外科手消毒的总称。指通过用洗手液和流动水洗手，或者卫生手消毒剂进行手消毒等措施降低或抑制手上微生物的生长。

5. 最大无菌屏障

进行中央导管插管时，操作人员戴无菌手套，穿无菌手术衣戴口罩和帽子，患者全身覆盖无菌洞巾。

6. 输液的附加装置

包括输液接头、三通、单腔多腔延长管、肝素帽、管路内过滤器、手动流速控制装置等。

（山西医科大学第二医院急诊科　刘晋）

第八十六节　预防 CAUTI 核查清单

床号________ 姓名________ 性别________ 年龄________ 实施者________ 日期__________

<table>
<tr><th>实施措施</th><th colspan="4">核查项目</th><th>备注</th></tr>
<tr><td rowspan="8">操作前</td><td colspan="2">严格掌握适应证，限制不必要的插管</td><td>□是，请选择
□外科手术患者围术期
□危重患者需要评估每小时尿量
□解除急性尿潴留 / 尿道梗阻
□尿失禁
□改善终末期患者舒适度</td><td>□否</td><td rowspan="8"></td></tr>
<tr><td colspan="2">正确选择导尿管类型及型号</td><td>□是，请选择：
□乳胶 □硅胶 □聚乙烯 □ 8Fr
□ 10Fr □ 14Fr □ 16Fr</td><td>□否</td></tr>
<tr><td colspan="2">知情同意</td><td>□是</td><td>□否</td></tr>
<tr><td colspan="2">会阴部清洁</td><td>□是</td><td>□否</td></tr>
<tr><td colspan="2">隐私保护</td><td>□是，请选择：
□屏风 □隔帘</td><td>□否</td></tr>
<tr><td rowspan="3">用物准备</td><td>速效手消毒剂</td><td>□是</td><td>□否</td></tr>
<tr><td>一次性使用导尿包</td><td>□是</td><td>□否</td></tr>
<tr><td>便盆</td><td>□是</td><td>□否</td></tr>
<tr><td rowspan="9">操作时</td><td colspan="2">严格执行手卫生</td><td>□是</td><td>□否</td><td rowspan="9"></td></tr>
<tr><td colspan="2">选择合适的消毒液</td><td>□是</td><td>□否</td></tr>
<tr><td colspan="2">消毒范围 / 步骤正确</td><td>□是</td><td>□否</td></tr>
<tr><td colspan="2">铺无菌巾 / 戴无菌手套</td><td>□是</td><td>□否</td></tr>
<tr><td colspan="2">棉球一次一用</td><td>□是</td><td>□否</td></tr>
<tr><td colspan="2">单包装无菌润滑剂</td><td>□是</td><td>□否</td></tr>
<tr><td colspan="2">置管动作轻柔，避免反复试插导尿管</td><td>□是</td><td>□否</td></tr>
<tr><td colspan="2">置入长度正确</td><td>□是，请选择：
□女性 4 ～ 6 cm
□男性 20 ～ 22 cm</td><td>□否</td></tr>
<tr><td colspan="2">规范固定导尿管</td><td>□是，请选择：
□水囊注入 10 ～ 15 mL 无菌水
□导尿管高举平台法二次固定
□标注留置时间、深度</td><td>□否</td></tr>
</table>

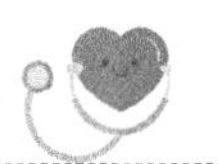

（续表）

实施措施	核查项目			备注
操作后	每日评估导尿管留置的必要性	□是	□否	
	保持导尿管及引流装置完整性和密闭性	□是	□否	
	导尿管无滑脱、无打折、扭曲，与集尿袋无缠绕	□是	□无	
	活动 / 搬运时夹闭引流管	□是	□无	
	导尿管与集尿袋连接紧密，集尿袋无破损	□是	□否	
	集尿袋始终低于膀胱水平，禁止放于地面	□是	□否	
	集尿袋定期更换或按照产品说明进行更换	□是		
	使用个人专用收集器，及时清空集尿袋，操作者戴手套	□是，请选择： □尿液达 3/4 满； □转运前		
	集尿袋末端不能接触收集器	□是	□否	
	保持尿道口及周围皮肤清洁干燥无破损	□是	□否	
	导尿管尿道口护理 2 次 / 日	□是，请选择： □清水 □生理盐水 □消毒液	□否	
	大便失禁者，每次大便后及时清洁消毒会阴部、尿道口、肛周、外露导尿管表面	□是	□否	
	使用无菌技术留取尿培养标本	□是	□否	
	膀胱冲洗	□是 □膀胱出血，预防导管阻塞	□否	

【清单精解】

1. 导尿管相关尿路感染（CAUTI）

指患者留置导尿管后，或拔除导尿管 48 小时内发生的泌尿系统感染。引起 CAUTI 的病原体可分为内源性和外源性，内源性是指来自于直肠阴道的定植菌，外源性是指通过污染的医务人员手或污染的器械进入泌尿道的微生物。

2. 留置尿管后，细菌一般通过以下 3 个途径进入膀胱

①尿道口与尿管连接处；②尿管与尿袋连接处；③尿袋下方开口处。

3. 导尿管材质

目前我国临床上常见的导尿管材质包括乳胶（硅化涂层）、硅胶和聚乙烯导尿管。

4. 导尿管的型号

可以分为 6~30 Fr。单位 Fr 为 French 的缩写，是法制单位。数字代表导尿管管腔外周长毫米数，换算成直径公式为：3 Fr ≈ 1 mm。以 18 Fr 导尿管为例。其导管外周长为 18 mm，管腔外直径约为 6 mm。

5. 目前国内常用的引流装置

①一次性普通引流袋；②一次性抗反流引流袋；③一次性精密计量引流袋。

（山西医科大学第二医院急诊科　刘晋）

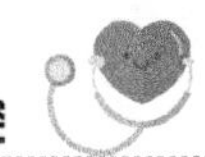

第八十七节 EICU 传染病防控监测清单

床号 ________ 姓名 ________ 性别 ________ 年龄 ________ 实施者 ________ 实施日期 ________

实施措施	核查项目			备注
传染病相关法律法规	组建消毒管理组织	□是	□否	
	制定消毒管理制度	□是	□否	
	遵守国家有关规范、标准和规定	□是	□否	
	环境、物品符合国家有关规范、标准和规定	□是	□否	
	发生感染性疾病暴发、流行时，及时报告当地卫生行政部门	□是	□否	
	上报传染病监测部门	□是	□否	
传染病相关培训	开展消毒技术培训	□是	□否	
	传染病事件的应急预演	□是	□否	
	传染病防控的应急预案	□是	□否	
	传染病信息报告管理规范	□是	□否	
传染病相关消毒隔离	消毒知识	□是	□否	
	消毒隔离制度	□是	□否	
	医疗用品达到灭菌要求	□是	□否	
	各种注射、穿刺、采血器具一人一用一灭菌	□是	□否	
	对一次性使用医疗用品进行无害化处理	□是	□否	
	建立并执行消毒产品进货检查验收制度	□是	□否	
	对运送传染病患者及其污染物品的车辆、工具随时进行消毒处理	□是	□否	
	发生感染性疾病暴发、流行时，及时采取有效消毒隔离措施	□是	□否	
收治的传染病患者或疑似传染病患者产生的生活及医疗垃圾	进行登记管理和处置	□是	□否	
	设置医疗废物安全监控部门	□是	□否	
	若泄露扩散应采取紧急处理措施	□是	□否	
	盛装医疗废物的包装物外表有警示标识	□是	□否	
	医疗废物暂时存放地点安全	□是	□否	
	运送医疗废物的专用车辆使用后到医疗机构内指定的地点及时消毒和清洁	□是	□否	

【清单精解】

1. 传染病的疾病控制核查意义

由于传染病多具有起病急、发展迅速、变化快、病性危重、并发症多且重，同时还具有传染性的特点，所以诊疗区域的空间布局、设备设施和诊疗流程等应符合传染病相关感染预防与控制的要求。医疗机构的基本标准、建筑设计和诊疗流程应符合预防和控制传染病医院感染的要求。按照《中华人民共和国传染病防治法》的规定及相关工作要求，做好本机构内传染病疫情监测、报告、预防和控制工作，包括但不限于诊疗活动中与传染病医院感染相关的危险因素监测、安全防护、消毒、隔离和医疗废物处置等相关工作，建立相应的制度和流程的意义重大。

2. 发生感染性疾病暴发、流行时，及时采取有效措施

①发生传染病时使用的药品和医疗器械：药品生产规范、药品检验规程、医疗器械使用规范必须符合医疗器械质量要求；②一旦传染病发生，立即对传染病患者进行隔离治疗，控制传染病传播，质量控制中心严格预防监督传染病，开展传染病检查，加强疫苗接种等方面的管理，按照传染病预防的手段，有效控制传染病的传播；③常用的消毒方法有物理法和化学法，包括机械消毒法、阳光及紫外线消毒法、燃烧消毒法、煮沸消毒法、喷雾消毒、擦拭消毒、浸泡消毒、混合消毒、熏蒸消毒等。对空气和物体外表及棉织品的消毒要求及时、彻底、有效。做好消毒工作，是有效地预防传染病发生和控制传染病流行的一种重要措施。

3. 应急演练的意义

通过应急演练而熟悉应急预案的内容和工作流程及灾害救援中的职责可以提高应急人员对突发公共卫生事件的敏感性和应急处理能力，可进一步提升对参与传染病救援的意愿和信心，以便有效地应对传染病救援活动。

（山西医科大学第二医院急诊科　成丽英）

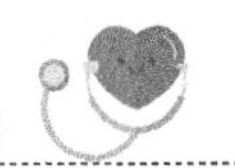

第八十八节 职业暴露（呼吸道）核查清单

床号________ 姓名________ 性别________ 年龄________ 实施者________ 日期__________

实施措施	核查项目			备注
呼吸道职业暴露常见操作	与有发热、咳嗽、鼻塞、流涕或呼吸道分泌物增多体征的患者近距离接触	□是	□否	
	执行与呼吸道诊疗相关的医疗操作，如行气管插管、吸痰、采集鼻咽拭子、采集血痰标本、采集深部呼吸道分泌物标本	□是	□否	
	整理与呼吸道分泌物接触过的医疗垃圾	□是	□否	
环境布局	病房内应有良好的通风，以保证病房内空气新鲜，通风方向应从清洁区到污染区	□是	□否	
	病房内应安置非手触式开关的流动水洗手池	□是	□否	
	每个临床科室需设置可随时启用的、具备隔离预防功能的病房，区域划分明确、标志清楚	□是	□否	
	呼吸道传染病疑似病例应在隔离病房被单独安置	□是	□否	
	隔离病房应有隔离标志，并限制人员出入，隔离标志黄色为空气传播，粉色为飞沫传播	□是	□否	
	隔离病房内需有空气净化消毒装置，每日实施床单位消毒	□是	□否	
	隔离病房应配备加盖医疗垃圾桶	□是	□否	
个人防护用品	口罩	□是	□否	
	护目镜	□是	□否	
	防护面罩	□是	□否	
	手套	□是	□否	
	隔离衣	□是	□否	
	防护服	□是	□否	
	防水围裙	□是	□否	
	鞋套	□是	□否	
	帽子	□是	□否	
风险评估	间接接触患者，如导诊、问诊，以及普通门诊和病房查房等	□是	□否	
	直接接触患者，如查体、穿刺、注射等(有黏膜或体腔接触的查体，无体液喷溅风险的有创操作，如超声引导下乳腺穿刺、深静脉穿刺等）	□是	□否	
	有血液、体液、分泌物等喷溅或可能产生气溶胶的操作或手术等，如咽拭子采集、吸痰、口腔护理、气管插管、无创通气、气管切开、心肺复苏、插管前手动通气和内镜检查等	□是	□否	

（续表）

实施措施	核查项目			备注
暴露后处置	医务人员发生呼吸道职业暴露时，应即刻采取措施保护呼吸道（用规范实施手卫生后的手捂住口罩或紧急外加一层口罩等），按规定流程撤离污染区	□是	□否	
	紧急通过脱卸区，按照规范要求脱卸防护用品	□是	□否	
	根据情况可用清水、0.1% 过氧化氢溶液、碘伏等清洁消毒口腔和（或）鼻腔，佩戴医用外科口罩后离开	□是	□否	
	及时报告当事科室的主任、护士长和医疗机构的主管部门	□是	□否	
	医疗机构应尽快组织专家对其进行风险评估，包括确认是否需要隔离医学观察、预防用药、心理疏导等	□是	□否	
	高风险暴露者按密接人员管理，隔离医学观察 14 天	□是	□否	
	及时填写新型冠状病毒肺炎医护人员职业暴露记录表，尤其是暴露原因，认真总结分析，预防类似事件的发生	□是	□否	
	参与职业暴露处置、评估、随访，调查的人员应当依法保护当事人的个人隐私	□是	□否	

【清单精解】

1. 呼吸道传染病职业暴露

指医务人员在从事诊疗、护理等工作过程中，因未做好个人防护或其他意外情况，吸入呼吸道传染病病原体、直接或间接接触呼吸道分泌物、直接或间接接触被病原体感染的物品而污染了黏膜。

2. 呼吸道暴露风险分级

采取飞沫隔离、接触隔离和空气隔离防护措施，根据不同暴露风险，采取适宜的个人防护。①低风险：间接接触患者，如导诊、问诊，以及普通门诊和病房查房等。②中风险：直接接触患者，如查体、穿刺、注射等（有黏膜或体腔接触的查体，无体液喷溅风险的有创操作，如超声引导下乳腺穿刺，深静脉穿刺等）。③高风险：有血液、体液、分泌物等喷溅或可能产生溶胶的操作或咽拭术等，如咽拭子采集、吸痰、口腔护理、气管插管、无创通气、气管切开、心肺复苏、插管前手动通气和内镜检查等。

（山西医科大学第二医院急诊科　曹婧）

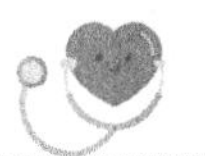

第八十九节　职业暴露（黏膜／血液）核查清单

床号＿＿＿＿　姓名＿＿＿＿　性别＿＿＿＿　年龄＿＿＿＿　实施者＿＿＿＿　日期＿＿＿＿

实施措施	核查项目			备注
暴露部位	手部	□是	□否	
	眼部	□是	□否	
	足部	□是	□否	
预防措施	手卫生：接触每个患者前后及每次操作前后都要洗手，接触血液、体液、排泄物、分泌物后可能污染时，以及脱手套后要洗手或使用快速手消毒剂洗手	□是	□否	
	戴手套：当接触血液、体液、排泄物、分泌物及破损的皮肤黏膜时应戴手套；医务人员皮肤发生破损，以及在进行有可能接触患者血液、体液的诊疗、护理操作时必须戴双层手套；在两个患者之间一定要更换手套；戴手套不能代替洗手	□是	□否	
	口罩、面罩、护目镜和隔离衣：有可能发生血液、体液飞溅污染时，医务人员应当戴具有防渗透性能的口罩、防护眼镜、隔离衣或围裙等，减少通过破损皮肤和黏膜感染的危险性	□是	□否	
	处理被血液、体液、分泌物、排泄物污染的仪器设备时，要防止工作人员皮肤和黏膜暴露、工作服被污染，避免将病原微生物传播给患者和污染环境；需重复使用的利器，应放在防刺的容器内，以便运输、处理和防止刺伤	□是	□否	
	对医院普通病房的环境、物体表面（包括床栏、床边、床头桌、椅子、门把手等经常接触的物体表面）定期清洁，遇污染时随时消毒	□是	□否	
	安全处置废弃物： 不要用手毁坏用过的注射器 不要将锐利废弃物同其他废弃物混在一起 不要携带锐器在工作区行走 不要人工分捡锐器 不要故意弯曲、折断各类穿刺针 严禁针头回套针帽	□是	□否	
暴露分级	一级：暴露类型为暴露源沾染了有损伤的皮肤或黏膜，暴露量小且暴露时间较短	□是	□否	
	二级：暴露类型为暴露源沾染了有损伤的皮肤或黏膜，暴露量大且暴露时间较长；暴露类型为暴露源刺伤或割伤皮肤，但损伤程度较轻，为表皮擦伤或针刺伤。	□是	□否	
	三级：暴露类型为暴露源刺伤或割伤皮肤，但损伤程度较重，深部伤口或割伤物有明显可见的血液。	□是	□否	
暴露后处置	挤压与消毒：发现暴露后，不要惊慌，应该立即从伤口近心端向远心端轻轻挤压，尽量挤出血液，同时用流动清水冲洗伤口，并用0.5%碘伏消毒伤口，然后用防水敷料包扎。如果是黏膜暴露，就用大量生理盐水对局部进行反复冲洗（禁止进行伤口的局部挤压和吮吸）	□是	□否	
	立即报告科主任或护士长，上报院感科，做好登记记录，填写职业暴露登记表	□是	□否	
	暴露评估	□是	□否	
	抽血化验及特殊治疗处理（乙肝、丙肝、梅毒、HIV）	□是	□否	
	跟踪随访	□是	□否	

【清单精解】

1. 标准预防的概念

认定患者的血液、体液、分泌物、排泄物均具有传染性，须进行隔离，不论是否有明显的血迹污染或是否接触非完整的皮肤与黏膜，必须采取防护措施。

2. 常见血源性职业暴露疾病暴露后化验指标及处理

（1）乙肝。相关检查：HBV-DNA、HBsAg、抗 -HBs、HBeAg、抗 -HBe、抗 -HBc 和肝功能，酌情在 3 个月和 6 个月内复查。

特殊处理：①已知暴露者 HbsAg 阳性或抗 -HBs 阳性，则可不予特殊处理，如抗 -HBs 滴度低（＜ 10 IU/mL），需注射乙肝加强疫苗 1 次（5 μg）。②已知暴露者 HbsAg 和抗 -HBs 均阴性，尽快给暴露者肌内注射乙肝免疫球蛋白 200 IU 和乙肝疫苗，乙肝疫苗接种期间按第 0、1、2、12 个月执行，并分别在暴露后即刻、4 周、8 周、12 周检测乙肝两对半，发现异常情况尽快报告预防保健科。③不明确暴露者 HbsAg 或抗 -HBs 是否阳性，应立即抽血检验核心 HbsAg 和抗原 HBs，并尽快给暴露者肌内注射乙肝免疫球蛋白 200 IU，并根据检验结果参照上述原则进行下一步处理。

（2）丙肝。若明确暴露源（患者）是否为 HCV 感染者（抗 -HCV 阳性、HCV-RNA 阳性），建议暴露后医务人员立即进行抗 -HCV 检测，留取抗 -HCV 本底资料。若此时医务人员抗 -HCV 阳性，应进一步检测 HCV-RNA，HCV-RNA 阳性者建议进行干扰素 + 利巴韦林的标准抗病毒治疗；若此时医务人员抗 -HCV 阴性，应于暴露后 12 周再次检测抗 -HCV，抗 -HCV 阳性者进一步检测 HCV-RNA，HCV-RNA 阳性者建议进行干扰素抗病毒治疗；HCV-RNA 阴性者于暴露后 24 周监测抗 -HCV 和 ALT，并进行跟踪管理。

（3）梅毒。若暴露源（患者）的 RPR（或 VDRL）呈现阳性，应加做 TPHA 确认，若仍为阳性，暴露医护人员应尽早接受青霉素药物治疗，越早治疗，感染梅毒的概率越低。推荐长效青霉素 240 万单位，每周 1 次，每侧臀部注射 120 万单位 / 次，连续注射 2 周。对青霉素过敏者可选用用红霉素等。停药后 1 个月、3 个月进行梅毒抗体检测。若患者 TPHA 为阴性，对暴露医护仍须定期追踪。

（4）HIV。由院感科和检验科对暴露的级别和暴露源的病毒载量水平进行评估和确定：①发生一级暴露且暴露源病毒载量水平为轻度时，可以不使用预防性用药；发生一级暴露但暴露源病毒载量水平为重度或发生二级暴露但暴露源病毒载量水平为轻度时，使用基本用药程序。②发生二级暴露且暴露源病毒载量水平为重度，发生三级

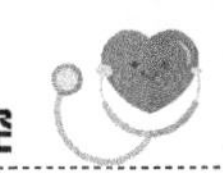

暴露且暴露源病毒载量水平为轻度或重度时，使用强化用药程序。③暴露源病毒载量水平不明时，可使用寻基本用药程序。

HIV 用药方案：①基本用药程序：两种反转录酶抑制剂，使用常规治疗剂量，连续服用 28 天，如齐多拉米双夫定片（齐多夫定与拉米夫定联合制剂）300 mg/ 次，每日 2 次，连续服用 28 天或参考抗病毒治疗指导方案。②强化用药程序：强化用药程序是在基本用药程序的基础上，增加一种蛋白酶抑制剂，如硫酸茚地那韦或利托那韦，均使用常规治疗剂量，连续服用 28 天。

注意：①用药时间，预防性用药应当在发生生 HIV 职业暴露后尽早开始，最好在 4 小时内实施，最迟不得超过 24 小时；②暴露者应分别在暴露后即刻、6 周、12 周、6 个月、12 个月对 HIV 抗体进行检测，并对服用药物的毒性进行监控和处理，若发现异常情况应尽快报告预防保健科。

（山西医科大学第二医院急诊科　曹婧）

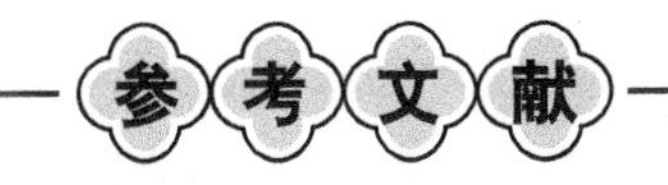

参考文献

1. 中华人民共和国卫生部 . 医疗机构消毒技术规范：WS/T 367-2012. 北京：中国标准出版社，2012.
2. 中华人民共和国卫生部 . 医院感染管理办法 . 中华人民共和国卫生部令 第 48 号 . 2006.
3. 中华人民共和国卫生部 . 关于加强多重耐药菌医院感染控制工作的通知（卫办医发〔2008〕130 号）. 北京：卫生部办公厅，2008.
4. 中华人民共和国卫生部 . 医务人员手卫生规范：WS/T 313-2009. 北京：中华人民共和国卫生部，2009.
5. 中华人民共和国卫生部 . 医院隔离技术规范：WS/T 311-2009. 北京：中华人民共和国卫生部，2009.
6. 中华人民共和国卫生部 . 医院感染监测规范：WS/T 313-2009. 北京：中华人民共和国卫生部，2009.
7. 中华人民共和国卫生部 . 重症监护病房医院感染预防与控制规范：WS/T 509-2016. 北京：中国标准出版社，2017.
8. 蔡虻，高凤莉 . 导管相关感染防控最佳护理实践专家共识 . 北京：人民卫生出版社，2018.
9. 中华护理学会 . 成人有创机械通气气道内吸引技术操作: T/CNAS 01-2020. 北京: 中华护理学会，2020.

10. 中华护理学会．成人经口气管插管机械通气患者口腔护理：T/CNAS 03-2020. 北京：中华护理学会，2021.
11. 乔爱珍，苏迅．外周中心静脉导管技术与管理，北京：人民军医出版社，2015.
12. 那彦群，孙光．中国泌尿外科疾病诊断治疗指南．北京：人民卫生出版社，2009.
13. 热伊拜•亚迪伟尔，吴安华．英国预防医院感染循证指南——预防留置导尿管相关感染的指南（Ⅲ）. 中国感染控制杂志，2014，13（10）：639-640.
14. 中华护理学会．成年女性压力性尿失禁护理干预：T/CNAS 17—2020. 北京：中华护理学会，2021.
15. 中华人民共和国传染病防治法[中华人民共和国主席令(第15号)]. 自2004年12月1日起施行.
16. 闫雪梅，刘方，阿尔泰，等．医联体内不同层级医疗机构护士传染病突发公共卫生事件应急能力的现状及影响因素．职业与健康，2022，38（1）：89-94.
17. 晏伟，解延芳．实施传染病监测对于预防控制传染病的有效途径研究．中国社区医师，2021，37（36）：190-191.
18. 郭永婷．传染病预防工作中公共卫生管理的具体策略研究．智慧健康，2021，7（34）：194-196.
19. 甘秀妮．急诊呼吸道病原体职业暴露的危害识别与风险评估．中华护理杂志，2017，52（z1）：20-21.
20. 孙晓玲，徐桂强，刘均凤，等．医务人员血源性职业暴露调查及其对策．中国感染控制杂志，2018，17（5）：440-443.
21. 李静，白宇红，李健，等．艾滋病职业暴露预防管理．中国护理管理，2013（z1）：98-99.

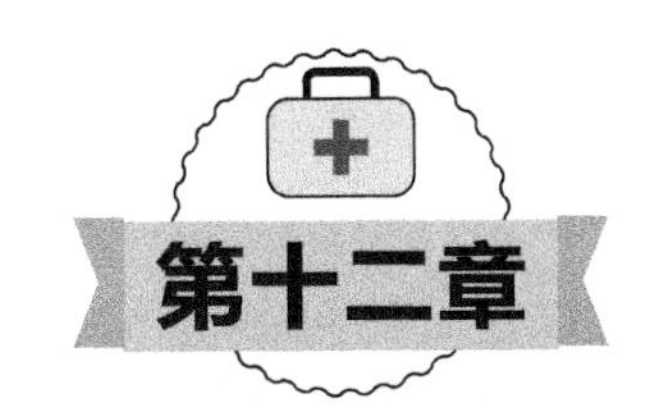

十八项核心制度

第九十节　首诊负责制

科室 ______________　　执行人 ______________　　日期 ______________

<table>
<tr><th>项目</th><th colspan="4">核查内容</th><th>备注</th></tr>
<tr><td rowspan="11">首诊医师</td><td colspan="2">患者挂号后到达诊室的首位接诊医师</td><td>□是</td><td>□否</td><td rowspan="11"></td></tr>
<tr><td colspan="2">负责本次就诊或交由其他医师接诊前全程诊疗管理</td><td>□是</td><td>□否</td></tr>
<tr><td colspan="2">负责本次诊疗活动告知义务</td><td>□是</td><td>□否</td></tr>
<tr><td rowspan="4">疾病诊断明确</td><td>开具治疗医嘱</td><td>□是</td><td>□否</td></tr>
<tr><td>告知患者治疗方案</td><td>□是</td><td>□否</td></tr>
<tr><td>为需住院者开具住院证以办理住院手续</td><td>□是</td><td>□否</td></tr>
<tr><td>及时完成书面记录</td><td>□是</td><td>□否</td></tr>
<tr><td rowspan="4">疾病诊断不明确</td><td>告知患者或法定代理人后续诊治方案</td><td>□是</td><td>□否</td></tr>
<tr><td>完成检验、检查结果评估或告知患者完成结果评估并进行书面记录</td><td>□是</td><td>□否</td></tr>
<tr><td>及时书面记录检验、检查未完成情况</td><td>□是</td><td>□否</td></tr>
<tr><td>首诊未完成工作，当日不再出诊，告知患者再次挂科室其他医师门诊，由其他医师完成</td><td>□是</td><td>□否</td></tr>
<tr><td rowspan="3">责任主体</td><td colspan="2">门急诊出诊医师为门急诊阶段责任主体</td><td>□是</td><td>□否</td><td rowspan="3"></td></tr>
<tr><td colspan="2">所在科室主管医师为住院阶段责任主体</td><td>□是</td><td>□否</td></tr>
<tr><td colspan="2">每一个诊疗手段的实施者为接受各种诊疗措施时责任主体</td><td>□是</td><td>□否</td></tr>
<tr><td rowspan="11">患者</td><td rowspan="3">急、危重症需抢救</td><td>首位接诊医师为首诊医师</td><td>□是</td><td>□否</td><td rowspan="11"></td></tr>
<tr><td>不受是否挂号或挂号与医师、科室或专科不符限制</td><td>□是</td><td>□否</td></tr>
<tr><td>全程陪同（含监护）或 / 及陪同转运并积极抢救</td><td>□是</td><td>□否</td></tr>
<tr><td rowspan="3">复合伤或涉及多科室急危重患者</td><td>未明确主管科室前由首诊科室主持诊治</td><td>□是</td><td>□否</td></tr>
<tr><td>所有有关科室协同抢救</td><td>□是</td><td>□否</td></tr>
<tr><td>不得推诿、擅自离开</td><td>□是</td><td>□否</td></tr>
<tr><td rowspan="4">非本院诊疗科目范围内的疾病患者</td><td>先评估患者病情</td><td>□是</td><td>□否</td></tr>
<tr><td>危急重症先稳定生命体征</td><td>□是</td><td>□否</td></tr>
<tr><td>病情平稳提供适当的就医建议</td><td>□是</td><td>□否</td></tr>
<tr><td>书写转诊医疗记录</td><td>□是</td><td>□否</td></tr>
<tr><td>放弃或拒绝救治患者</td><td>签署放弃治疗告知书</td><td>□是</td><td>□否</td></tr>
</table>

【清单精解】

1. 首诊负责制

指患者的首位接诊医师（首诊医师）在一次就诊过程结束前或由其他医师接诊前，负责该患者全程诊疗管理的制度。

2. 基本要求

明确患者在诊疗过程中不同阶段的责任主体；保障患者诊疗过程中诊疗服务的连续性；首诊医师应当做好医疗记录，保障医疗行为可追溯；若非本医疗机构诊疗科目范围内疾病，应告知患者或其法定代理人，并建议患者前往相应医疗机构就诊。

3. 首诊责任主体

是指医疗活动中承担相应诊疗义务和法律责任的医师、科室或医疗机构。

4. 首诊医师接诊不包括

未挂号或所挂号与所接触医师不符或与科室（专科）不符的情况。

（山西医科大学第二医院急诊科　王静）

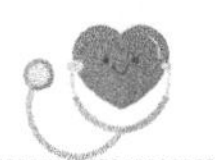

第九十一节　三级查房制度

科室 ________　　执行人 ________　　日期 ________

<table>
<tr><th>项目</th><th colspan="4">核查内容</th><th>备注</th></tr>
<tr><td rowspan="3">要求</td><td colspan="2">在科主任领导下</td><td>□是</td><td>□否</td><td rowspan="3"></td></tr>
<tr><td colspan="2">3 个不同级别医师对住院患者查房</td><td>□是</td><td>□否</td></tr>
<tr><td colspan="2">遵循下级服从上级、所有医师服从科主任原则</td><td>□是</td><td>□否</td></tr>
<tr><td rowspan="5">查房周期</td><td colspan="2">工作日至少 2 次 / 日</td><td>□是</td><td>□否</td><td rowspan="5"></td></tr>
<tr><td colspan="2">非工作日至少 1 次 / 日</td><td>□是</td><td>□否</td></tr>
<tr><td colspan="2">主治医师至少 3 次 / 周</td><td>□是</td><td>□否</td></tr>
<tr><td colspan="2">主任医师至少 2 次 / 周</td><td>□是</td><td>□否</td></tr>
<tr><td colspan="2">术者术前和术后 24 小时内查房</td><td>□是</td><td>□否</td></tr>
<tr><td rowspan="4">查房内容</td><td colspan="2">检查患者</td><td>□是</td><td>□否</td><td rowspan="4"></td></tr>
<tr><td colspan="2">对患者实施评估</td><td>□是</td><td>□否</td></tr>
<tr><td colspan="2">制定与调整诊疗方案</td><td>□是</td><td>□否</td></tr>
<tr><td colspan="2">观察诊疗效果</td><td>□是</td><td>□否</td></tr>
<tr><td rowspan="11">查房行为规范</td><td colspan="2">首次查房应做自我介绍</td><td>□是</td><td>□否</td><td rowspan="11"></td></tr>
<tr><td colspan="2">仪容端正、衣着整齐</td><td>□是</td><td>□否</td></tr>
<tr><td colspan="2">查房前了解患者病情变化和检查、检验结果</td><td>□是</td><td>□否</td></tr>
<tr><td colspan="2">不谈及与该患者疾病治疗无关的话题</td><td>□是</td><td>□否</td></tr>
<tr><td colspan="2">上级医师查房有下级医师陪同</td><td>□是</td><td>□否</td></tr>
<tr><td rowspan="4">尊重患者</td><td>尊重患者的知情同意和诊疗选择权</td><td>□是</td><td>□否</td></tr>
<tr><td>主动提供替代方案并提出优缺点</td><td>□是</td><td>□否</td></tr>
<tr><td>不用侮辱、歧视性语言</td><td>□是</td><td>□否</td></tr>
<tr><td>保护患者尊严</td><td>□是</td><td>□否</td></tr>
<tr><td rowspan="2">保护患者隐私</td><td>检查患者身体时适当遮挡</td><td>□是</td><td>□否</td></tr>
<tr><td>公开场合不谈论患者病情</td><td>□是</td><td>□否</td></tr>
</table>

（续表）

项目	核查内容				备注
查房记录	查房过程、结果在当天病程中记录		□是	□否	
	若病情不稳，查房记录在病程中随时记录		□是	□否	
	若病情平稳，应 2 ～ 3 天进行 1 次记录		□是	□否	
	对新入院、转科后、手术后（3 天）、病重患者每天进行 1 次记录		□是	□否	
	在病程中说明重要医嘱的合理性和必要性		□是	□否	
	不允许倒记或随意补记查房记录		□是	□否	
医师的医疗行为权限	医疗决策权	制定个性化诊疗方案	□是	□否	
		医务处授权医师不同医疗行为决策权并记入个人档案	□是	□否	
		门急诊医师限于门急诊患者决策权	□是	□否	
		科主任、医疗团队负责人或医务处指定的医师限于住院患者决策权	□是	□否	
		医务处定期评估、动态调整各级医师决策权	□是	□否	
	医疗实施权限	逐项实施诊疗方案	□是	□否	
		医务处授权医师不同医疗实施权限	□是	□否	
		医务处定期评估、动态调整医师实施权限	□是	□否	
患者评估	具备法定资质的医师和护理人员实施评估		□是	□否	
	以书面形式规定评估人员资格要求和职责		□是	□否	
	对评估人员进行相关评估方面内容培训与教育		□是	□否	
	在本专科执业范围和相关法律法规规定内评估		□是	□否	
	在本科室要求的时间框架内完成医疗、护理评估		□是	□否	
	首次对患者评估必须在其入院后 24 小时或更短时间内完成		□是	□否	
	在紧急情况下完成患者需求和状态评估		□是	□否	
	在紧急手术前不能完成病史采集和体格检查时，病历中必须有术前诊断的简要病情记录		□是	□否	
	在麻醉、手术、介入治疗前完成相关评估记录		□是	□否	
	在诊疗过程中进行再评估		□是	□否	
	对抢救患者随时再评估		□是	□否	
	若有重要检查和阳性检查结果应在 24 小时内再评估		□是	□否	
	对住院时间＞1 个月或明显超过本科室平均住院天数的患者应及时或每个月进行 1 次再评估		□是	□否	
	将评估结果记入病历		□是	□否	

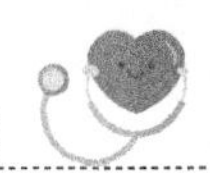

【清单精解】

1. 三级查房制度：指患者住院期间，由不同级别的医师以查房的形式实施患者评估、制定与调整诊疗方案、观察诊疗效果等医疗活动的制度。
2. 基本要求：①医疗机构实行在科主任领导下的 3 个不同级别的医师查房制度。3 个不同级别的医师可以包括但不限于主任医师或副主任医师、主治医师、住院医师；②遵循下级医师服从上级医师，所有医师服从科主任的工作原则；③医疗机构应当明确各级医师的医疗决策和实施权限；④医疗机构应当严格明确查房周期。工作日每天至少查房 2 次，非工作日每天至少查房 1 次，三级医师中最高级别的医师每周至少查房 2 次，中间级别的医师每周至少查房 3 次。术者必须亲自在术前和术后 24 小时内查房；⑤医疗机构应当明确医师查房行为规范，尊重患者、注意仪表、保护隐私、加强沟通、规范流程；⑥开展护理、药师查房的可参照上述规定执行。
3. 查房记录：除了上级医师履行管理职责、审核病历中补录或修改的内容外，不允许倒记或随意补记。
4. 重要医嘱：如抢救患者、主要的诊疗措施、与诊疗规范不一致的医嘱。
5. 针对人力资源不足，不能满足每一位住院患者必须由 3 个不同级别的医师进行诊疗管理的科室，可采用专业类别相同或相近的科室合并运行，或者实行大内科、大外科管理体制开展医疗活动。
6. 医疗决策权：指医师或医疗团队根据患者评估和我院医疗团队或医师个人诊疗能力为患者制定个性化的诊疗方案。
7. 医疗实施权限：将患者的诊疗方案制定后，逐项予以实施的权限。

（山西医科大学第二医院急诊科　王静）

第九十二节　会诊制度

科室 ____________　执行人 ____________　日期 ____________

项目	核查内容			备注
会诊理由	本科室的疑难病例	□是	□否	
	需排除其他科疾病	□是	□否	
	特殊身份或病情患者	□是	□否	
	患者及家属强烈要求而因病情不适宜转院诊治	□是	□否	
邀请会诊需说明	患者的基本情况和诊疗过程	□是	□否	
	会诊目的及要求	□是	□否	
	需邀请参加会诊科室的医师	□是	□否	
	会诊时间、会诊地点	□是	□否	
急会诊要求	超出本科诊疗范围和处置能力并危及生命的病情	□是	□否	
	请求医师和受邀医师不受资质限制	□是	□否	
	经治医师或值班医师提出申请	□是	□否	
	被邀请科室派出在岗的最高资质医师	□是	□否	
	若病情危重可先电话邀请，会诊单上可注明“急”	□是	□否	
	若被邀请医师不能 10 分钟内到达，可通过电话进行病情交流，随后到达或请示科主任调派其他医师	□是	□否	
	遇疑难或复杂病例，被邀请医师立即请上级医师指导或协助会诊	□是	□否	
	急会诊 10 分钟内到位	□是	□否	
	保证通信方式、院内行走路径、电梯快速运送等畅通	□是	□否	
	记录邀请及会诊到达时间，具体到分钟	□是	□否	
普通会诊要求	主治及以上医师提出	□是	□否	
	上级医师签字同意	□是	□否	
	被邀请科室主治及以上医师会诊，节假日由二线值班医师负责完成	□是	□否	
	会诊意见、会诊方案要切实可行	□是	□否	
	普通会诊 24 小时内到位	□是	□否	
院内多学科会诊	病情涉及跨部门或科室	□是	□否	
	邀请两个及以上的学科参与	□是	□否	
	医务处负责组织	□是	□否	
	科主任、主诊医师、医疗组长、带组的主任医师提出申请	□是	□否	
	申请科室科主任主持	□是	□否	
院外会诊	申请科室科主任签署会诊申请单	□是	□否	
	申请科室科主任主持	□是	□否	
	医务科派人参加	□是	□否	
	获得患者或家属请求外院会诊的知情同意	□是	□否	
会诊记录	记录会诊情况	□是	□否	
	会诊时间记录精确到分钟	□是	□否	
	在病程记录中记录会诊意见或建议的处置情况	□是	□否	
	将未执行的意见或建议在病程记录中注明理由	□是	□否	

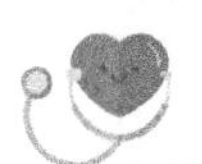

【清单精解】

1. 会诊制度：会诊是指出于诊疗需要，由本科室以外或本机构以外的医务人员协助提出诊疗意见或提供诊疗服务的活动。
2. 基本要求：①按会诊范围，会诊分为机构内会诊和机构外会诊，院内多学科会诊应当由医务处组织。②按病情紧急程度，会诊分为急会诊和普通会诊，院内急会诊应当在会诊请求发出后 10 分钟内到位，普通会诊应当在会诊发出后 24 小时内完成。③应当统一会诊单格式及填写规范，明确各类会诊的具体流程。④原则上，会诊请求人员应当陪同完成会诊，会诊情况应当在会诊单中记录，会诊意见的处置情况应当在病程中记录。⑤前往或邀请院外会诊时，应当严格遵照国家有关规定执行。
3. 多学科会诊：同时邀请两个或以上的学科参与的会诊。
4. 会诊申请收到定义：以接听电话，以及收到电子、纸质申请单等形式定义。
5. 急会诊申请单上注明“急”并电话邀请。
6. 急会诊请求医师和受邀医师不受资质限制。

（山西医科大学第二医院急诊科　王静）

第九十三节　分级护理制度

科室 ____________　　执行人 ____________　　日期 ____________

项目	核查内容				备注
护理分级	特级护理	维持生命、实施抢救性治疗的重症监护患者	□是	□否	
		病情危重、随时需要监护及抢救的患者	□是	□否	
		用红色标记	□是	□否	
	一级护理	病情趋于稳定的重症患者	□是	□否	
		病情不稳定或随时可能发生变化的患者	□是	□否	
		手术后或治疗期间需要严格卧床的患者	□是	□否	
		自理能力重度依赖的患者	□是	□否	
		用粉红色标记	□是	□否	
	二级护理	病情趋于稳定或未明确诊断前，仍需观察的患者	□是	□否	
		自理能力轻度依赖的患者	□是	□否	
		用蓝色标记	□是	□否	
	三级护理	病情稳定或处于康复期的患者	□是	□否	
		自理能力轻度依赖或无须依赖的患者	□是	□否	
		用绿色标记	□是	□否	
各级护理共同点	根据医嘱正确实施治疗、给药措施，观察患者治疗后的反应		□是	□否	
	根据患者病情正确实施基础护理和专科护理，实施安全措施		□是	□否	
	根据病情进行心理护理和健康指导		□是	□否	
各级护理要点	特级护理	严密观察患者病情变化，监测生命体征	□是	□否	
		根据医嘱准确测量 24 小时出入量	□是	□否	
		保持患者的舒适和功能体位	□是	□否	
		实施床旁交班	□是	□否	
	一级护理	每小时巡视患者，观察患者病情变化	□是	□否	
		根据患者病情，监测生命体征	□是	□否	
	二级护理	每 2 小时巡视患者，观察患者病情变化	□是	□否	
		根据患者病情，监测生命体征	□是	□否	
	三级护理	每 3 小时巡视患者，观察患者病情变化	□是	□否	
		根据患者病情，监测生命体征	□是	□否	

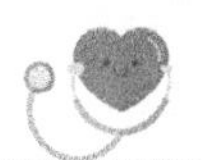

【清单精解】

1. 分级护理制度：指医护人员根据住院患者病情和（或）自理能力对患者进行分级别护理的制度。
2. 基本要求：①医疗机构应当按照国家分级护理管理相关指导原则和护理服务工作标准，制定本机构分级护理制度。②原则上，护理级别分为特级护理、一级护理、二级护理、三级护理 4 个级别。③医护人员应当根据患者病情和（或）自理能力变化动态调整护理级别。④患者护理级别应当明确标识。
3. 患者在住院期间，医护人员应当根据患者病情和（或）自理能力变化进行动态评定护理级别。
4. 护理级别标识在床头卡、床位图（含电子信息卡）等患者信息中体现。
5. 患者护理级别出现变化时同步调整护理标识。

（山西医科大学第二医院急诊科　王静）

第九十四节 值班和交接班制度

科室 ____________ 执行人 ____________ 日期 ____________

项目	核查内容					备注
总值班	设有全院总值班			□是	□否	
	设有医疗、护理总值班			□是	□否	
	院内公示全院值班表			□是	□否	
	实行 24 小时值班制			□是	□否	
值班人员要求	岗前培训并考核合格者参与值班			□是	□否	
	当值人员中必须有本院执业人员			□是	□否	
	非本院执业人员不能顶岗单独值班			□是	□否	
	各级值班人员确保通讯畅通			□是	□否	
	不得擅自离岗			□是	□否	
	在指定区域休息			□是	□否	
	将值班期间所有诊疗活动包括重要处置及时记入病历			□是	□否	
	严禁一岗双责	病区值班人员不能参与择期手术		□是	□否	
		值班医师必须参加手术时，同资质医师替代并在岗，告知当班护士，报备医务处		□是	□否	
		值班医师出门诊应报告科主任或病区主任或经上级医师批准，相同资质的本科室人员替代并承担值班责任		□是	□否	
	不需注册变更的进修医师、对口帮扶医师	医务处考核合格后参与值班		□是	□否	
		进修医师前 3 个月不单独值班		□是	□否	
	规培人员	本院编制	科室申请	□是	□否	
			医务处审批后可以单独值班	□是	□否	
		非本院编制	取得执业医师执照	□是	□否	
			本机构规培满 1 年	□是	□否	
			本医疗机构注册	□是	□否	
			经规培办考核合格可以单独值班	□是	□否	
交接班情形	需交接班情形	新入院、诊断未明确患者		□是	□否	
		当日接受手术及侵入性操作患者		□是	□否	
		当日检查、检验出现危急值患者		□是	□否	
		值班记录本中及时记录交接内容		□是	□否	
	需床旁交接班情形	急危重患者		□是	□否	
		当日接受四级手术患者		□是	□否	
		口头叙述交班内容以及相关注意事项		□是	□否	
		值班记录本中记录交接班内容		□是	□否	
		交班与接班人员共同签字		□是	□否	
		签字时间精确到分钟		□是	□否	
护理交接班记录	新入院患者	记录主诉、入院情况、入院诊断、以往简要的诊疗过程		□是	□否	
	非当日入院患者	记录目前病情变化、目前诊断及交接班注意事项或接班诊疗计划		□是	□否	

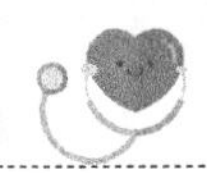

【清单精解】

1. 值班和交接班制度：指医疗机构及其医务人员通过值班和交接班机制保障患者诊疗过程连续性的制度。
2. 基本要求：①建立全院性医疗值班体系，明确值班岗位职责并保证常态运行；②实行医院总值班制度，在医院总值班外单独设置医疗总值班和护理总值班，总值班人员需接受相应的培训并经考核合格；③医疗机构及科室应当明确各值班岗位职责、值班人员资质和人数，值班表应当在全院公示，值班表应当涵盖与患者诊疗相关的所有岗位和时间；④当值医务人员中必须由本院执业的医务人员，非本院执业的医务人员不得单独值班，当值人员不得擅自离岗，休息时应在指定地点休息；⑤各级值班人员应当确保通讯畅通；⑥对四级手术患者手术当日和急危重患者必须床旁交接班；⑦值班期间所有的诊疗活动必须及时记入病历；⑧交接班内容应当专册记录，并由交接班人员共同签字。
3. 总值班负责医务处和护理部以外所有部门职责。

（山西医科大学第二医院急诊科　王静）

第九十五节　疑难病例讨论制度

科室 ____________　　执行人 ____________　　日期 ____________

<table>
<tr><th>项目</th><th colspan="4">核查内容</th><th>备注</th></tr>
<tr><td rowspan="5">疑难病例范围</td><td colspan="2">诊断不明确</td><td>□是</td><td>□否</td><td rowspan="5"></td></tr>
<tr><td colspan="2">诊疗方案难以确定</td><td>□是</td><td>□否</td></tr>
<tr><td colspan="2">未能在疗效周期内达到预期疗效</td><td>□是</td><td>□否</td></tr>
<tr><td colspan="2">非计划再次住院和非计划再次手术</td><td>□是</td><td>□否</td></tr>
<tr><td colspan="2">出现可能危及生命或造成器官功能严重损害的并发症</td><td>□是</td><td>□否</td></tr>
<tr><td rowspan="10">病例讨论</td><td rowspan="7">科室组织讨论</td><td>科主任主持</td><td>□是</td><td>□否</td><td rowspan="7"></td></tr>
<tr><td>全科人员参加</td><td>□是</td><td>□否</td></tr>
<tr><td>必要时邀请相关科室人员或机构外人员参加</td><td>□是</td><td>□否</td></tr>
<tr><td>2 人及以上具有主治及以上职称的医师参加</td><td>□是</td><td>□否</td></tr>
<tr><td>讨论内容专册记录</td><td>□是</td><td>□否</td></tr>
<tr><td>讨论结论记入病历</td><td>□是</td><td>□否</td></tr>
<tr><td>主持人审核并签字</td><td>□是</td><td>□否</td></tr>
<tr><td rowspan="2">需医务处主持的情形</td><td>患者病情复杂，超出本科常见症状体征范围</td><td>□是</td><td>□否</td><td rowspan="2"></td></tr>
<tr><td>需多学科参与</td><td>□是</td><td>□否</td></tr>
<tr><td>需邀请医疗机构外人员参加情形</td><td>诊疗能力或医疗设备条件超出本科室或本医疗机构的诊疗范围和能力</td><td>□是</td><td>□否</td><td></td></tr>
<tr><td rowspan="8">讨论人员要求</td><td rowspan="3">主管医师</td><td>提前整理病历资料</td><td>□是</td><td>□否</td><td rowspan="3"></td></tr>
<tr><td>讨论时介绍病史、病情及诊疗经过</td><td>□是</td><td>□否</td></tr>
<tr><td>讨论结束后将讨论结论记入病历</td><td>□是</td><td>□否</td></tr>
<tr><td rowspan="3">上级医师</td><td>详细分析病情</td><td>□是</td><td>□否</td><td rowspan="3"></td></tr>
<tr><td>提出讨论目的及关键的难点、疑点</td><td>□是</td><td>□否</td></tr>
<tr><td>提出意见和建议</td><td>□是</td><td>□否</td></tr>
<tr><td rowspan="2">主持人员</td><td>做最后总结</td><td>□是</td><td>□否</td><td rowspan="2"></td></tr>
<tr><td>确定下一步诊疗方案</td><td>□是</td><td>□否</td></tr>
</table>

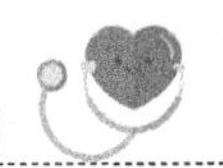

【清单精解】

1. 疑难病例讨论制度：指为尽早明确诊断或完善诊疗方案，对诊断或治疗存在疑难问题的病例进行讨论的制度。
2. 基本要求：①明确疑难病例的范围；②对疑难病例的讨论均应由科室或医务处组织开展；③医疗机构应统一疑难病例讨论记录的格式和模板，讨论内容应专册记录，主持人需审核并签字，讨论的结论应当记入病历。
3. 在科主任公差期间，向医院办公室备案，由其指定科室负责人承担疑难病例讨论主持职责。

（山西医科大学第二医院急诊科　王静）

第九十六节　急危重患者抢救制度

科室 ____________　　执行人 ____________　　日期 ____________

<table>
<tr><th>项目</th><th colspan="4">核查内容</th><th>备注</th></tr>
<tr><td rowspan="6">急危重患者范围</td><td colspan="2">病情危重</td><td>□是</td><td>□否</td><td rowspan="6"></td></tr>
<tr><td colspan="2">不立即处置可能危及生命</td><td>□是</td><td>□否</td></tr>
<tr><td colspan="2">不立即处置可出现重要脏器功能严重损害</td><td>□是</td><td>□否</td></tr>
<tr><td colspan="2">生命体征不稳定并有恶化倾向</td><td>□是</td><td>□否</td></tr>
<tr><td colspan="2">出现危急值必须紧急处置</td><td>□是</td><td>□否</td></tr>
<tr><td colspan="2">其他预计可能出现严重后果，必须紧急处置的病情</td><td>□是</td><td>□否</td></tr>
<tr><td rowspan="16">急危重抢救</td><td colspan="2">建立绿色通道</td><td>□是</td><td>□否</td><td rowspan="8"></td></tr>
<tr><td colspan="2">有绿色通道标识</td><td>□是</td><td>□否</td></tr>
<tr><td colspan="2">优先救治</td><td>□是</td><td>□否</td></tr>
<tr><td colspan="2">先抢救后付费</td><td>□是</td><td>□否</td></tr>
<tr><td colspan="2">向患方及时报病危</td><td>□是</td><td>□否</td></tr>
<tr><td colspan="2">记录与患者家属沟通情况</td><td>□是</td><td>□否</td></tr>
<tr><td colspan="2">现场级别和年资最高医师主持抢救</td><td>□是</td><td>□否</td></tr>
<tr><td colspan="2">紧急情况下参与抢救的医务人员不受执业范围限制</td><td>□是</td><td>□否</td></tr>
<tr><td rowspan="3">多学科救治</td><td>涉及多发伤或多器官病变应及时请专科会诊</td><td>□是</td><td>□否</td><td rowspan="3"></td></tr>
<tr><td>现场主持抢救的最高资质医师主持多学科会诊</td><td>□是</td><td>□否</td></tr>
<tr><td>可能危及生命的最主要疾病所属科室接收患者</td><td>□是</td><td>□否</td></tr>
<tr><td rowspan="3">非本机构诊治范围内的急危重患者转诊</td><td>转运前应完成患者评估</td><td>□是</td><td>□否</td><td rowspan="3"></td></tr>
<tr><td>履行告知义务</td><td>□是</td><td>□否</td></tr>
<tr><td>有完善的病情与资料交接</td><td>□是</td><td>□否</td></tr>
<tr><td colspan="2">抢救结束后 6 小时内将抢救记录记入病历</td><td>□是</td><td>□否</td><td></td></tr>
<tr><td colspan="2">主持抢救的人员审核并签字</td><td>□是</td><td>□否</td><td></td></tr>
<tr><td rowspan="6">抢救资源</td><td rowspan="4">抢救人员</td><td>接受抢救技能培训</td><td>□是</td><td>□否</td><td rowspan="4"></td></tr>
<tr><td>掌握抢救基本理论、基础知识和基本抢救操作技能</td><td>□是</td><td>□否</td></tr>
<tr><td>具备独立抢救能力</td><td>□是</td><td>□否</td></tr>
<tr><td>应急医疗分队在紧急状态时能立即到位、开展抢救</td><td>□是</td><td>□否</td></tr>
<tr><td>抢救药品</td><td>在极短时间内将抢救常用所需药品配备</td><td>□是</td><td>□否</td><td></td></tr>
<tr><td>抢救设备</td><td>备有抢救时所需设备</td><td>□是</td><td>□否</td><td></td></tr>
<tr><td rowspan="3">有紧急调配机制</td><td colspan="2">抢救人员、药品、设备按医疗区域合理配置</td><td>□是</td><td>□否</td><td rowspan="3"></td></tr>
<tr><td colspan="2">抢救资源不够用时能迅速调用</td><td>□是</td><td>□否</td></tr>
<tr><td colspan="2">定期演练</td><td>□是</td><td>□否</td></tr>
</table>

【清单精解】

1. 急危重患者抢救制度：指为控制病情、挽救生命，对急危重患者进行抢救并对抢救流程进行规范的制度。

2. 基本要求：①明确急危重患者范围。②建立抢救资源配置与紧急调配的机制，确保各单元抢救设备和药品可用。建立绿色通道机制，确保急危重患者优先救治。为非本机

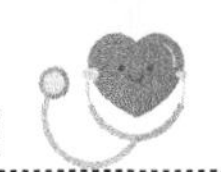

构诊疗范围内的急危重患者的转诊提供必要帮助。③临床科室急危重患者的抢救由现场级别和年资最高的医师主持。紧急情况下医务人员参与或主持急危重患者的抢救，不受其执业范围的限制。④抢救完成后 6 小时内应当将抢救记录记入病历，记录时间应具体到分钟，主持抢救的人员应当审核并签字。

3. 抢救药品种类：心肺复苏药、呼吸兴奋药、血管活性药、利尿药及脱水药、抗心律失常药、镇静药、止血药、平喘药等。

4. 抢救设备：吸氧设备、简易呼吸器、除颤设备、心电图机、监护仪、负压吸引器、心肺支持设备、洗胃机、便携式超声仪、快速床旁检验设备。

5. 抢救设备注意点：①抢救设备安置在固定、便捷可及的位置。②定期维护、定期巡查、始终处于备用状态。③医务人员知晓抢救设备的位置、使用方法。④医务人员知晓缺乏或故障时替代设备的调配流程。

6. 绿色通道：指医疗机构为急危重症患者提供的快捷高效的服务系统。救治患者的理念是以患者为中心，对急、危重症患者按照“优先处置转运”及“先及时抢救，后补交费用”的原则救治，确保急诊救治及时有效。

7. 抢救记录：指患者病情危重，采取抢救措施时所做的记录。

（山西医科大学第二医院急诊科　王静）

第九十七节　术前讨论制度

科室 ____________　　执行人 ____________　　日期 ____________

项目	核查内容				备注
手术	急诊手术	对抢救生命的手术不进行术前讨论	□是	□否	
		非抢救生命的手术需术前讨论	□是	□否	
	住院手术	均进行术前讨论	□是	□否	
		术者参加	□是	□是	
	门诊手术	需进行术前讨论	□是	□否	
		手术医师及相关人员参加	□是	□否	
		在门诊病历本中记录手术相关内容	□是	□否	
讨论内容	评估术前病情及承受能力		□是	□否	
	临床诊断和诊断依据、手术指征与禁忌证、拟行术式及替代治疗方案		□是	□否	
	手术风险评估		□是	□否	
	术中、术后注意事项，可能出现的风险及应对措施		□是	□否	
	术前准备情况、是否需要分次完成手术		□是	□否	
	围手术期护理的具体要求		□是	□否	
	麻醉方式和麻醉风险		□是	□否	
需全科讨论	讨论情形	新开展、高龄、高风险、毁损性、非计划二次手术	□是	□否	
		存在医患纠纷的手术	□是	□否	
		伴有重要脏器功能衰竭的手术	□是	□否	
		可能涉及紧缺医疗资源调用或医疗纠纷防范等情况	□是	□否	
	必要时邀请医务处和相关科室参加		□是	□否	
	科主任或授权的副主任主持		□是	□否	
	科室将各级手术的术前讨论参加人员范围报医务处审批		□是	□否	
需邀请相关科室参加	讨论情形	涉及多学科	□是	□否	
		存在可能影响手术效果的合并症	□是	□否	
		存在可能增加手术风险的合并症	□是	□否	
		病情复杂可能存在重要脏器功能不耐受	□是	□否	
		手术方式需要其他科室参与	□是	□否	
	术前完成相关科室会诊		□是	□否	
讨论结论记录	记录要点	临床诊断	□是	□否	
		手术指征	□是	□否	
		拟行术式	□是	□否	
		麻醉方式	□是	□否	
		术中、术后可能出现的风险及应对措施	□是	□否	
		特殊的术前准备内容	□是	□否	
		术中、术后应当充分注意的事项	□是	□否	
	主管医师将讨论结论记入病历		□是	□否	
	术者签名确认		□是	□否	

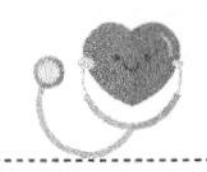

【清单精解】

1. 术前讨论制度：指以降低手术风险、保障手术安全为目的，在患者手术实施前，医师必须对拟实施手术的手术指征、手术方式、预期效果、手术风险和处置预案等进行讨论的制度。
2. 基本要求：①除以紧急抢救生命为目的的急诊手术外，所有住院患者手术必须实施术前讨论，术者必须参加；②术前讨论的范围包括手术组讨论、医师团队讨论、病区内讨论和全科讨论，临床科室应当明确本科室开展的各级手术术前讨论的范围并经医务处审定，全科讨论应当由科主任或其授权的副主任主持，必要时邀请医务处和相关科室参加，若手术涉及多学科或存在可能影响手术的合并症，应当邀请相关科室参与讨论，或事先完成相关学科的会诊；③术前讨论完成后，方可开具手术医嘱，签署手术知情同意书；④术前讨论的结论应当记入病历。
3. 住院患者手术还包括日间手术、非紧急抢救生命的急诊手术、在医学影像下的介入治疗、内镜下的手术等高危有创操作。
4. 在门诊病历本中的记录的门诊手术内容：适应证、禁忌证、手术方式、麻醉方式、注意事项等内容。
5. 手术组讨论：指计划参与该手术的医师及相关人员参加的术前讨论。
6. 医师团队讨论：指医院授权的医疗组全体成员（包括主诊医师带组的全体成员、主任医师带组的全体成员等）参加的术前讨论。
7. 病区内讨论：指由同一科室的两个或以上医师团队组成的病房管理相对区域内的所有医疗团队参加的讨论。
8. 全科讨论：指本科室全体成员参与的讨论。

（山西医科大学第二医院急诊科　王静）

第九十八节　死亡病例讨论制度

科室 ______________　　执行人 ______________　　日期 ______________

项目	核查内容				备注
死亡讨论	死亡 1 周内进行讨论		□是	□否	
	尸检报告出具后 1 周内再次讨论		□是	□否	
	住院死亡	科主任主持下	□是	□否	
		全科人员参加讨论	□是	□否	
		涉及相关科室副主任以上职称医师参加	□是	□否	
		必要时请医务科参加	□是	□否	
		专册记录	□是	□否	
		讨论结论记入病历	□是	□否	
		主持人审核签字	□是	□否	
	门急诊死亡	最终接诊医师所在科室完成讨论	□是	□否	
讨论人员职责	主管医师	准备讨论资料	□是	□否	
		汇报抢救经过	□是	□否	
		汇报死因	□是	□否	
		汇报死亡诊断的初步分析	□是	□否	
		完成讨论专册记录	□是	□否	
	讨论人员	对病情分析补充	□是	□否	
	科主任	总结、审核、签字确认	□是	□否	
需多学科讨论	病情及死亡原因复杂		□是	□否	
	涉及本专科以外的专科		□是	□否	
	经多学科诊治		□是	□否	
	相关科室副主任医师以上参加		□是	□否	
	医务处负责主持病例讨论		□是	□否	
死亡讨论需明确	死亡诊断		□是	□否	
	死亡原因		□是	□否	
	诊疗抢救过程的缺陷		□是	□否	
	经验教训		□是	□否	
	持续改进意见		□是	□否	
	改进措施		□是	□否	
专册记录内容	讨论时间、地点、主持人		□是	□否	
	死亡诊断、死亡原因		□是	□否	
	讨论结果		□是	□否	
死亡病例汇总分析	确定汇总分析责任部门		□是	□否	
	全院性死亡汇总分析 1 次 / 季度		□是	□否	
	若短时间内死亡人数超过常态死亡发展趋势，立即进行汇总分析		□是	□否	
	提出持续改进意见		□是	□否	

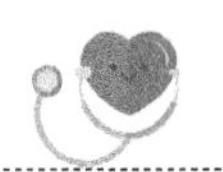

【清单精解】

1. 死亡病例讨论制度：指为全面梳理诊疗过程、总结和积累诊疗经验、不断提升诊疗服务水平，对医疗机构内死亡病例的死亡原因、死亡诊断、诊疗过程等进行讨论的制度。
2. 基本要求：①死亡病例讨论原则上应当在患者死亡1周内完成，尸检病例在尸检报告出具后1周内必须再次讨论。②死亡病例讨论应当在全科范围内进行，由科主任主持，必要时邀请医疗管理部门和相关科室参加。③死亡病例讨论情况应当按照本机构统一制定的模板进行专册记录，由主持人审核并签字，死亡病例讨论结果应当记入病历。④医疗机构应当及时对全部死亡病例进行汇总分析，并提出持续改进意见。
3. 科主任在患者死亡1周内因故不在岗，由其向医务处申请指定并同意后，由本科室副主任主持讨论。
4. 死亡病例讨论专册记录、专人保管。

（山西医科大学第二医院急诊科 王静）

第九十九节　查对制度

科室＿＿＿＿＿＿　　执行人＿＿＿＿＿＿　　日期＿＿＿＿＿＿

<table>
<tr><th>项目</th><th colspan="4">核查内容</th><th>备注</th></tr>
<tr><td rowspan="4">查对制度涵盖</td><td colspan="2">患者身份识别</td><td>□是</td><td>□否</td><td rowspan="4"></td></tr>
<tr><td colspan="2">临床诊疗行为</td><td>□是</td><td>□否</td></tr>
<tr><td colspan="2">设施设备运行</td><td>□是</td><td>□否</td></tr>
<tr><td colspan="2">医疗环境安全</td><td>□是</td><td>□否</td></tr>
<tr><td rowspan="5">身份查对内容</td><td colspan="2">患者姓名</td><td>□是</td><td>□否</td><td rowspan="5"></td></tr>
<tr><td colspan="2">住院号（门急诊号）</td><td>□是</td><td>□否</td></tr>
<tr><td colspan="2">身份证号（护照号或其他身份 ID）</td><td>□是</td><td>□否</td></tr>
<tr><td colspan="2">出生 年 月 日</td><td>□是</td><td>□否</td></tr>
<tr><td colspan="2">电子设备身份认证</td><td>□是</td><td>□否</td></tr>
<tr><td rowspan="9">身份确认</td><td colspan="2">每项诊疗行为都必须进行身份确认</td><td>□是</td><td>□否</td><td rowspan="7"></td></tr>
<tr><td colspan="2">用两种以上身份查对方式确认（如姓名＋住院号）</td><td>□是</td><td>□否</td></tr>
<tr><td colspan="2">及时佩戴腕带</td><td>□是</td><td>□否</td></tr>
<tr><td colspan="2">禁止使用病房号或床号进行身份核对</td><td>□是</td><td>□否</td></tr>
<tr><td colspan="2">用电子设备辨别患者身份时，仍需口语化查对确认患者身份</td><td>□是</td><td>□否</td></tr>
<tr><td colspan="2">医用腕带可以替代床头卡，但仍需口语化确认患者身份</td><td>□是</td><td>□否</td></tr>
<tr><td rowspan="3">核对姓名</td><td>可陈述者主动陈述本人姓名</td><td>□是</td><td>□否</td></tr>
<tr><td>无法陈述者由陪同人员陈述患者姓名</td><td>□是</td><td>□否</td><td rowspan="2"></td></tr>
<tr><td>无名者临时采用其他方式标记其身份（如无名氏＋性别＋来院时间），双人进行核对</td><td>□是</td><td>□否</td></tr>
<tr><td rowspan="6">重点查对诊疗行为</td><td colspan="2">医嘱查对</td><td>□是</td><td>□否</td><td rowspan="6"></td></tr>
<tr><td colspan="2">治疗查对</td><td>□是</td><td>□否</td></tr>
<tr><td colspan="2">标本查对</td><td>□是</td><td>□否</td></tr>
<tr><td colspan="2">检查查对</td><td>□是</td><td>□否</td></tr>
<tr><td colspan="2">发放报告查对</td><td>□是</td><td>□否</td></tr>
<tr><td colspan="2">发放营养膳食、接送转运患者时查对</td><td>□是</td><td>□否</td></tr>
</table>

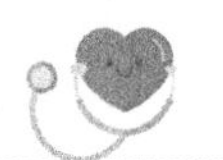

（续表）

项目	核查内容				备注
药剂师调剂处方时查对	四查十对	查处方对科别、姓名、年龄	□是	□否	
		查药品对剂型、规格、数量	□是	□否	
		查配伍禁忌对药品性状、用法、用量	□是	□否	
		查用药合理性对临床诊断	□是	□否	
	高警示药品调配发放和使用前	实行双人核对	□是	□否	
		夜间本岗位只有一人的情况采用单人双次复合查对和两次签字形式	□是	□否	
病理查对	核查申请单	申请单填写齐全	□是	□否	
		临床诊断及检查目的清楚	□是	□否	
	接收标本和取材核查	申请单号码与标本号码一致	□是	□否	
		标本编码与病理编码是否唯一	□是	□否	
	取材后医师与技术人员交接核对	核对取材数量	□是	□否	
		切片数量及号码正确	□是	□否	
	切片观察和出具报告时核对	核对患者姓名、病区、病床号、住院号、送检材料和部位与申请单是否一致	□是	□否	
	外借病理切片时再次核对	核对患者姓名、病理号和病理诊断是否正确	□是	□否	
		还片时核对会诊意见是否与原诊断一致	□是	□否	
		做好记录	□是	□否	
医疗器械、设施设备查对	使用前	核查医疗器械是否在有效范围内	□是	□否	
		查日常检查与清洁工作记	□是	□否	
	使用后完成保养工作并记录		□是	□否	
	生命支持类设备有运行正常的标识		□是	□否	
	巡查医务人员定期培训		□是	□否	
	管理部门定期开展巡查与保养工作		□是	□否	

【清单精解】

1. 查对制度：指为防止医疗差错、保障医疗安全，医务人员对医疗行为和医疗器械、设施、药品等进行复核查对的制度。

2. 基本要求：①查对制度应当涵盖患者身份识别、临床诊疗行为、设备设施运行和医疗环境安全等相关方面。②进行每项医疗行为前都必须查对患者身份，应当至少使用两种身份查对方式，严禁将床号作为身份查对的标识，为无名患者进行诊疗活动时需双人核对，用电子设备辨别患者身份时，仍需口语化查对。③医疗器械、设施、药品、标本等查对要求按照国家有关规定和标准执行。

3. 腕带信息可以替代床头卡。
4. 电子设备认证（包括腕带或其他可穿戴设备上的二维码）仍需以口语化方式确认身份，请患者主动陈述本人姓名。
5. 医嘱查对：处理医嘱时、抢救时及日常医嘱的查对。
6. 治疗查对：手术、操作、输血、输液、注射、给药时的查对。
7. 标本查对：留取血液、体液或组织器官等各类标本时、检验或制作病理切片的查对。
8. 检查查对：部位和目的、有无禁忌的查对。

（山西医科大学第二医院急诊科　王静）

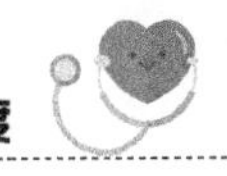

第一百节　手术安全核查制度

科室 ____________　　执行人 ____________　　日期 ____________

项目	核查内容				备注
手术患者	佩戴身份识别信息的标识		□是	□否	
	有手术标记		□是	□否	
	未做手术标识，严禁接入手术室		□是	□否	
手术标识实施	主管医师、责任护士共同确认	麻醉方式正确	□是	□否	
		患者正确	□是	□否	
		手术部位	□是	□否	
		手术方式	□是	□否	
	对手术部位用紫色手术标记笔做手术标识		□是	□否	
	标识清晰明确，在消毒铺单后仍清晰可见		□是	□否	
	患者离开病区到达手术室前实施		□是	□否	
手术标识方法	体表有皮肤切口	在相应手术切口部位皮肤划“↓”	□是	□否	
	涉及双侧、多重结构、多平面部位	在相应手术切口部位皮肤划“↓”且线旁标明“L”“R”或数字	□是	□否	
	眼科手术	在患侧眼部上方额头处划“↓”且线旁标明“L”“R”	□是	□否	
	会阴部经自然道手术	在耻骨联合上方用“↓”标示	□是	□否	
执行手术安全核查表	麻醉师为各环节发起安全核查的协调人		□是	□否	
	本院有资质的手术医师、麻醉师、手术护士共参与		□是	□否	
	协调人据核查表逐一提问		□是	□否	
	术者、麻醉师，手术护士逐一口头回答各自相关内容		□是	□否	
	麻醉师记录，共同确认签字		□是	□否	
	麻醉实施前核查内容	确认手术患者佩戴身份识别信息的标识	□是	□否	
		确认术式名称	□是	□否	
		确认用药和输血	□是	□否	
		确认手术用物	□是	□否	
		确认术前准备完成	□是	□否	
	切开皮肤前核查内容	三方核查人员在各自专业角度关键问题上的再次沟通、风险预警及相应准备	□是	□否	
	患者离开手术室前核查内容	清点手术物品，确保准确	□是	□否	
		进行标本处置	□是	□否	
		交代术后注意事项	□是	□否	
	注意预防性抗菌药物给药时间等信息的核查		□是	□否	
	手术安全核查表归入病历		□是	□否	

【清单精解】

1. 手术安全核查制度：指在麻醉实施前、手术开始前和患者离开手术室前对患者身份、手术部位、手术方式等进行多方参与的核查，以保障患者安全的制度。
2. 基本要求：①医疗机构应当建立手术安全核查制度和标准化流程。②手术安全核查过程和内容按国家有关规定执行。③手术安全核查表应当纳入病历。

（山西医科大学第二医院急诊科　王静）

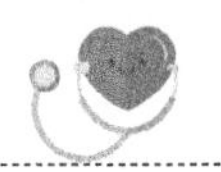

第一百〇一节　手术分级管理制度

科室 ______________　　执行人 ______________　　日期 ______________

项目	核查内容				备注
手术分级管理	建立手术分级管理目录		□是	□否	
	建立手术医师技术档案	建立每一名医师的个人技术考评档案	□是	□否	
		记录医师开展手术的年限、手术数量、手术效果、手术质量与安全指标完成情况	□是	□否	
		存有手术医师个人资质文件	□是	□否	
		人事处负责手术技术档案每年更新 1 次	□是	□否	
	对每一种手术进行授权管理		□是	□否	
	分级授权落实到每位手术医师		□是	□否	
	对医师手术能力进行定期评估		□是	□否	
	手术医师的手术权限与资质、能力相符		□是	□否	
手术分级	一级手术	风险较低	□是	□否	
		过程简单	□是	□否	
		技术难度低	□是	□否	
	二级手术	有一定风险	□是	□否	
		过程复杂程度一般	□是	□否	
		有一定技术难度	□是	□否	
	三级手术	手术风险较高	□是	□否	
		过程较复杂	□是	□否	
		难度较大	□是	□否	
	四级手术	风险高	□是	□否	
		过程复杂	□是	□否	
		难度大	□是	□否	
紧急状态下的越级手术	抢救急危重患者生命的紧急手术		□是	□否	
	现场无相应手术资质的医师	向医务处报告	□是	□否	
		医务处立即协调有资质的医师前往现场	□是	□否	
		若手术尚未结束，由有资质的手术医师完成手术	□是	□否	
		若手术结束，则由该有资质的医师对手术情况进行分析评估并指导后续治疗方案	□是	□否	

【清单精解】

1. 手术分级管理制度：指为保障患者安全，按照手术风险程度、复杂程度、难易程度和资源消耗不同，对手术进行分级管理的制度。
2. 基本要求：①按照手术风险性和难易程度不同，手术分为 4 级，具体要求按照国家有关规定执行；②建立手术分级管理工作制度和手术分级管理目录；③医疗机构应当建立手术分级授权管理机制，建立手术医师技术档案；④医疗机构应当对手术医师能力进行定期评估，根据评估结果对手术权限进行动态调整。
3. 医师职称可作为手术资质评估的参考条件之一，但不以职称为唯一依据。
4. 手术分级授权与医师职称并非完全对应。

（山西医科大学第二医院急诊科　王静）

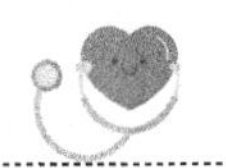

第一百〇二节　新技术和新项目准入制度

科室 ______________　　执行人 ______________　　日期 ______________

项目	核查内容				备注
新技术、新项目范围		新的诊疗技术方法或手段	□是	□否	
		常规开展的诊疗技术的新应用	□是	□否	
		其他可能对人体健康产生影响、新的侵入性诊断和治疗	□是	□否	
新技术、新项目要求		安全、有效、经济、适宜、能够进行临床应用	□是	□否	
		医院院务部公开院内可开展的项目清单	□是	□否	
		项目清单单独列出并单独管理	□是	□否	
临床应用的专业人员范围		限于获得医疗技术临床应用管理委员会批准的团体或个人	□是	□否	
开展流程		科室讨论后提交准入申报表	□是	□否	
		本院相关技术管理委员会和医学伦理委员会审核同意	□是	□否	
		应用前充分论证可能存在的安全隐患和技术风险	□是	□否	
		制定应急预案	□是	□否	
	建立动态评估制度	开始使用 3 个月内进行首次评估	□是	□否	
		以后每 3 ～ 6 个月评估 1 次	□是	□否	
		转为常规技术前要有 2 次以上评估	□是	□否	
	新技术、新项目质控	科主任负责制	□是	□否	
		医务处负责监管	□是	□否	
		实施的医师向患者及其委托人履行告知义务	□是	□否	
		委托人同意在相应知情书上签字	□是	□否	
		科室质控小组定期追踪项目开展情况	□是	□否	
		发现医疗风险及时采取相应控制措施	□是	□否	
		至少每 3 个月将开展情况及质控小组意见由科主任报医务处，并建立技术档案	□是	□否	
		医疗技术管理委员会定期或不定期对全院新技术进行全程管理和评价，并将结果反馈科室	□是	□否	
新技术、新项目管理期限		安全性、有效性肯定的成熟技术一般为 0.5 ～ 1 年	□是	□否	
		安全性、有效性需要进一步观察的技术，管理期限一般为 1 ～ 2 年或更长	□是	□否	
立即停止实施的情形		被卫生健康行政部门废除或者禁止使用的技术项目	□是	□否	
		从事项目主要技术人员或关键设备、设施及其他辅助条件发生变化，不能正常进行临床应用	□是	□否	
		发生直接相关的严重不良后果	□是	□否	
		存在医疗质量和医疗安全隐患	□是	□否	
		存在新近发现的伦理缺陷	□是	□否	
		临床应用效果与申请时不符	□是	□否	
		新近证实为未经临床研究论证	□是	□否	
		省级以上卫生健康部门规定的其他情形	□是	□否	

【清单精解】

1. 新技术和新项目准入制度：指为保障患者安全，对本医疗机构首次开展临床应用的医疗技术或诊疗方法实施论证、审核、质控、评估全流程规范管理的制度。
2. 基本要求：①拟开展的新技术和新项目应当为安全、有效、经济、适宜、能够进行临床应用的技术和项目。②医疗机构应当明确本机构医疗技术和诊疗项目临床应用清单并定期更新。③建立新技术和新项目审批流程，所有新技术和新项目必须经过本机构相关技术管理委员会和医学伦理委员会审核同意后，方可开展临床应用。④新技术和新项目临床应用前，要充分论证可能存在的安全隐患或技术风险，并制定相应预案。⑤明确开展新技术和新项目临床应用的专业人员范围，并加强新技术和新项目质量控制工作。⑥医疗机构应当建立新技术和新项目临床应用动态评估制度，对新技术和新项目实施全程追踪管理和动态评估。⑦医疗机构开展临床研究的新技术和新项目按照国家有关规定执行。
3. 新技术和新项目：指在本医疗机构范围内首次应用于临床的诊断和治疗技术。
4. 涉及多科室合作开展的新技术和新项目有主导科室的，由主导科室组织填报新技术项目审批表；若没有主导科室，由医务科组织讨论协调，并确定主导科室。
5. 若属于“限制类技术”项目之中的，应向全国医疗技术临床应用信息化管理平台逐例报送开展情况。
6. 首次应用的医疗技术（已证明安全有效）需组织论证，论证重点是本医疗机构的技术能力和安全保障能力，通过论证方可开展。
7. 新技术和新项目的管理期限是指从获得批准开展之日起至转为常规技术项目的时间。

（山西医科大学第二医院急诊科　王静）

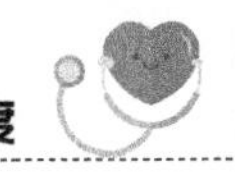

第一百〇三节　危急值报告制度

科室 ____________　　执行人 ____________　　日期 ____________

项目	核查内容				备注
危急值清单的制定	检验、检查及开展床旁检验项目的科主任提出		□是	□否	
	医务处组织专家审核确定		□是	□否	
	全院范围公布		□是	□否	
	定期更新和完善		□是	□否	
疾病相关的危急值项目与阈值的制定	科室提出申请		□是	□否	
	制定与疾病相关的危急值处理阈值		□是	□否	
	医务处组织专家审核确定		□是	□否	
	全院范围公示		□是	□否	
危急值报告要求	建立闭环流程和记录规范		□是	□否	
	设置统一的危急值报告记录本和危急值接获登记本		□是	□否	
危急值报告通知	报告人核实危急值无误后及时通知临床科室		□是	□否	
	及时在医师、护士工作站信息系统提醒		□是	□否	
	及时电话通知临床科室		□是	□否	
	接听人要复述结果		□是	□否	
	若 5 分钟内无人接听，报告医务处		□是	□否	
	实行谁报告谁记录、谁接收谁记录原则		□是	□否	
	采取双方记录		□是	□否	
危急值的接收	护士	立即通知主管或值班医师	□是	□否	
		准确记录报告信息和报告时间	□是	□否	
		记录报告时间精确到分钟	□是	□否	
	主管 / 值班医师	立即诊察患者	□是	□否	
		核实信息并加以确认	□是	□否	
		迅速采取相应临床措施	□是	□否	
		密切观察病情变化	□是	□否	
		复查危急值	□是	□否	
		及时记录危急值病程	□是	□否	
		做好交接班	□是	□否	

（续表）

项目	核查内容				备注
医技科室危急值报出前复核	危急值与患者病情相符	核对标本和申请单	□是	□否	
		核对检验仪器和检验结果	□是	□否	
	危急值与患者病情不符	医技与临床科室共同查找原因	□是	□否	
		必要时重新进行检查、检验	□是	□否	
	签字	夜间或紧急情况实行单人双次核对	□是	□否	
		其他情况均双人核对签字	□是	□否	
外送的检验标本或检查的危及值报告	建立以通知到患者为止的闭环报告流程		□是	□否	
	外送标本或项目协议书上标明危急值通知方式、责任部门和人员		□是	□否	
	患者及时获得危急值信息		□是	□否	
医技科室报告人记录内容	记录患者姓名、科室、住院号（门诊号）		□是	□否	
	记录收样时间、检查结果、检验结果		□是	□否	
	记录报告人姓名、报告时间		□是	□否	
	记录接收报告科室、接收人姓名、接听报告时间等		□是	□否	

【清单精解】

1. 危急值报告制度：指对提示患者处于生命危急状态的检查、检验结果建立复核、报告、记录等管理机制，以保障患者安全的制度。
2. 基本要求：①分别建立住院和门急诊患者危急值报告具体管理流程和记录规范，确保危急值信息准确、传递及时、信息传递各环节无缝衔接且可追溯。②制定可能危及患者生命的各项检查、检验结果危急值清单并定期调整。③出现危急值时，出具检查、检验结果报告的部门报出前，应当双人核对并签字确认，夜间或紧急情况下可单人双次核对，对于需要立即重复检查、检验的项目，应当及时复检并核对。④外送的检验标本或检查项目若存在危急值项目，医院应当和相关机构协商危急值的通知方式，并建立可追溯的危急值报告流程，确保临床科室或患方能够及时接收危急值，并有补救报告措施。⑤临床科室任何接收到危急值信息的人员应当准确记录、复读、确认危急值结果，并立即通知相关医师。⑥统一制定临床危急值信息登记专册和模板，确保危急值信息报告全流程的人员、时间、内容等关键要素可追溯。
3. 双方记录：谁报告谁记录，谁接收谁记录。
4. 接收危急值所采取的临床措施遵循急危重患者抢救流程。
5. 对于经治医师、值班医师诊察评估患者后不需立即处置的危急值，在危急值病程记录中允许当日多个未处置的危急值信息合并记录。

（山西医科大学第二医院急诊科　王静）

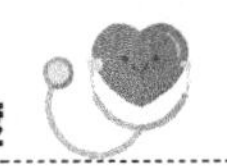

第一百〇四节　病历管理制度

科室 ______________　　执行人 ______________　　日期 ______________

项目	核查内容			备注
病历管理	建立门急诊、住院病历管理制度	□是	□否	
	科室专人负责病历书写质量控制	□是	□否	
	医务处定期抽查	□是	□否	
	进行病历等级评估	□是	□否	
	对病历检查结果进行通报且与考核挂钩	□是	□否	
	提出检查结果具体整改意见	□是	□否	
	保障病历资料安全	□是	□否	
	病历内容记录与修改信息可追溯	□是	□否	
病历书写	记录诊疗活动全过程的相关信息	□是	□否	
	信息客观存在	□是	□否	
	与实际发生一致	□是	□否	
	按时限完成相应病历书写	□是	□否	
	医学术语应用规范、得当，记录顺序符合逻辑	□是	□否	
	病历内容的记录规范、准确，避免修改	□是	□否	
纸质病历修改	在错字、错句上用双横线标识	□是 +	□否	
	不能采取刀刮、胶粘、涂黑、剪贴等方法修改	□是	□否	
电子病历修改保存	住院电子病历修改系统进行身份识别	□是	□否	
	保存历次修改痕迹	□是	□否	
	标记准确的修改时间和修改人信息	□是	□否	
	归档后病历在原则上不能被修改	□是	□否	
	特殊情况的修改需医务处批准	□是	□否	
	修改并保留修改人信息、修改时间和修改痕迹	□是	□否	
	若更改出院诊断等重要信息，应及时书面告知患者或家属	□是	□否	

（续表）

项目	核查内容			备注
病历归档	对门急诊病历在每次诊疗活动结束后首个工作日内归档	□是	□否	
	对住院病历在患者出院经上级医师审核确认后归档	□是	□否	
	已交到病案保存部门而检验、检查报告未完成的病历，可延缓归档	□是	□否	
	电子病历打印后与非电子化资料合并形成病案保存	□是	□否	
	打印的电子病历与归档的电子病历内容完全一致	□是	□否	
	打印的电子病历纸质版本是统一规格、字体、格式等	□是	□否	
	打印字迹清楚易认、内容完整、符合病历保存期限和复印要求	□是	□否	
病历保存	门急诊病历保存时间自患者就诊之日起不少于 15 年	□是	□否	
	电子病历保存期限同纸质病历	□是	□否	
	电子病历与纸质病历具有同等法律效力	□是	□否	
	住院病历保存时间自患者最后一次出院之日起不少于 30 年	□是	□否	
在电子病历中用电子签名	属于电子签名人专有	□是	□否	
	对相关的医疗文书承担法律责任	□是	□否	
	电子签名制作数据仅由电子签名人控制	□是	□否	
	签署后对电子签名的任何改动能够被发现	□是	□否	
	签署后对数据电文内容形式的任何改动能够被发现	□是	□否	
非电子化的资料纳入电子病历管理	对知情同意书、植入材料条形码进行数字化采集后纳入电子病历管理	□是	□否	
用户认证	使用者经过规范的用户认证	□是	□否	
	支持用户名 / 密码、数字证书、指纹识别中的一种认证方式	□是	□否	
	修改初始密码并提供密码强度认证规则验证功能	□是	□否	
	设置密码有效期，使用超过有效期的密码不能登录	□是	□否	
	设置账户锁定阈值时间，若用户多次登录错误，自动锁定该账户	□是	□否	
	采用用户名 / 密码认证方式时，管理员有权限重置密码	□是	□否	

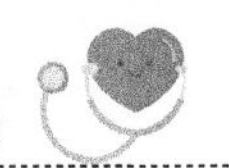

【清单精解】

1. 病历管理制度：指为准确反映医疗活动全过程，实现医疗服务行为可追溯，维护医患双方合法权益，保障医疗质量和医疗安全，对医疗文书的书写、质控、保存、使用等环节进行管理的制度。

2. 基本要求：①应当建立住院及门急诊病历管理和质量控制制度，严格落实国家病历书写、管理和应用相关规定，建立病历质量检查、评估与反馈机制；②病历书写应当做到客观、真实、准确、及时、完整、规范，并明确病历书写的格式、内容和时限；③实施电子病历的医疗机构，应当建立电子病历的建立、记录、修改、使用、存储、传输、质控、安全等级保护等管理制度；④应当保障病历资料安全，病历内容记录与修改信息可追溯；⑤鼓励推行病历无纸化。

3. 根据病历书写规范要求和质量控制指标进行病历等级评估。

4. 电子病历：指医务人员在医疗活动过程中，使用信息系统生成的文字、符号、图表、数字、影像等数字化信息，并能实现存储、管理传输和重现的医疗记录，是病历的一种记录形式。

5. 打印病历：指应用文字处理软件编辑并打印的病历。

6. 知情同意书及植入材料条形码等原件另行妥善保存。

7. 门急诊就诊结束或出院后，将电子病历转为归档状态，并无纸质化保存。

（山西医科大学第二医院急诊科　王静）

第一百〇五节　抗菌药物分级管理制度

科室 ____________　　执行人 ____________　　日期 ____________

项目	核查内容				备注
抗菌药物管理	实行分级管理		□是	□否	
	建立本机构分级管理目录		□是	□否	
	建立医师处方权限	对高级职称医师授予特殊使用级抗菌药物处方权	□是	□否	
		对中级及以上职称医师授予限制使用级抗菌药物处方权	□是	□否	
		对初级、最低级别医师，以及在乡、镇、村的医疗机构独立从事一般执业活动的助理医师及乡村医师可授予非限制使用级抗菌药物处方权	□是	□否	
	建立全院特殊使用级抗菌药物会诊专家库		□是	□否	
	建立抗菌药物遴选、采购、处方、调剂、临床应用和药物评价的管理制度和具体操作流程		□是	□否	
抗菌药物分级	非限制使用级	安全、有效	□是	□否	
		对病原体耐药性影响较小	□是	□否	
		价格相对较低	□是	□否	
	限制使用级	安全、有效	□是	□否	
		对病原体耐药性影响较大	□是	□否	
		价格相对较高	□是	□否	
	特殊使用级	有明显或严重不良反应	□是	□否	
		不宜随意使用	□是	□否	
		抗菌作用较强、抗菌谱广，经常或过度使用会使病原体过快产生耐药	□是	□否	
		安全性方面的临床资料较少，不优于现用药物	□是	□否	
		新上市的，在适应证、疗效或安全性方面尚需进一步考证的、价格昂贵的抗菌药物	□是	□否	
抗菌药物分级管理目录制定	省级卫生健康行政部门制定省级抗菌药物分级管理目录		□是	□否	
	医疗机构根据省目录结合本机构情况制定本机构目录并备案		□是	□否	
	根据院内抗菌谱定期调整分级目录，调整周期原则上为 1 次 /2 年，最短不少于 1 次 / 年。调整后 5 个工作日内向卫生健康行政部门备案		□是	□否	
	未纳入省级抗菌药物分级管理目录，符合国家相关规定，且有充分循证医学证据的可采购使用。应参照省级抗菌药物分级管理目录进行分级管理并备案		□是	□否	

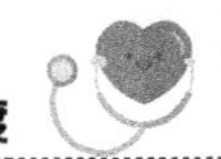

（续表）

项目	核查内容				备注
特殊使用级抗菌药物管理	严格掌握用药适应证证		□是	□否	
	经医务处指定的专业技术人员会诊同意		□是	□否	
	具有相应处方权医师开具处方		□是	□否	
	不得在门诊使用		□是	□否	
	会诊人员要求	医务科授权	□是	□否	
		具有抗菌药物临床应用经验、有高级专业技术职务任职资格的医师	□是	□否	
		具有相关专业高级任职资格的临床药师	□是	□否	
	越级使用的情形	感染病情严重者	□是	□否	
		免疫功能低下者发生感染	□是	□否	
		病原体只对特殊使用级抗菌药物敏感的感染	□是	□否	
		抢救生命垂危的患者等紧急情况	□是	□否	
	越级使用的时限及要求	使用时间限定在 24 小时内	□是	□否	
		其后需要补办会诊手续	□是	□否	
		具有相应处方权限的医师完善处方手续	□是	□否	
	抢救病危患者越级使用的要求	详细记录用药指征	□是	□否	
		在紧急情况下，医师越级使用 1 日剂量的抗菌药物	□是	□否	
		24 小时内补办越级使用的必要手续	□是	□否	
年度培训考核	医师	进行抗菌药物临床应用知识和规范化管理的培训	□是	□否	
		考试合格获取相应处方权	□是	□否	
		对处方权限进行动态评估	□是	□否	
	药师	进行抗菌药物临床应用知识和规范化管理的培训	□是	□否	
		考试合格后获得相应抗菌药物调剂资格	□是	□否	

【清单精解】

1. 抗菌药物分级管理制度：指根据抗菌药物的安全性、疗效、细菌耐药性和价格等因素，对抗菌药物临床应用进行分级管理的制度。

2. 基本要求：①根据抗菌药物的安全性、疗效、细菌耐药性和价格等因素，抗菌药物分为非限制使用级、限制使用级与特殊使用级三级；②严格按照有关规定建立本机构抗菌药物分级管理目录和医师抗菌药物处方权限，并定期调整；③建立全院特殊使用级抗菌药物会诊专家库，按照规定规范特殊使用级抗菌药物使用流程；④按照抗菌药物分级管理原则，建立抗菌药物遴选、采购、处方、调剂、临床应用和药物评价的管理制度和具体操作流程。

3. 越级使用特殊使用级抗菌药物的医师越级使用 1 日剂量，应详细记录用药指征，并在 24 小时内补办越级使用的必要手续。

（山西医科大学第二医院急诊科　王静）

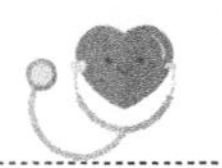

第一百〇六节　临床用血审核制度

科室 ____________　　执行人 ____________　　日期 ____________

项目	核查内容					备注
输血指征	内科疾病	输红细胞	血红蛋白（Hb）＜ 6 g/L	□是	□否	
			血红蛋白（Hb）＞ 6 g/L 患者输血病程要有病情描述和记录	□是	□否	
		输血小板	血小板（PLT）＜ 20×10^9/L	□是	□否	
			血小板（PLT）＜ 50×10^9/L 伴有出血者	□是	□否	
			血小板（PLT）＞ 50×10^9/L 伴有出血、血小板功能异常者	□是	□否	
		输血浆	凝血功能异常	□是	□否	
			胸、腹腔渗液，以及白蛋白＜ 25 g/L 而输白蛋白无效者	□是	□否	
			血清总蛋白低，白蛋白不低	□是	□否	
			血浆置换	□是	□否	
	外科疾病	输红细胞	出血量＞ 600 mL	□是	□否	
			血红蛋白（Hb）＜ 100 g/L	□是	□否	
			血红蛋白（Hb）＞ 110 g/L 伴肿瘤转移患者	□是	□否	
		输血小板	血小板（PLT）＜ 50×10^9/L	□是	□否	
			50×10^9/L ＜血小板（PLT）＜ 100×10^9/L，根据是否有自发性出血或伤口渗血决定	□是	□否	
			术中出现不可控渗血伴血小板功能异常，输血小板不受上述限制	□是	□否	
		输血浆	出血量超过 1000 mL	□是	□否	
			凝血功能异常伴渗血	□是	□否	
输血申请预约及审批	备血量＜ 800 mL/ 日		由中级以上医师提出申请	□是	□否	
			上级医师核准签发	□是	□否	
	备血量为 800 ～ 1600 mL/ 日		由中级以上医师提出申请	□是	□否	
			上级医师审核	□是	□否	
			科主任核准签发	□是	□否	
	备血量≥ 1600 mL/ 日		由中级以上医师提出申请	□是	□否	
			上级医师审核	□是	□否	
			科主任核准签发	□是	□否	
			医务处批准	□是	□否	
	特殊情况下紧急输血		不受备血量条件限制，输血结束后及时完善相关手续	□是	□否	

（续表）

项目	核查内容				备注
输血前医师完成	主治及以上医师完成输血前评估		□是	□否	
	完成输血前评估病程		□是	□否	
	填写临床输血申请单		□是	□否	
	患者及家属同意签署知情同意书		□是	□否	
	完成输血前相关检查		□是	□否	
发血与取血审核	发血者与取血者执行核对制度和签发手续		□是	□否	
	发血者与取血者一同核对患者基本信息、血液有效期、配血试验结果、血袋完整性及血液外观		□是	□否	
	患者信息一致及血液质量符合要求		□是	□否	
	发血者与取血者双方核对确认签字后发血		□是	□否	
	取血护士佩戴胸卡		□是	□否	
	使用干净清洁的专用取血箱		□是	□否	
输血	输血前	护士测量并记录患者生命体征	□是	□否	
		了解患者血型、输血史及不良反应史	□是	□否	
		取血者与输血者双人核对患者信息与输血记录单一致	□是	□否	
		血袋标签内容与输血记录单一致	□是	□是	
		血袋无破损渗漏	□是	□否	
		血液颜色正常，无凝血块、溶血、气泡	□是	□否	
		血制品和输血装备在有效期内	□是	□否	
		输血记录单、登记本双签字	□是	□否	
		从取血到给患者输血不超过 30 分钟	□是	□否	
	输血时	2 名医护人员带医嘱执行单和交叉配血报告单到床旁再次核对	□是	□否	
		询问并让患者或家属回答相关问题，自诉姓名及血型，确认受血者	□是	□否	
		若为昏迷、意识不清或者不知血型者，应重新核对原始血型单	□是	□否	
		输血开始的速度慢，观察 15 分钟后若无不适则据病情调整输血速度	□是	□否	
		记录输血时间	□是	□否	
		从发血到输血结束（1 U 全血或成分血）不超过 4 小时	□是	□否	
		输血器 4 小时内更换 1 次，若怀疑污染、破损应立即更换	□是	□否	
		血液输注过程中不加热、不添加任何药物	□是	□否	
	输血过程中	对输血全过程监护	□是	□否	
		严密观察患者病情变化	□是	□否	
		观察输血治疗的反应	□是	□否	
		发现异常应立即减慢或停止输注，用生理盐水维持通路	□是	□否	
		通知医师和输血科	□是	□否	
		及时检查、治疗和抢救并找原因	□是	□否	
		完成输血过程评估	□是	□否	

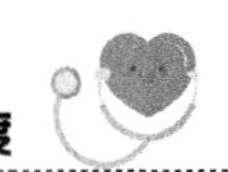

（续表）

项目	核查内容				备注
	输血结束	及时记录输血原因	□是	□否	
		及时记录输注成分	□是	□否	
		及时记录血型和数量	□是	□否	
		及时记录输注过程的观察情况	□是	□否	
		及时记录有无输血不良反应及处置	□是	□否	
		记录输血结束时间	□是	□否	
		检查输血量与发血量是否一致	□是	□否	
		24 小时后在病程中记录输注效果评价	□是	□否	
出现输血不良反应	立即减慢或停止输血，更换输血器，用生理盐水维持静脉通路		□是	□否	
	立即报告医师并及时对症处理		□是	□否	
	保留余血及输血器，并上报输血科		□是	□否	
	护士抽抗凝血、不抗凝血各一管，连同血袋剩余血液送输血科		□是	□否	
	必要时送检尿液		□是	□否	
	将输血相关器材封存		□是	□否	
	详细填写输血不良反应记录单		□是	□否	
	查找原因		□是	□否	
	提出改进措施		□是	□否	
RhD 阴性患者	原则输注 ABO 同型的 RhD 阴性血液		□是	□否	
	紧急抢救患者输浓缩红细胞	首选使用冰冻保存的 RhD 阴性同型去白细胞悬浮红细胞	□是	□否	
		若无同型，选 O 型 RhD 阴性红细胞输给 A 型 /B 型 /AB 型 RhD 阴性患者	□是	□否	
		若无同型，选 A 型 /B 型 RhD 阴性红细胞输给 AB 型 RhD 阴性患者	□是	□否	
		次选与患者 ABO 同型 RhD 阳性红细胞输注	□是	□否	
		三选 O 型 RhD 阳性红细胞输注	□是	□否	
	择期手术患者	身体状况较好、血红蛋白＞ 110 g/mL 可采用储存式自身输血	□是	□否	
		申请异体输血要等输血科约好 RhD 阴性血液后才可以排手术	□是	□否	

【清单精解】

1. 临床用血审核制度：指在临床用血全过程中，对与临床用血相关的各项程序和环节进行审核和评估，以保障患者临床用血安全的制度。
2. 基本要求：①严格落实国家关于医疗机构临床用血的有关规定，设立临床用血管理委员会或工作组，制定本机构血液预订、接收、入库、储存、出库、库存预警、临床合理用血等管理制度，完善临床用血申请、审核、监测、分析、评估、改进等管理制度、机制和具体流程；②临床用血审核包括但不限于用血申请、输血治疗知情同意、适应证判断、配血、取血发血、临床输血、输血中观察和输血后管理等环节，并全程记录，保障信息可追溯，健全临床合理用血评估与结果应用制度、输血不良反应监测和处置流程；③应当完善急救用血管理制度和流程，保障急救治疗需要；④择期手术前一天由主治医师填写临床输血申请单，临床输血申请单同血标本一起在上午 11：00 以前送交输血科。

3. 知情同意书中告知患者的内容：说明输血的目的、方式、风险，讲清楚自体和异体输血的利弊。

4. 血液发出后，受血者与供血者标本于 2 ～ 6 ℃冰箱中保存至少 7 天。

5. 手术记录、麻醉记录、护理记录、术后记录中出血量与输血量完整一致。

6. 输血前评估：临床医师应根据患者贫血程度、失血情况、临床表现、心肺代偿功能、既往史（妊娠史、输血史、移植史、过敏史）、年龄因素及实验室结果等进行综合评估，制定输血治疗方案，要充分考虑输血不良反应。

7. 输血后疗效评价：疗效评价指标包括输血前后患者的一般状况（血压、心率、呼吸、体温、末端循环）、患者感受、病情改观、血氧饱和度、止血效果、实验室检测结果等。输血后及时复检相关血液学指标、观察临床症状是否改善，并在病程中进行记录，若输注无效，要分析可能的原因。

（山西医科大学第二医院急诊科　王静）

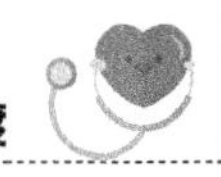

第一百〇七节　信息安全管理制度

科室 ______________　　　执行人 ______________　　　日期 ______________

项目	核查内容				备注
领导小组和工作小组	医疗机构主要负责人是第一责任人，任领导小组组长		□是	□否	
	信息管理职能部门主要负责人任工作小组组长		□是	□否	
计算机信息系统的安全管理	实行安全等级保护		□是	□否	
	三甲医院及评定为第三级以上的信息系统安全等级保护不低于三级		□是	□否	
	评定为第二级以上（含第二级）	属地公安机关及卫生健康行政部门备案	□是	□否	
		对网络的安全性和可能存在的风险每年至少进行一次检测评估	□是	□否	
保护患者诊疗信息	使用患者信息应遵循合法、依规、正当、必要的原则		□是	□否	
	不得出售或擅自向他人或其他机构提供患者诊疗信息		□是	□否	
提升患者诊疗信息安全防护水平	信息分级安全管理		□是	□否	
	有配套工作制度		□是	□否	
	员工据工作岗位、内容进行分级授权审批管理		□是	□否	
	建立主数据双备份制度		□是	□否	
	定期开展自查		□是	□否	
	建立安全事故责任管理、追溯机制		□是	□否	
	发生泄露、毁损、丢失时，应立即采取补救措施		□是	□否	
	权限信息管理保管不当造成的不良后果由被授权人承担		□是	□否	
发现或可能发生患者诊疗信息泄露	发现人员第一时间对泄密事件保密		□是	□否	
	若掌握涉泄密情况，由有相应涉密级别的人员报告或直接向信息安全领导小组组长报告		□是	□否	
	若未掌握涉密情况，向上一级信息安全主管报告		□是	□否	
	处置过程要保密		□是	□否	
患者诊疗信息安全事故责任追溯	安全事故责任逐级追溯		□是	□否	
	从最终数据应用者向个人数据源头搜寻，进行隐私泄露溯源		□是	□否	
	患者诊疗数据使用登记制度实现数据跟踪和溯源有迹可循		□是	□否	
	建立溯源监管和奖惩		□是	□否	
软件安全管理	本机构计算机信息系统的专职管理员负责实施临床信息系统软件日常管理和维护		□是	□否	
	由开发该软件的公司负责维护的医疗机构，各科室应向计算机信息系统专管员报告每次维护的情况并备案		□是	□否	
	任何个人及部门科室均不能自行使用杀毒软盘、光盘、U盘等储存介质		□是	□否	
	科室自行开发或应用的软件、上级或政府职能部门制定统一使用软件	按照程序申报	□是	□否	
		经医院信息安全管理组讨论批准后方可应用	□是	□否	

【清单精解】

1. 信息安全管理制度：指医疗机构按照信息安全管理相关法律法规和技术标准要求，对医疗机构患者诊疗信息的收集、存储、使用、传输、处理、发布等进行全流程系统性保障的制度。
2. 基本要求：①依法依规建立覆盖患者诊疗信息管理全流程的制度和技术保障体系，完善组织架构，明确管理部门，落实信息安全等级保护等有关要求；②医疗机构主要负责人是医疗机构患者诊疗信息安全管理第一责任人；③建立患者诊疗信息安全风险评估和应急工作机制，制定应急预案；④确保实现本机构患者诊疗信息管理全流程的安全性、真实性、连续性、完整性、稳定性、时效性、溯源性；⑤建立患者诊疗信息保护制度，使用患者诊疗信息应当遵循合法、依规、正当、必要的原则，不得出售或擅自向他人或其他机构提供患者诊疗信息；⑥建立员工授权管理制度，明确员工的患者诊疗信息使用权限和相关责任，为员工使用患者诊疗信息提供便利和安全保障，因个人授权信息保管不当造成的不良后果由被授权人承担；⑦不断提升患者诊疗信息安全防护水平，防止信息泄露、毁损、丢失，定期开展患者诊疗信息安全自查工作，建立患者诊疗信息系统安全事故责任管理、追溯机制，在发生或者可能发生患者诊疗信息泄露、毁损、丢失的情况时，应当立即采取补救措施，按照规定向有关部门报告。
3. 重点加强对被授权者及其访问权限操作行为的合规性进行监管，评估与记录在案。
4. 对医疗信息均要求保存备份数据和数据表，并保持良好的兼容互通。
5. 任何个人及部门不能自行使用杀毒软件、光盘、U 盘等储存介质。

（山西医科大学第二医院急诊科　王静）

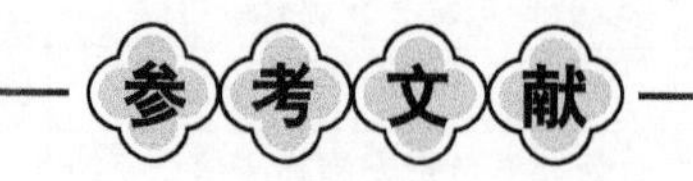

1. 国家卫生健康委员会 . 医疗质量安全核心制度要点 . 国卫医发〔2018〕8 号 .
2. 中华人民共和国卫生部 . 临床输血技术规范 . 卫医发〔2000〕184 号 .
3. 中华人民共和国卫生部 . 医疗机构临床用血管理办法 . 中华人民共和国卫生部令 第 85 号 . 2012.
4. 中华人民共和国卫生部 . 静脉治疗护理技术操作规范：WS/T433-2013.